Perigosa Atração

MAYA BANKS

Perigosa Atração

SÉRIE SLOW BURN

Será que o amor poderá salvá-la?

TRADUÇÃO DE

LEANDRO SANTOS

HARLEQUIN®

Rio de Janeiro, 2017

Título original: With every breath

Contatos:
Rua da Quitanda, 86, sala 218 – Centro – 20091-005
Rio de Janeiro – RJ
Tel.: (21) 3175-1030

CIP-BRASIL. CATALOGAÇÃO NA PUBLICAÇÃO
SINDICATO NACIONAL DOS EDITORES DE LIVROS, RJ

B17p
Banks, Maya
Perigosa atração / Maya Banks ; tradução Leandro Santos. – 1. ed. – Rio de Janeiro : Harlequin, 2017.
288 p.

Tradução de: With every breath
ISBN: 978-85-398-2509-7

1. Romance americano. I. Santos, Leandro. II. Título.

17-41431 CDD: 813
CDU: 821.111(73)-3

---

um

ELIZA ACORDOU SEM A COSTUMEIRA animação e atitude de quem estava pronta para encarar o mundo. Ela se sentia como se tivesse sido atropelada por um caminhão e seu primeiro instinto foi rolar para o lado, puxar as cobertas por cima da cabeça e dormir por mais algumas horas. Mesmo sabendo que não faria isso, ainda assim, era uma boa ideia. De qualquer forma, ela pensou que ainda podia dar a si mesma mais cinco minutos antes de se arrastar da cama para o chuveiro.

Pela primeira vez, as coisas estavam tranquilas na Devereaux Serviços de Segurança, depois de uma verdadeira avalanche de atividades ao longo dos últimos meses. Ela só esperava que alguma coisa surgisse quando ela fosse ao escritório naquele dia. Do contrário, seria mais um dia extremamente entediante no trabalho.

No instante em que ela se ergueu de sua preguiça e pôs as pernas na lateral da cama para se levantar, o telefone fixo sobre seu criado-mudo tocou. Ela o olhou, entranhando. Se fosse Dane ou qualquer outra pessoa da DSS, certamente ligaria para o celular dela. Uma rápida olhada lhe mostrou que seu celular estava em cima do criado-mudo, carregando, e outra rápida olhada lhe mostrou que não havia nenhuma chamada perdida. Se fosse algum atendente de telemarketing telefonando àquela hora, ela de alguma forma descobriria quem era essa pessoa e lhe daria uma boa surra.

Se não fosse a *possibilidade* de ser um dos colegas de trabalho, ela teria simplesmente ignorado a ligação. Com um suspiro, ela retirou o fone do gancho e disse um alô nada acolhedor.

Houve uma curta pausa. Então, o som de alguém pigarreando.

— Senhorita Caldwell? Melissa Caldwell?

Eliza ficou paralisada, seu sangue congelando dentro de suas veias. Ela não ouvia aquele nome fazia dez anos. Ela não era aquela pessoa fazia dez anos. E, em questão de dois segundos, o passado dela já havia atingido seu futuro como um trem desgovernado.

— O que você quer? — perguntou ela com uma voz apática.

— Aqui é Clyde Barksdale, promotor público do condado de Keerney, Oregon.

Ela sabia perfeitamente bem quem era Clyde Barksdale. Como se ela fosse esquecer que fora com ele que ela trabalhara para prender Thomas Harrington...

— Imagino que não seja um telefonema informal — disse ela acidamente.

— Tem razão. — O promotor público suspirou, parecendo cansado. — Olhe, não há como dizer isso de uma forma mais suave, mas Thomas Harrington conseguiu apelação para que revogassem sua condenação e ele será solto daqui a três semanas.

Os joelhos de Eliza perderam a força, e ela caiu sobre a cama, quicando. Estava totalmente entorpecida pelo choque e balançou a cabeça num esforço para dispersar a névoa e a confusão que a envolveram. Seria algum sonho maluco, um pesadelo no qual ela estava presa?

— *O quê?!* — sussurrou ela, horrorizada. — Mas como assim? O que você quer dizer com a pena dele foi revogada? Isso é algum tipo de *brincadeira* doentia?

— Ele deve ter conseguido convencer um dos policiais que trabalharam no caso dele — disse o promotor com uma voz furiosa. — É a única explicação. O policial admitiu, sob juramento, que adulterou evidências para que Harrington fosse condenado facilmente. Como se precisássemos daquelas provas quando tínhamos o seu testemunho. Mas, com a confissão dele e o fato de que a senhorita foi descrita como se fosse uma criança desprezada, irritada e humilhada com a rejeição de um homem mais velho, o tribunal não teve escolha a não ser absolvê-lo.

Eliza estava sem palavras. Ela estava totalmente paralisada, dominada por uma variedade de emoções diferentes. O suor pontilhava sua testa, e a náusea revirava seu estômago. Ela estava com vontade de vomitar. Aquilo não podia estar acontecendo. Eles não podiam deixar livre um monstro sociopata perigoso como ele! Jamais!

— Quando? — ela conseguiu perguntar, roucamente.

Deus do céu, ela ia vomitar. Eliza pôs a mão diante da boca e inspirou várias lufadas de ar num esforço desesperado para não pôr para fora tudo que havia em seu estômago.

— Três semanas — falou o promotor soturnamente. — Usei todos os recursos que pude nos tribunais. Tentei de tudo que era possível para juntar evidências suficientes para acusá-lo de alguma coisa, qualquer coisa, que o impedisse de sair da prisão como um homem livre, mas minhas mãos estão atadas, droga! Ele não pode ser julgado por assassinato novamente, e não há esperança de o acusarmos por estupro, porque não temos nenhuma evidência viável. Seria a sua palavra contra a dele. Tudo o que poderia ser feito a esta altura seria dar entrada em um processo civil, pela senhorita, única vítima que sobreviveu, mas não acho que adiantaria.

— Deus do céu. — Eliza respirou fundo, sua voz abafada pela mão que ainda estava firmemente sobre a boca. — Ele vai matar de novo. Ele se acha invencível, acha que é Deus, e o fato de ele vencer o sistema só prova sua superioridade dentro da própria mente.

— Ele vai querer vingança, srta. Caldwell — disse o promotor em voz baixa. — Ele irá atrás da senhorita. Tive que telefonar para avisá-la.

— Espero mesmo que ele faça isso — falou ela ferozmente.

Contudo, no instante em que ela disse aquilo, Eliza balançou a cabeça, seus pensamentos estavam caóticos enquanto ela tentava se recompor de seu horror. Não. Que droga! Ao inferno com a ideia de fugir, de se esconder, e todas as coisas que Thomas esperaria que ela fizesse. Ele esperaria encontrar a mesma menina tímida de 16 anos, tão desesperada por amor e aceitação.

Não, ela não fugiria. Ela iria atrás *dele*. Tornaria extremamente fácil que ele a encontrasse, pois ela estaria esperando quando ele fosse libertado da prisão. Então, ela acabaria com ele e o mandaria para o inferno, onde era o seu lugar.

O alarme soou na voz do promotor.

— Senhorita Caldwell, não vá fazer nada de que possa se arrepender. Telefonei porque a senhorita tinha o direito de saber e para que pudesse tomar medidas de proteção e ter cuidado.

— Posso lhe garantir, sr. Barksdale, meu *único* arrependimento é não tê-lo destruído da primeira vez — disse ela com um tom gélido. Uma ferrenha determinação a dominou. Ela estava imbuída de propósito. Um objetivo. Um objetivo no qual ela não falharia.

Quando ela desligou silenciosamente o telefone, as narinas de Eliza bufaram, e ela acolheu o frio que invadira seus membros no instante em que o promotor público anunciara o motivo de seu telefonema. Ela precisava controlar suas emoções tumultuadas. Do contrário, ficaria louca de sofrimento... e culpa.

Seus olhos se fecharam, sua cabeça baixou, tamanha angústia ameaçando dominá-la. Eliza sacudiu a cabeça veementemente, recusando-se a ceder ao desespero. O sistema jurídico falhara completamente com as vítimas de Thomas Harrington. Falhara com ela.

Ninguém conhecia Thomas como ela. Ninguém sabia de seu enorme poder, da facilidade com a qual ele conseguia envolver suas vítimas. Não restava nenhuma opção a não ser *ela* fazer justiça e proteger as únicas pessoas que lhe importavam no mundo. As únicas pessoas das quais ela se permitira se tornar íntima naqueles dez anos depois de prender o homem que ela amara com toda a sua inocência adolescente pelo que pensara ser para sempre.

Agora, porém, ele seria libertado, e dependia dela garantir que ele não fizesse mais nenhuma vítima. Mesmo que isso significasse ir para o inferno junto com ele.

Ela deveria tê-lo matado, mas, ingenuamente, Eliza acreditara no sistema, acreditara que ele pagaria por seus crimes. Agora, ela conhecia a realidade, e, ao menos que ela o impedisse, ele mataria e continuaria matando.

dois

— Tudo pronto? — perguntou Wade Sterling a sua grande amiga, talvez a única amiga, Anna-Grace Covington.

Wade era o típico lobo solitário. Ele desprezava relacionamentos pessoais de qualquer tipo e não tinha muito tempo para amigos. Ter um amigo significava um nível de confiança que ele simplesmente não era capaz de dar a outra pessoa. Não fora a fé cega que o tornara o implacável e bem-sucedido homem de negócios em que ele se transformara.

Contudo, suas regras, impostas por ele mesmo, haviam simplesmente desaparecido quando ele conhecera Anna-Grace. Sim, no início, ele se interessara por ela de uma maneira mais pessoal, mas descobrira rapidamente que aquela vulnerável e frágil mulher passara por uma inimaginável tragédia e que um relacionamento, qualquer tipo de relacionamento romântico ou sexual, com um homem era a última coisa de que ela precisava ou que ela queria.

Por causa disso, surpreso com o afeto verdadeiro que ele sentira por ela, eles haviam se tornado amigos íntimos, e Wade se tornara o único confidente dela.

Anna-Grace, ou Gracie, como a maioria das pessoas a chamava, embora Wade sempre a tivesse conhecido e chamado por seu nome completo até poucos meses atrás, olhou com ansiedade para a coletânea de pinturas que estavam exibidas de forma a terem seus melhores atributos valorizados.

Wade envolveu os ombros dela com um dos braços, apertando-a para lhe passar confiança.

— Todo mundo vai adorar você. — Então, para distraí-la de seu pânico, ele perguntou: — Cheryl arrumou tudo como você gosta?

Gracie assentiu, apesar de continuar observando pensativamente suas obras de arte, parecendo estar com muita vontade de vomitar. Wade suspirou. Ele se virou para Gracie e pegou as mãos dela.

— Querida, você acha que eu exibiria uma artista qualquer na minha galeria? Sei que você acha que o estúdio é um interesse secundário meu, que dou pouca, ou nenhuma, atenção a ele, mas invisto muito tempo e dinheiro neste lugar. E, antes que você insinue que a nossa amizade é o motivo de eu estar fazendo esta exposição para você, é bom lembrar que nós só viramos amigos *por causa* da sua arte. Eu me interessei pelo seu *trabalho* e enxerguei em você potencial como artista antes de saber qualquer coisa a seu respeito. Nossa amizade veio por causa do seu talento, e, de qualquer forma, amigos ou não, e, mais do que qualquer pessoa, você devia saber como sou rígido quando o assunto são negócios. Eu não investiria esse tipo de capital para promover você se eu não tivesse certeza absoluta de que estava fazendo um investimento seguro.

Era verdade, a Joie de Vivre era uma das muitas coisas em que Wade investia. Um de seus muitos interesses comerciais legítimos. No entanto, ele não mentira. Gostava mesmo de arte. De boa arte. Gracie era uma artista muito talentosa.

Os dois se conheceram quando ele vira uma amostra de seu trabalho quando ela entrara ali, parecendo uma pessoa perdida na vida havia muito tempo. Talvez ele tivesse visto nela uma espécie de alma gêmea. Os dois haviam vivenciado a dor e a desilusão. A história de Gracie, porém, era muito pior do que a da maioria das pessoas.

Ele procurara protegê-la quando a fonte da angústia dela retornara à sua vida com tudo, mas, ao longo do tempo, Wade passara a entender que Zack Covington, o marido dela, fora tão traído quanto Gracie. Zack passara mais de uma década sofrendo pela perda de sua namorada de infância e jamais interrompera sua busca por ela. Eles dois haviam superado probabilidades incrivelmente ínfimas, e até mesmo o reencontro deles fora marcado pelo perigo. Contudo, os dois estavam finalmente casados e felizes, e a exposição de arte que Wade planejara para Gracie antes de as coisas irem diretamente para o inferno voltara à programação restando pouco tempo até o grande dia.

— Deve parecer que estou procurando elogios e que você quer puxar meu saco — disse Gracie com um suspiro infeliz.

Wade pôs o dedo nos lábios dela para calá-la antes que ela pudesse continuar.

— Você é uma das pessoas mais humildes e verdadeiras que conheço, Gracie. Ninguém jamais pensaria que você está procurando elogios. Agora, se as pinturas estiverem dispostas ao seu agrado, pode me dar uma lista de seus convidados para a grande noite? Vamos abrir para o público, claro, mas vou enviar convites pessoais a vários compradores em potencial que acredito que vão adorar seu trabalho. Também vou enviar um convite pessoal para as pessoas que você quiser convidar. Cheryl vem trabalhando com uma equipe de publicidade, e já lançamos uma extensa campanha de marketing, com anúncios em jornais, revistas, internet e televisão. Eu ousaria dizer que você vai causar um rebuliço e tanto no mundo da arte, querida.

Os lábios dela formaram um *O*, e seus olhos se arregalaram quando ela olhou fixamente para Wade. Então, seu nariz se enrugou, sua expressão se transformando em uma imagem de dúvida e preocupação.

— Isso parece ter sido muito caro, Wade! Eu jamais teria dinheiro para algo assim.

Ele balançou a cabeça e suspirou.

— Isso se chama investimento, Gracie. E um investimento que acredito que vá me render retornos maiores, levando em consideração que vou exigir exclusividade do seu trabalho e receber uma comissão por cada pintura vendida. Viu? Se eu estivesse fazendo isso por amizade ou caridade, eu não seria canalha a ponto de exigir exclusividade e nem uma comissão. Pelo meu modo de ver, você vai ganhar muito dinheiro para nós dois.

Ela gargalhou, parte da tensão se esvaindo de sua rígida postura.

— Talvez você devesse ser meu agente também. Só Deus sabe que não faço a menor ideia de como organizar... bem, nada. Se eu tiver sucesso, mesmo que seja moderado, não vou ter a menor ideia de como resolver meus próprios assuntos.

— É por isso que você tem a mim — disse ele. — Basta você pintar. Eu vou fazer todo o resto. Acho que vamos ter um acordo mutuamente benéfico. Agora, tudo que preciso de você é sua lista de convidados e mais nada. Quero que você vá para casa e treine esse lindo sorriso. Você vai ser um sucesso absoluto, e eu vou receber crédito por ter descoberto a nova queridinha da arte moderna.

Ela exibiu uma expressão pensativa.

— Não tenho muitos. Todo mundo da DSS. Ah, e especialmente Eliza. — Wade ficou rígido tanto ao ouvir a menção ao nome de Eliza *quanto* ao ver a ansiedade instantânea que se refletiu nas feições de Gracie. — Você acha que ela vem, Wade? Estão todos tão preocupados com ela. Ela precisa sair mais.

— O que há de errado com Eliza? — quis saber Wade, embora ele discordasse da ideia de que ela precisava sair mais. Na realidade, aquela mulher tola precisava era ficar mais em casa. Descansar. Recuperar-se. Processar a terrível provação pela qual ela passara. E ela não fizera nada disso. Não tivera tempo, pois estava ocupada demais salvando o resto do mundo. Salvando a pele de todos, menos a própria e linda pele.

Gracie pareceu ainda mais infeliz.

— Ninguém sabe, mas estão todos preocupados. Ela não tem sido como sempre foi. Já faz tempo que isso vem acontecendo, mas especialmente durante esses últimos dias. Todos têm sido cautelosos com ela, mas você conhece Eliza. Ela é muito reservada e fala muito pouco.

— O que eles esperavam? — disparou Wade num tom de voz mais alto do que o pretendido.

Droga. Ela nem precisava estar perto dele para conseguir abalar sua ferrenha compostura. Ele precisava de sexo. Tirá-la de seu sistema e, sem sombra de dúvida, de todos os seus pensamentos. O problema era que, quando ele olhava para outras mulheres pensando em sexo, tudo que ele via era... *ela*. E isso o irritava.

Gracie recuou ao ouvir a fúria na voz de Wade, seus olhos se arregalando de surpresa com a veemência dele.

O maxilar de Wade pulsava de irritação, e ele levantou a mão, enumerando pontos um a um com os dedos.

— Vejamos. Ela foi raptada, torturada e sofreu afogamentos simulados. Ficou por isto aqui de morrer — disparou ele, parando para erguer a mão e posicionar seu polegar e seu dedo indicador a cerca de três centímetros um do outro antes de voltar a falar. — E ela não tira nem um maldito dia de folga para descansar e se recuperar antes de voltar a trabalhar e irmos atrás dos babacas que machucaram Ari, ela e *você*. Ela quase foi morta *de novo*, mas fui eu que levei o tiro que a tinha como alvo. Se eu não estivesse lá, ela estaria enterrada agora. Depois *disso*, ela finalmente tira um tempo de folga? Claro que não. Ela volta a trabalhar como se nada tivesse acontecido, e, *agora*, de repente, estão todos preocupados com ela?

Ele balançou a cabeça, sua raiva fervendo como um caldeirão.

— Ela pelo menos está dormindo? — exigiu saber.

Gracie piscou os olhos.

— E-eu não sei, Wade. Como saberia?

— Você consegue ler a maldita mente dela, não consegue?

Gracie corou, e Wade se sentiu imediatamente culpado.

— Desculpe, Gracie — disse Wade em voz baixa. — Isso foi desnecessário e uma babaquice da minha parte. Droga! Aquela mulher me deixa furioso.

— Eu conseguiria ler a mente dela se eu a *visse* em algum momento — falou Gracie em voz baixa. — Acho que...

— O quê? — perguntou Wade rispidamente.

— Acho que ela está me evitando justamente por causa disso — disse ela, com a testa franzida. — Parece que, quando eu esbarro com ela ou entro no escritório para ver Zack e ela está lá, ela encontra imediatamente um motivo para sumir. O que mais ela quer que eu pense?

Wade soltou um feroz palavrão sussurrado. Ah, sim. Aquela megera devia ter mesmo alguma coisa, ou muitas coisas, a esconder. Como o fato de que ela mal devia estar se aguentando em pé. Ele queria encontrá-la e fazê-la enxergar a razão, e ele *faria* isso se não achasse que ela lhe daria uma surra. Ou, no mínimo, mudaria as bolas dele de posição. E, bem... ele não queria mais saber daquela estúpida. Ela era encrenca com E maiúsculo. Por Wade, ele nunca mais teria nada a ver com ela, com a DSS e com qualquer coisa relacionada às missões delas. Ele já tinha muito com que se preocupar sem precisar ir atrás de uma mulher corajosa que estava determinada a salvar o mundo, enquanto ele tinha a infeliz tarefa de *salvá-la*.

Vaca ingrata. Ela preferiria cuspir nele a reconhecer que ele salvara sua pele. Nem mesmo um obrigado. Um dane-se, sim. Mas um obrigada? Não. Em vez disso, o agradecimento que ele recebera fora o fato de não conseguir olhar para outra mulher sem vê-la ali. De não conseguir se imaginar fazendo sexo com ninguém que não fosse uma pequenina e espevitada loira de pavio curto que vivia de cara feia. Ele emitiu um som de desdém, o que fez Gracie olhá-lo com uma expressão esquisita no rosto.

— Eliza é covarde — falou Wade. — Ela não vai pôr os pés num lugar que é meu e administrado por mim. Depois que eu levei aquele tiro, ela sempre encontra um motivo conveniente para ir a outro lugar se eu estiver por perto.

— Bem-vindo ao clube — debochou Gracie com um toque de mágoa na voz.

Aquilo foi a gota d'água para Wade. Eliza tinha que superar fosse lá qual fosse seu problema. Independentemente do que aquela pequena espoleta tivesse medo de que Gracie enxergasse em meio aos pensamentos dela, ela iria ao evento. Ele não permitiria que nada e nem ninguém estragasse a noite de brilho de Gracie.

— Ela virá — garantiu Wade, soturno. — Mesmo que eu tenha que carregá-la até aqui no ombro, ela virá.

Imediatamente, Gracie pareceu alarmada.

— Ah... Wade, deixe para lá. É sério. Talvez seja melhor simplesmente darmos um pouco de espaço para Eliza.

— Não se preocupe — disse Wade tranquilamente. — Não vou trazê-la carregada de fato para a mostra. — *Mentira.* — Só planejo ter uma conversa perfeitamente civilizada com Eliza quando eu fizer *pessoalmente* o convite a ela.

Ou melhor, seu ultimato. Pela primeira vez, ao pensar num iminente confronto com Eliza, Wade não se sentiu dominado pela irritação. Não, ele estava ansioso para incomodá-la. E o melhor de tudo? Ele podia deixá-la absurdamente irritada... Esse sentimento era mútuo... Mas ela sabia perfeitamente bem que ele não blefava. Por isso, ela não teria escolha a não ser ir até lá. Do contrário, ela passaria pela indignidade de ser carregada até o evento por Wade.

três

ELIZA SABIA QUE ESTAVA SUMIDA desde que recebera o telefonema do promotor público. Ela também sabia que vinha evitando seus colegas de trabalho, o que não era a coisa mais inteligente a se fazer se não quisesse que eles pensassem, ou melhor, soubessem o que ela estava planejando, o que ela precisava fazer a qualquer custo. No entanto, a simples verdade era que ela não conseguia suportar encará-los. A vergonha era uma presença viva que envolvia seu coração e sua alma.

As pessoas com quem ela trabalhava eram a encarnação de tudo que existia de bom. Não, nem sempre elas faziam tudo de acordo com as regras. Elas as quebravam, mas, no final das contas, a justiça era feita, e isso não era tudo que importava?

Um dos chefes dela desarmara um monstro que já não representava mais nenhuma ameaça. Não, isso também não era verdade. A habilidade psíquica daquele desgraçado e o fato de ele ter criado um vínculo tanto com Caleb quanto com a atual esposa dele, Ramie, significava que, mesmo atrás das grades, ele podia impor sua vontade, exercer seu controle, tornando a vida do casal um inferno. Ele já usara Caleb para machucar Ramie de um jeito horripilante. A recordação ainda deixava Eliza enjoada toda vez que lhe vinha à mente. A única maneira de cortar esse irrevogável vínculo que os unia era se Caleb o matasse. E ele fizera isso. Enfiando uma bala naquele cérebro maligno e deturpado.

Ah, eles haviam limpado a cena, garantido que parecesse perfeitamente que Caleb atirara em legítima defesa, plantando uma arma sem nenhuma outra impressão digital na mão de um louco, o dedo no gatilho. Podia não ter sido a coisa *legal* ou *moral* a se fazer. Mas fora a coisa certa.

Assim como a missão dela era algo certo. Talvez não para o público, para a polícia, para o sistema jurídico. Mas, para as mulheres que ele torturara e matara? Para as famílias delas? Para a própria Eliza? Sim, era a coisa certa. Ela duvidava de que as famílias se importassem com a maneira como ele pagasse, contanto que ele pagasse. As pessoas não tinham como entender ou imaginar o monstro que existia por trás da fachada educada e encantadora. Eliza, porém, conhecia-o melhor do que ninguém. Apenas ela conhecia de verdade a profundidade da maldade dele, apenas ela podia acabar com tudo aquilo. Talvez isso a tornasse tão doentia e deturpada quanto Thomas. Ou talvez fosse necessário o mal para caçar o mal.

Naquele momento, certamente as famílias das vítimas já tinham ficado sabendo, assim como ela ficara, que Thomas Harrington seria libertado dali a muito pouco tempo. Provavelmente, deviam estar sentindo todas as emoções que Eliza sentira... que ainda estava sentindo. Traição. Fúria. Tristeza. Luto. Uma profunda sensação de injustiça. Provavelmente, aquelas pessoas haviam perdido toda a fé no sistema jurídico que jurara defender a lei, que jurara punir quem a infringisse. Contudo, elas eram impotentes para fazer qualquer coisa a respeito. Elas sonhariam com vingança e retribuição. Com justiça. Mas seria Eliza quem faria essa justiça.

E era nisso que Eliza era diferente das outras pessoas que podiam ter ideias horríveis de como fazer Thomas sofrer uma morte longa e dolorosa. Ela *podia* fazer algo a respeito. Ela *faria* algo a respeito, mesmo que isso significasse sua própria morte. De muitas formas, ela morrera dez anos antes, quando se dera conta de como fora burra e inocente. Tão ingênua. Ela era cúmplice, tão culpada do assassinato daquelas mulheres quanto o próprio Thomas e jamais perdoaria a si mesma pelas atrocidades cometidas. Sim, ela morrera e renascera como uma nova mulher. Eliza Cummings. Ela se tornara Eliza e acolhera sua nova chance. A oportunidade de recomeçar do zero. De fazer a diferença. De ajudar a proteger aqueles que precisavam de proteção. De buscar justiça para aqueles que não podiam buscá-la. E, de alguma forma, ela conseguira se integrar à sua nova, embora irreal, identidade. Como ela fora idiota de pensar que poderia compensar seus pecados e fugir do passado! A morte podia ser apenas adiada, não evitada.

De certa forma... Ela congelou, paralisada pela ideia que flutuou dentro de sua mente antes que ela pudesse contê-la. Seu coração disparou, suas palmas ficaram suadas enquanto ela tentava abrir a porta de seu carro. Entretanto, ela se deu conta de que esse pensamento estivera presente desde a manhã do telefonema. No instante em que ela tomara a decisão, ele estivera lá. Ela apenas o ignorara, recusando-se a lhe dar voz. Recusando-se a reconhecê-lo, pois ele a tornava fraca, algo que ela jurara que jamais seria novamente.

Contudo, ela *merecera* morrer com Thomas. Agora, ela estava totalmente preparada para sua morte. Seria sua punição. A justiça sendo finalmente feita de forma plena. Thomas fora o único que pagara quando fora sentenciado à prisão perpétua. *Ela* não pagara. Mas ela merecera a mesma punição e, agora que ela o sentenciara à morte de acordo com seu próprio senso de justiça, não apenas seria provável que ela morresse para levá-lo consigo, mas também era o que ela merecia. Eliza recebeu aquilo com uma calma resolução. Não teve medo. Ela não mais se esforçaria tanto para evitar o inevitável. Talvez assim ela tivesse algo semelhante a paz, e talvez assim Deus tivesse misericórdia de sua alma pelos pecados que ela cometera quando fora pouco mais do que uma criança, impotente contra a manipulação de um homem mais velho e mais experiente. Não, um homem, não. Um psicopata. Um monstro. Do tipo que existia apenas em pesadelos e filmes de terror.

A própria face do mal.

Só que ele não era um pesadelo. Não era ficção, um livro ou um filme. Era muito real.

Ela abriu a porta de seu carro com força e entrou com tudo, dando ré para sair de sua vaga no edifício da DSS no instante em que viu Dane sair do prédio. Certificou-se de não fazer contato visual com ele, mas observou pelo canto do olho enquanto ele acenava, pedindo para que ela parasse. Pelo menos, sem olhar descaradamente na direção dele, ela poderia alegar que não o vira quando ele lhe perguntasse, e ele perguntaria, por que ela o ignorara.

Ah, ela não pararia de jeito nenhum. Quando ela encarasse Dane, precisaria ter toda a sua compostura, sua melhor expressão forjada. Ela acelerou de forma um tanto acentuada demais, seus pneus guinchando em protesto enquanto ela saía com tudo do estacionamento. Sem dúvida Dane, seu estimado líder e parceiro que cumpria muitas funções na DSS, queria interrogá-la, e essa era a última coisa de que Eliza precisava. Ela vira os olhares que Dane e o resto de seus colegas de trabalho lançavam em sua direção quando achavam que ela não estava vendo. Estavam todos cheios de preocupação, fazendo-a se sentir mal, fazendo-a se sentir culpada mais uma vez. Todos eles sabiam que algo estava acontecendo, que ela não estava agindo como de costume, mas Dane saberia mais do que todos os outros. Ela e Dane haviam trabalhado juntos por muito tempo, e Dane nunca deixava nada passar.

Aquele homem tinha sua maneira de fazer as pessoas se contorcerem com apenas um olhar. Não era necessária nenhuma palavra. Tudo que ele precisava fazer era olhar fixamente para ela, e Eliza logo estaria fazendo sua confissão sem que ele lhe pedisse nada. Depois, ele a trancaria numa cela se isso fosse necessário. Ele jamais permitiria que ela realizasse o que, agora, ela considerava sua missão sagrada. Sua última missão. Uma missão que era mais importante do que qualquer outra que ela já realizara.

Eliza arriscou um olhar no espelho retrovisor e fez uma expressão de sofrimento ao ver Dane parado no meio da pista do estacionamento, sua testa franzida enquanto ele a olhava de forma soturna.

Ela não poderia evitá-lo para sempre, mas, até que estivesse pronta, até que tivesse compostura suficiente para levar a cabo a maior, e única, mentira que ela já contara a seu amigo mais confiável, continuaria a se esquivar dele e dos outros e fugir loucamente toda vez que algum deles tivesse a oportunidade de ficar a sós com ela.

Só mais alguns dias, prometeu a si mesma. Mais alguns dias para preparar o resto de seu plano, para juntar tudo de que ela precisava e contar sua mentira cuidadosamente orquestrada a Dane. Depois, seguiria em frente.

A tristeza a dominou, e Eliza fechou os olhos por um instante antes de entrar no trânsito. Seria a última vez que ela veria todos eles, e fora por isso que ela procurara Dane depois da reunião geral que acontecia no início de cada mês, presidida por Caleb Devereaux ou seu irmão, Beau, na sede da DSS.

Isso lhe daria uma última oportunidade de ver as pessoas que tinham passado a ser tão importantes para ela. Sua família. Pessoas pelas quais ela daria, e dava, a vida todos os dias. Pessoas que faziam o mesmo por ela. Seu único arrependimento era o fato de que ela não veria as esposas dos Devereaux e a esposa de Zack, Gracie, antes de partir.

Ela sentiu a dor dentro de si, pois sabia que já magoara Gracie mais de uma vez, evitando-a em todas as ocasiões em que se aproximara dela. Eliza fugia prontamente toda vez que Gracie surgia, e isso estava claro para a outra mulher. E a última coisa que Eliza queria no mundo era magoar Gracie.

Gracie era o sinônimo da meiguice e já fora magoada muitas vezes em sua curta vida. Ela era tímida e ainda tinha dificuldades com autoconfiança. Eliza estava muito feliz por Gracie e Zack terem se reencontrado depois de mais de uma década de tristeza para ambos, mas especialmente para Gracie. Eliza amava todas as esposas. Ramie, Ari e Gracie. E Tori Devereaux, a irmã caçula de Cabel, Beau e Quinn, que, como as outras mulheres, sofrera muito nas mãos de um louco. Ela fora brutalizada por um assassino em série e ainda estava se recuperando do horrendo ataque. Talvez ela jamais se recuperasse totalmente, mas, se fosse esse o caso, Eliza não poderia culpá-la.

Se não tivesse sido por Caleb, que fora atrás de Ramie, uma jovem e talentosa paranormal, não lhe dando escolha a não ser auxiliá-lo em sua busca por sua irmã, eles não teriam resgatado Tori a tempo, e ela teria morrido.

Todas as mulheres tinham sido dotadas de extraordinários poderes. Tori tinha sonhos com eventos futuros, embora, entre todas as mulheres, o dom dela não estivesse tão completamente desenvolvido ou focado como o das outras. Seu dom mais parecia uma maldição, dando-lhe vislumbres. Porém, sem a revelação de informações suficientes, ela ficava impotente para evitar os acontecimentos ou até mesmo avisar que alguém estava em perigo, e isso era uma fonte de grande tormento para ela. Ramie era capaz de rastrear o mesmo tipo de monstro que, agora, Eliza estava prestes a rastrear. Eliza, contudo, jamais colocaria Ramie em confronto com um homem que, provavelmente, tinha um dom psíquico tão forte quanto o da própria Ramie. Ari tinha um enorme poder, boa parte dele ainda inexplorada. Ela ficava mais forte a cada dia e, quando aprendesse a controlá-lo, ela seria uma força da natureza. E Gracie... Eliza sofreu um pouco, pois ela não evitava as outras duas loucamente. Apenas Gracie, porque Gracie tinha o dom de ler mentes, e Eliza não podia se arriscar ficando perto dela, pois, se ela lesse sua mente, tudo estaria acabado, e Eliza não permitiria que isso acontecesse.

Eliza dirigiu a esmo na direção de seu apartamento, parando numa lanchonete drive-thru para comprar o almoço; mesmo sem fome, precisava manter suas forças. Ela não podia estar fraca quando enfrentasse Thomas. Nem fisicamente e nem emocionalmente.

Com seu almoço intacto dentro da sacola sobre o banco do carona, ela entrou em sua vaga e, quando viu o veículo ao lado do dela e o homem parado arrogantemente diante daquele carro caro, recostado no capô, o humor dela, que já estava ruim, piorou ainda mais.

O que Wade Sterling estava fazendo ali?

Deixando seu almoço de lado, ela saiu do carro e bateu a porta com força desnecessária, a testa já se franzindo. Para piorar ainda mais sua irritação, Wade apenas sorriu arrogantemente, seus olhos brilhando, entretidos, enquanto ele observava a reação dela à sua presença.

Concluindo que reconhecer a presença dele ali seria muito pior do que lhe perguntar o que ele estava fazendo ali, Eliza pegou suas chaves e contornou a frente do veículo, começando a passar por ele sem dizer nada. Sua expressão de "boas-vindas" poderia falar por ela.

Para seu completo choque, quando ela já quase havia passado por ele, sentiu uma mão segurar subitamente seu ombro, fazendo-a parar. Eliza estreitou os olhos, plantando em seus lábios a expressão mais feroz possível, e se virou furiosamente para ele.

— Qual é o seu problema, Sterling? Tire a mão de mim. *Agora.*

— Isso é jeito de expressar gratidão ao homem que salvou sua vida? — perguntou ele lentamente.

Ela teve vontade de gritar. Ninguém, ninguém *mesmo* sabia como provocá-la como aquele homem. Por outro lado, a própria *presença* dele já era um imenso incômodo. Toda vez que ele abria a boca era uma irritação instantânea. E o sorriso arrogante dele, toda aquela superioridade de macho alfa, seu convencimento? Nada no mundo seria pior para ela.

Eliza chegou a *rosnar* para ele. Ou melhor, foi uma combinação de um rosnado feroz com um som de frustração que escapou de sua garganta.

Ela se sentiu tentada a fazer algo incrivelmente infantil e, definitivamente, nada do feitio dela, como bater o pé no chão, arrancar os próprios cabelos ou dar o maior chilique de todos os tempos. Deus do céu, ela não tinha mesmo tempo para aquela palhaçada naquele dia! Eles haviam conseguido evitar mutuamente um ao outro desde o incidente ao qual ele se referira, um incidente que Eliza preferia simplesmente esquecer por completo. Uma ova que ele salvara a vida dela! Se ele não tivesse estado presente, e se ela não tivesse estado tão ocupada tentando garantir que *ele*, um civil burro, não levasse um tiro, ela não teria quase levado um tiro fatal. Um tiro que ele acabara levando no lugar dela, e Eliza ficava irritadíssima com o fato de que, aparentemente, ele achava que ela devia ficar de joelhos para agradecer a ele por ter levado um tiro que fora culpa exclusivamente dele! O fato de eles virem se evitando mutuamente vinha funcionando perfeitamente bem. Sendo assim, que merda ele estava fazendo no prédio *dela*? E por quê?

Claro, houvera alguns momentos nos quais fora inevitável eles ficarem no mesmo recinto. Por exemplo, o casamento de Zack e Gracie. E, nessas poucas ocasiões, Sterling a provocara implacavelmente. Primeiro, ele a chamara de covarde e a acusara de se esconder dele. Então, ele a deixara incrivelmente enfurecida "reivindicando" uma dança com ela na festa e, como Eliza estivera desejando felicidades a Zack e Gracie, preparando-se para fugir daquele festival de amor que era feliz, romântico e piegas demais, despedindo-se das outras pessoas, ela não tivera como escapar daquilo, de forma elegante ou não. Gracie parecera ficar felicíssima e dissera a Eliza que era *claro* que ela *tinha* que dançar com Wade. Afinal, eles eram duas das pessoas das quais ela mais gostava em todo o mundo.

Eliza grunhira, sabendo que aquele desgraçado armara para ela. Ele planejara tudo meticulosamente e a abordara num momento em que ele *sabia* perfeitamente bem que ela não poderia lhe dizer onde enfiar seu convite para dançar, juntamente com outras palavras especiais que teriam deixado a maioria das pessoas de cabelo em pé e envergonhando a radiante noiva. No entanto, isso não a impedira de provocá-lo durante todo o tempo que eles haviam passado dançando. E ele não reagira ao sarcasmo ou aos insultos dela, e nem a suas tentativas de irritá-lo. Em vez disso, ele simplesmente a olhara fixamente, arrogantemente entretido, aqueles olhos escuros penetrando até a alma dela. Para piorar a situação, ele a segurara muito mais perto de si do que o necessário, dando a impressão de que eles estavam colados um no outro, praticamente transando em plena pista de dança. A única maneira da qual ela conseguira suportar aquilo fora imaginando uma dúzia de situações diferentes nas quais ela arrancava as bolas dele do resto do corpo.

No final, ela fugira como se estivesse sendo perseguida por cães do inferno e, droga, a gargalhada dele a acompanhara durante todo o caminho. Assim como suas últimas palavras: "Sua covardezinha." E ele vinha se habituando cada vez mais a chamá-la daquele jeito. Naquela noite, fora a segunda vez que ele a chamara assim.

Agora, com os dois num aparente impasse, o olhar de Eliza a perfurá-lo, e ele parecendo achar tudo aquilo muito engraçado, aquelas imagens do esquartejamento dele que haviam passado pela mente dela durante a dança estavam ainda mais atraentes.

Sterling nem sequer tentou esconder seu sorriso para o rosnado dela. Seus olhos brilharam e, em seguida, seus lábios se alargaram num sorriso de verdade. Ela o olhou fixamente, esquecendo momentaneamente como estava furiosa com ele. Eliza estava completamente perplexa com a mudança nas feições dele. Ele *nunca* sorria. Não de verdade. Ele sempre fizera um certo meio sorriso que mais parecia um sorriso arrogante e, às vezes, uma careta, dependendo de seu humor. Mas ele nunca, ao menos não que ela tivesse visto, abrira um sorriso largo, mostrando os dentes, um sorriso que se estendesse até seus olhos. Jesus amado, como aquilo o deixava... delicioso. Eliza quase grunhiu ao ter esse pensamento traidor. *Delicioso?* Ela precisava de um exame psiquiátrico. Contudo, não conseguia deixar de olhá-lo de jeito nenhum.

Ela continuou com o olhar fixo nele, em parte por perplexidade e em parte por fascinação feminina, dominada pelo fato de ele ficar absurdamente lindo com aquele sorriso de um milhão de megawatts. Caramba, agora, sim, ela entendia por que nunca faltava companhia feminina a ele. Gracie lhe dissera que, depois que ficara definido que jamais aconteceria nenhum relacionamento romântico entre ela e Sterling e os dois haviam combinado de serem apenas amigos, ela perdera a conta das mulheres que entravam e saíam da vida dele.

No início, Eliza entendera aquilo de forma equivocada, achando que ele fosse um ogro que não conseguia ficar com nenhuma mulher por muito tempo. Essa ideia a agradara imensamente, e ela a aceitara de imediato. Até Gracie estourar essa bolha dizendo que *ele* nunca ficava com a mesma mulher por mais do que alguns encontros antes de partir para a próxima. Fazia sentido. Aparentemente, ele era um completo conquistador que só queria uma coisa. Porém, um homem com a aparência e o dinheiro que ele tinha podia ser quão seletivo quisesse. As mulheres eram loucamente atraídas por aquela persona de bad boy que ele tinha e pelo perigo que parecia girar dentro dos olhos dele, ajustando-se a ele como uma segunda pele. Eliza desdenhava disso.

Na melhor das hipóteses, aquele homem era nebuloso. Ela fizera uma pesquisa a respeito dele quando ele entrara em contato com a DSS em relação a um possível emprego, e nada nessa pesquisa a levara a acreditar que ele fosse totalmente honesto. Sujo, era o que ela suspeitara, e dissera isso a Zack. O problema era que ela não tinha nenhuma prova consistente. Apenas discrepâncias e suas próprias suspeitas. E seu instinto, que Eliza nunca ignorava.

No entanto, provavelmente, isso atraía uma parcela da população feminina que tinha menos cérebro e era fútil o suficiente para não se importar com nada além de beleza, muito dinheiro... provavelmente, esse era o maior atrativo... e a aura sombria e perigosa que o envolvia o tempo inteiro. Quem se importaria se ele matasse cachorrinhos, gatinhos ou pessoas, contanto que ele fosse rico, lindo e bom de cama? Eliza quase mostrou os dentes de irritação, mas acabou voltando à sua tarefa de tirar aquele lindo e rico *babaca* da sua frente.

— Pode me dizer o que você acha tão engraçado? — perguntou Eliza de forma desdenhosa. Ela jamais admitiria ou confidenciaria a ninguém *como* ficara abalada com aquele sorriso. Nem que, por um instante, ela tivera algumas fantasias de nudez com ele.

Contudo, a decepção foi acentuada quando o sorriso foi substituído pela posição mais zombeteira dos lábios deles, o que informou a Eliza que ele estava prestes a devolver os mesmos insultos e a recorrer às mesmas alfinetadas e ataques que ela costumava usar com ele. Mas também não seria nada divertido se ele *não* revidasse. Eliza teria ficado decepcionada se ele agisse como se ela tivesse magoado seus pequenos sentimentos ou seu orgulho masculino. Provocá-lo era a única diversão que ela tinha ultimamente. Além do mais, quando ele estava sendo um idiota, era fácil demais desprezá-lo, e ao menos assim ela não se tornaria uma droga de uma *menina*, começando a pensar em lamber aqueles lábios deliciosos.

Então, ela lembrou que não tinha tempo para diversão e nem para fantasias juvenis. Não fora justamente isso o que a pusera na confusão na qual se envolvera tão profundamente anos atrás? Como ela podia pensar em *qualquer* outra coisa quando todo o seu foco, sua concentração e seu treinamento deviam estar na preparação para a missão mais importante de toda a sua vida?

Subitamente, os olhos de Sterling se semicerraram, e sua mão envolveu o queixo de Eliza antes mesmo que ela se desse conta de que estava ali. Ele a virou de frente para si, seu aguçado olhar penetrando o dela, analisando--a, sondando profundamente até ela se sentir completamente desnuda e totalmente vulnerável diante dele.

— O que acabou de passar pela sua cabeça? — exigiu saber ele. — E não diga que o problema sou eu, Eliza. Eu vou identificar essa mentira, e você sabe disso. Você gosta de me provocar, de me ofender e de se esforçar ao máximo para me fazer acreditar que você não quer saber de mim, o que *nós dois* sabemos que não é verdade. Seja lá o que tenha acabado de passar pela sua cabeça *não* foi uma fonte de alegria. Você ficou *pálida*, e, de ardentes e faiscantes, seus olhos ficaram apáticos e cheios de sombras, e seus ombros desabaram, e você *sempre* está confiante. Você está sempre com uma boa postura, de ombros retos e não baixa a cabeça para *ninguém*. Mesmo assim, você acabou de fazer todas essas coisas. O *que* está acontecendo com você?

Ela o olhou fixamente, perplexa, sem saber qual das absurdas alegações dele refutar primeiro. À sua própria maneira, ele acabara de lhe fazer um elogio. Ao menos do tipo de elogio que Sterling era capaz de fazer a alguém. Pelo menos ela *achava* que ele a estava elogiando. Ele não enumerara seus atributos com uma expressão de desgosto e nem parecia os estar reprovando. Ele estava falando de forma simplesmente... casual.

Eliza relembrou todas as outras idiotices que ele dissera, era tudo idiotice *mesmo*. Então, suas bochechas arderam com um misto de fúria e total vergonha quando ela pensou na afirmação mais importante e mais absurda que aquele babaquinha arrogante tinha feito.

Ela se aproximou dele e pôs o dedo em seu peito, fazendo com que ele desse um passo para trás antes de recuperar o equilíbrio. Ele simplesmente afastou o dedo dela e cruzou seus braços bastante musculosos diante de seu peito bastante musculoso e a olhou fixamente, seus lábios contraídos, como se...

— Não ouse rir! — gritou ela. — E quanto ao fato de eu não querer saber de você? Tenha um mínimo de noção, Sterling. Uma mulher que quer algo com você não te diz para ir à merda toda vez que te vê. Ela não o ofende constantemente. E também não te evita porque você a irrita até dizer chega. Ponha isso na sua cabeça. Eu não quero ter *nada* a ver com você. Aliás, não quero você aqui agora. O que me leva a perguntar: *por que* você está aqui? Nossa vontade de evitar um ao outro é *mútua*. Eu evito você. Você me evita. Acho que já está bem definido que nenhum de nós suporta ver o outro. Que nenhum de nós quer estar no mesmo lugar que o outro. Para mim, está ótimo assim. Então, não venha me dizer que nós dois sabemos que não é verdade que não quero saber de você!

Ela pôs o dedo logo acima dos braços cruzados dele, encontrando a sólida muralha de seu peito, acentuando cada nova palavra com outra pontada de seu dedo.

— Eu. — *Cutucada.* — Não. — *Cutucada.* — Quero. — *Pontada.* — Ver. — *Pontada.* — Você. — *Cutucada.* — Nunca. — *Cutucada.* — Mais, em momento nenhum, *jamais*! — Ela cerrou os punhos e o socou ao dizer as últimas palavras.

Ele curvou a cabeça para trás e gargalhou. Eliza precisou de toda a sua disciplina para não ficar de queixo caído olhando fixa e despudoradamente para aquela imagem. Porque Sterling sorrindo de fato, um sorriso de verdade, já era uma senhora imagem por si só, mas ele gargalhando? Deus do céu, mas ele sorrindo *e* gargalhando era mesmo uma coisa muito linda. *Ele* era lindo.

— Continue dizendo isso a si mesma, Eliza — falou ele, seus olhos ainda brilhando com as risadas. — Se disser isso várias vezes, talvez você até comece a acreditar nas suas próprias mentiras.

— Ah, pelo amor de Deus... — resmungou ela, dando meia-volta para passar e poder se livrar dele.

Porém, mais uma vez, ele segurou o braço dela, mas sua pegada foi delicada. Delicada, mas não menos confinadora. O polegar dele tocou levemente a parte superior do braço dela, acariciando suavemente a pele nua por baixo da manga curta da camiseta dela, e aquilo fez coisas engraçadas e ridículas com a pulsação de Eliza. Ela tentou se desvencilhar, mas a pegada dele apenas firmou mais. Novamente, não uma pegada grosseira, do tipo que machucava, mas uma que a impedia de se libertar mesmo assim.

Ela o olhou com raiva em silêncio. Então, voltou seu olhar para seu braço. Ou ele não estava entendendo aquela mensagem específica ou se recusava a entender.

— A estreia de Gracie é hoje à noite. Acredito que você vai estar presente.

Não era uma pergunta. De forma alguma aquilo fora uma pergunta, nem mesmo um *pedido* educado. Era uma ordem, e Eliza não reagia nada bem a ordens. Nem mesmo Dane ficava lhe dando ordens, e ele era seu parceiro, uma espécie de chefe.

— Na realidade, tenho outros planos — disse ela docemente. — Planos importantes que não posso cancelar. Relacionados ao trabalho. Tenho certeza de que Gracie vai entender.

A presença de Sterling já seria o suficiente para fazê-la fugir da mostra de arte, e somando-se a isso o fato de que Gracie conseguiria ler a mente dela? Mas de jeito nenhum Eliza se faria presente naquele evento!

O rosto de Sterling se tornou repentinamente severo, seus olhos ficando gelados, todos os indícios de diversão e risadas desaparecendo, juntamente com seu sorriso.

— Não se engane, Eliza. Você *vai* estar lá hoje à noite, mesmo que eu tenha que pendurá-la no meu ombro e carregá-la me xingando e fazendo ameaças à humanidade durante todo o caminho. Isso é importantíssimo para Gracie, e tudo que ela quer é o apoio das pessoas de quem gosta e que *acha* que gostam dela. Seja lá qual for o seu problema com Gracie, sugiro que você se esforce ao máximo para garantir que ela não fique sabendo dele. Ela vai ficar magoada se você se recusar a ir, e eu jamais vou permitir que Gracie seja magoada novamente por qualquer pessoa. Estamos entendidos?

Eliza o olhou, chocada.

— Não tenho nada contra Gracie! Eu a amo profundamente. De onde você tirou a ideia de que tenho algum problema com ela? O simples fato de eu não poder ir à estreia dela não significa que eu não goste dela. Não vou porque não posso. Tenho uma coisa importante a fazer hoje à noite. Uma coisa que não posso adiar.

Sterling deu de ombros.

— Sugiro que você dê um jeito de fazer exatamente isso. Você não tem como se esconder de mim, Eliza. E, se acha que eu estava fazendo uma ameaça inofensiva, uma ameaça que não tenho a menor intenção de cumprir, você já devia me conhecer melhor do que isso a esta altura. Eu *vou* encontrar você e *vou* levar você à mostra, da maneira como você estiver vestida. Quer um conselho? Vista-se da forma adequada e esteja lá prontamente quando começar, com um sorriso nesse seu lindo rosto, e ao menos aja como se estivesse se divertindo, como se apoiasse a mulher que te chama de amiga.

— Por que você acha que tem o direito de reorganizar a minha vida de acordo com a sua vontade? — disparou ela. — Não sou uma das suas admiradoras que ficam batendo os cílios e cedem a todos os seus caprichos, dando todo o controle a você.

Ele gargalhou alto.

— Até parece... Só um idiota pensaria que você é uma mulher de trejeitos afetados, tímida e submissa, sem cérebro e sem vontade própria. Mas, Eliza, não me provoque com isso — disse ele, sua voz ficando soturna e muito séria. Seus olhos penetraram profundamente os dela, e a sensação de desconforto cresceu no estômago, até que tudo dentro de Eliza estivesse preso num nó de pânico.

— Deus do céu, você está falando sério mesmo — sussurrou ela, horrorizada.

— Pode apostar que estou — disse ele, semicerrando os olhos. — Eu já blefei alguma vez, Eliza? Já deixei de cumprir alguma promessa que eu tenha feito? Já me desviei do curso que tinha jurado seguir? Já desisti de alguma ação pela qual eu tivesse decidido?

— Não — falou ela fracamente, uma sensação apocalíptica fazendo seu estômago se contrair.

Ela só queria fugir e se esconder em seu apartamento, e ela não era uma pessoa que se escondia de nada. Eliza confrontava seus problemas, seus medos, e nunca recuava. Mas Wade Sterling era um problema diferente de todos os outros que ela já encontrara, e, se ela sabia uma coisa a respeito do pé no saco irritante que era aquele homem, era o fato de que ele não iria simplesmente embora dali. Ele não estava acostumado a ouvir um não; essa palavra nem sequer constava no vocabulário dele, a menos que fosse ele quem a pronunciasse.

O que significava que, se ela não quisesse uma cena muito escandalosa, muito vergonhosa e humilhante naquela noite, ela precisaria encontrar um vestido e calçados adequados, e bem rápido. E ela não tinha nenhuma dessas duas coisas.

Para provar ainda mais que aquele homem também era capaz de ler mentes, ou que ele era extremamente intuitivo, ele exibiu subitamente aquele seu meio sorriso com o qual ela estava muito mais acostumada do que com o sorriso aberto que ela testemunhara antes.

— Tomei a liberdade de pedir que entregassem um vestido adequado, sapatos e todos os acessórios no seu apartamento. Devem chegar daqui a uma hora. E, se me permite dizer, Eliza, você vai ficar deslumbrante com o que eu escolhi.

quatro

Apenas porque ela não queria *mais* especulações entre seus colegas de trabalho, que, sem dúvida, achavam que algo estava acontecendo com ela, algo que ela não queria contar e planejava manter assim. Eliza pôs, contra a sua vontade, o vestido, os sapatos e os acessórios que Sterling mandara que fossem entregues no apartamento dela enquanto ela se preparava para o que já estava considerando uma noite no inferno. Ao menos era o que ela dizia a si mesma, sabendo que seu ego feminino recebera um pequeno afago pelo fato de que Sterling lhe dissera, sem nenhum traço de sua típica e arrogante confiança, que ela ficaria fantástica usando o que ele escolhera para ela. Não, o olhar dele ficara escaldante, e ele estivera falando de forma completamente séria, e, ainda pior do que isso, ele também parecera *interessado*, parecera que mal podia *esperar* para ver os frutos de seu trabalho. Por isso, como uma maldita menininha, embora ela desprezasse aquele homem, Eliza vira a inconfundível apreciação no olhar sensual dele, e aquilo agradou ainda mais o ego feminino dela, fazendo-a provocar ainda mais a fera com o que ele jamais teria chance de ter. Por isso, ela não apenas vestira o deslumbrante e absurdamente caro vestido... E sem sutiã, pois ela estava se sentindo especialmente maldosa... Mas também fizera um esforço extra com seu cabelo e sua maquiagem, o que a enojava, pois ela não queria que ficasse descaradamente óbvio que ela estava tentando ficar bonita. Para *ele*. Porque ela não dava a mínima para sua própria aparência e também não fazia ideia do que ficava bem nela, algo que, aparentemente, *Sterling* achava que sabia. E, como ele tomara a liberdade de escolher o look, ele não conseguiria enxergar nenhum defeito no visual dela naquela noite. Eliza só torcia loucamente para que conseguisse evitá-lo *e* evitar Gracie, marcar presença e, depois, sair da maneira mais elegante e despercebida possível.

Jesus, como ela era a maior idiota do mundo só de pensar em baixar a bola de Wade Sterling e fazê-lo engolir sua língua afiada. Ela não tinha tempo para ficar bonita, para provocar sem nenhuma intenção de cumprir a promessa que aquele maldito vestido oferecia, não apenas a Sterling, mas a qualquer homem. Argh! Ela nem mesmo chegara a pensar nos "outros homens". Não que ela precisasse se preocupar com os homens para os quais ela trabalhava. Para eles, ela era só mais um deles. No entanto, nenhuma outra pessoa que estivesse presente conseguiria olhar para o vestido de vampira sensual dela e pensar: *ah, sim, ela é só mais uma de nós.*

Uma coceira irritou sua nuca, e ela franziu a testa ao ser acometida pelo repentino e indesejado pensamento de que, pela primeira vez, apenas por uma noite, ela não queria ser um deles. Ela era uma mulher, mesmo que se recusasse a ceder à maioria das partes de sua feminilidade após o desastre que fora Thomas. E agora, com ele prestes a se tornar um homem livre, solto para atormentar mulheres desavisadas que se tornariam suas vítimas, Eliza sentia uma súbita vontade de recuperar tudo que ele lhe tirara? Ela só podia estar ficando louca.

Ela devia ter feito sexo muito tempo antes e resolvido logo esse assunto. Mas Thomas Harrington a controlava de trás das grades da mesma maneira como a controlara quando fora um homem livre, e esse fato era o que mais a enojava.

Eliza passou com o carro diante da Joie de Vivre, na parte "chique" de Westheimer, como ela chamava o local. Tudo nas empresas e até mesmo nos edifícios parecia tão novo e brilhante que praticamente berrava que todos ali tinham dinheiro, poder, influência. Em outras palavras, eram *chiques*. E, definitivamente, não era o lugar dela.

Relutantemente, ela saiu de seu carro, tendo optado por estacionar a um quarteirão de distância, em vez de usar o serviço de manobristas que Sterling instalara para a ocasião. Quando fosse a hora de ela deixar o evento de lado e dar o fora dali antes que atraísse uma atenção indevida, a última coisa que ela queria era ter que esperar numa fila para receber seu carro. Isso anulava completamente sua ideia de uma fuga.

Ela olhou criticamente para seu próprio corpo, mordendo o lábio, perplexa. Ah, o vestido cabia perfeitamente. Até mesmo as sandálias de salto cabiam, e eram do tipo com os quais ela jamais seria vista, mas Eliza se apaixonara por elas no instante em que as retirara com reverência da elegante caixa em que haviam chegado. Aparentemente, aquela era uma noite para ela se conectar ao seu lado feminino.

Ela cintilava em prateado da cabeça aos pés. Até mesmo suas sandálias brilhavam e reluziam quando refletiam a luz da maneira certa. O vestido era extremamente justo e, ainda assim, parecia dar a ilusão de um movimento fluido quando ela se movimentava, criando lampejos cintilantes que a encantavam.

O fino material envolvia seus seios de forma adorável, numa aparente carícia. Quase como as palmas de um homem envolvendo e moldando-os. Mas de onde surgira esse pensamento? E por que as mãos em questão pertenciam a Sterling?

As faces dela estavam em chamas, e, subconscientemente, Eliza baixou a cabeça para o caso de esbarrar com alguém que ela conhecesse no caminho até o estúdio.

O vestido era modesto... quando não estava nela! Ao menos de acordo com o padrão da maioria das pessoas. Provavelmente, qualquer um que visse o vestido dela num cabide o consideraria comum, até mesmo sem graça, diria que ele cobria demais. Que não era sexy o suficiente. Simples demais.

Eliza pensara o mesmo e se sentira estranhamente agradecida a Sterling por não tê-la vestido como uma vadia. Esse pensamento se evaporara rapidamente quando ela pôs o vestido para se preparar naquela noite. Na pessoa certa, o vestido se transformava num estudo sobre a sedução. Ele delineava com deslumbrante clareza a fartura dos seios dela, o formato, o tamanho. Eliza só rezava para que não estivesse frio dentro da galeria, porque, se seus mamilos ficassem rígidos, ela iria embora e, quando chegasse de volta ao seu apartamento, queimaria o maldito vestido. Droga, ela o queimaria depois daquela noite de qualquer maneira.

Em outra época, em circunstâncias diferentes, se ela tivesse tido a oportunidade de usar um vestido tão lindo e provocante, ela teria adorado e se sentido gloriosa com ele. Ela teria se divertido com ele. Talvez até mesmo flertado um pouco. Por outro lado, ela pensara que estaria livre de Thomas para sempre, livre de seu humilhante passado, e estivera mais do que pronta para finalmente acolher o presente, estava até mesmo ansiosa pelo futuro, algo que ela jamais se imaginara tendo. Firmemente protegida em sua nova vida com uma fartura de bons amigos e colegas de trabalho, as melhores pessoas do mundo, ela relaxara, tornara-se complacente e se permitira o luxo de pensar que talvez, apenas *talvez*, ela pudesse deixar Thomas e tudo ligado a ele no passado, superar tudo aquilo, seguir em frente e finalmente encontrar seu lugar ao sol.

Como ela continuara sendo burra e ingênua, já que fora justamente dessas coisas que ela jurara nunca mais ser vítima! Como era que diziam mesmo? Não se podia fugir do seu passado, porque, inevitavelmente, ele alcançava você quando você menos espera. E a absolvição era algo inexistente. Ao menos para os erros que *ela* cometera, dos quais fora cúmplice. Sempre havia um preço a se pagar pelos erros cometidos. Ela podia retardar esse pagamento, mas jamais escapar dele.

Bem, aquela era mais uma noite à qual sobreviver. Então, no dia seguinte... Uma onda de tristeza a consumiu. No dia seguinte, haveria a grande reunião da equipe da DSS. Os planos dela estavam concluídos. Os preparativos haviam sido feitos. Tudo de que ela precisava, armas e informações, fora meticulosamente coletado, com cuidado para garantir que ninguém, *especialmente* Dane, jamais descobrisse todas as coisas que ela coletara com tamanha cautela desde a manhã em que recebera o telefonema do promotor público.

Ao menos ela poderia ver Ari, Ramie e Tori, contanto que Tori não tivesse dado um jeito de fugir daquela noite, e se despedir, mesmo que ela não dissesse esse adeus em voz alta. Ela as veria, guardaria seus rostos, seu amor, sua lealdade e sua amizade em sua memória. A dor explodiu quando ela atravessou a rua, aproximando-se da galeria. Menos Gracie. Ela precisava evitar Gracie e todo custo. Teria que ser suficiente simplesmente vê-la de longe. Depois de sua fuga, Eliza mandaria uma carta para Gracie e se despediria.

Então, na manhã seguinte, ela veria todos com os quais trabalhara ao longo dos últimos anos, seria apresentada aos novos recrutas, uma prova do compromisso da DSS, e de Caleb, Beau e Dane, com a contratação apenas dos melhores e do maior número possível entre esses melhores para o sistema de segurança que se expandia cada vez mais.

Ela parou na porta da galeria, percebendo que o lugar já estava lotado. Resolver chegar "elegantemente atrasada" acabara por ser uma boa ideia afinal. Menos chance de ser encurralada por seus amigos, todos a olhando fixamente como ela se acostumara a ser olhada ao longo da última semana. Os nervos dela estavam tão à flor da pele que Eliza jamais seria capaz de suportar um ataque em massa de todas as pessoas que lhe eram queridas. Assim como ela era querida por elas.

Ela entrou devagar, sem querer chamar nenhuma atenção indevida para sua chegada.

Mas Eliza não teve essa sorte.

Ao olhar rapidamente pelo recinto, seu olhar se fixou certeiramente em Sterling, e ela ficou paralisada quando viu os olhos dele também fixos nela. Evidentemente, ele a vira no instante em que ela entrara pela porta, como se estivesse esperando por ela... estivera mesmo? E ele a olhava com aqueles penetrantes olhos escuros que nunca deixavam de perceber nada, e, quando Eliza achou que as coisas não poderiam piorar, já que ele claramente estivera de olho na chegada dela, ele começou a atravessar a multidão, sem nem mesmo se importar com sua falta de educação, empurrando pessoas para longe de seu caminho. E estava indo diretamente até *ela*.

Aquele homem arrogante e convencido podia ir para o inferno. Ela já estava ali. Sendo assim, por que ele estava tão determinado a fazer uma cena se insistira tanto na ideia de que as coisas fossem perfeitas para a estreia de Gracie, se ficara irritado com a possibilidade de que os sentimentos dela fossem feridos se todos os amigos não estivessem presentes?

Eliza olhou de relance à esquerda e à direita, procurando uma rota de fuga, qualquer rota de fuga para que ela pudesse se misturar à multidão e não estar ali quando Sterling adentrasse seu espaço. Ou talvez ela pudesse fingir um repentino resfriado ou algum forte vírus estomacal. Intoxicação alimentar! Mas ela não comera o almoço para a viagem, que ficara esquecido no carro, porque aquele homem desgraçado a obrigara a ter um confronto no território dela e... Bem, depois disso, o apetite de Eliza desapareceu.

Um garçom com uma bandeja cheia de taças de champanhe passou por ela, e Eliza se esticou para pegar uma das taças, pegando uma segunda por impulso. Se aquela não era uma ocasião para tomar duas taças de uma vez, ela não sabia mais o que seria. Eliza tomou o conteúdo das duas antes de o garçom ter tempo de seguir em frente, colocou as duas taças vazias na bandeja com um baque e pegou rapidamente outras duas. O garçom a olhou espantado, e seguiu rapidamente para o próximo convidado.

Era uma pena que eles estivessem servindo uma bebida tão fraca, e não algo mais adequado. Tipo vodca ou tequila. De preferência, num copo bem grande, em vez de num minúsculo copinho de dose. Ela precisava de toda a coragem líquida que pudesse juntar para o que ela continuava descrevendo como a noite no inferno.

Evitar uma pessoa já era difícil o suficiente, e só Deus sabia como ela já estava treinada em evitar Sterling. Era praticamente uma especialista nisso. Contudo, ter que evitar não apenas aquele primata das cavernas, mas também uma mulher que ela considerava sua amiga, que, por acaso, tinha o dom de ler mentes, exigiria ainda mais das impressionantes habilidades de Eliza.

Sabendo que Sterling seria o menor dos males, pois ele podia *pensar* o que quisesse, ela se resignou a cerrar os dentes e encontrar uma maneira de aguentar a próxima hora sem se aproximar de Gracie o suficiente para ser decifrada. Ao menos *ele* não conseguia enxergar dentro da cabeça dela e *saber* tudo que ela estava pensando.

Os olhos daquele desgraçado estavam cheios de ironias, embora seus lábios e sua expressão não refletissem nada do humor em seu olhar.

— Você veio — disse ele preguiçosamente.

Ela lançou para ele um olhar ácido que, normalmente, fazia o destinatário murchar, mas Sterling nem sequer esboçou reação.

— Uau, seus poderes de observação são impressionantes — zombou ela docemente, abrindo seu sorriso mais meigo para ele. — E você afirmar o óbvio é tão inteligente. Acho homens inteligentes *tããããão* atraentes... Uma pena que você deixe a desejar no aspecto QI.

— Eu *devo* ser burro mesmo — disse ele, suas palavras cheias de sarcasmo e de uma mordacidade aos quais ela já se acostumara muito.

Eliza ergueu uma das sobrancelhas, chocada por ouvir aquelas palavras saindo da boca dele. Ele sempre fora muito confiante em si mesmo. Arrogante. Convencido. Ninguém jamais o chamaria de humilde.

— Se eu tivesse pelo menos meio cérebro, ficaria bem longe de você — rosnou ele.

A única coisa que a impediu de ficar de queixo caído foi uma das duas taças que Eliza levara à boca. O que ele queria dizer com aquilo?

— Então, use a outra metade para fazer o que a metade que falta faria se estivesse presente — disse ela meigamente. — Porque, aparentemente, o bom senso foi embora junto com a metade que sumiu. Fique bem longe de mim, Sterling. Assim, *nós dois* vamos ficar felizes.

Então, aconteceu novamente. Ele sorriu, seus dentes à mostra, a cabeça pendendo para trás e uma gargalhada ecoando e a fazendo ficar arrepiada. O sorriso e a risada dele eram tão avassaladoramente sensuais que deviam ser proibidos. Jesus, não era de se admirar que ele tivesse um verdadeiro desfile de mulheres entrando e saindo de seu quarto.

O olhar dele vagou para as duas taças de champanhe que ela segurava com toda a força, e seus olhos continuaram brilhando com uma silenciosa risada. Até mesmo o fato de ser obrigada a estar na companhia dele por um curto tempo valia para ouvi-lo rir, para ver aquele deslumbrante sorriso. E aquela era a segunda vez que ela via. No mesmo dia. Certamente, o mundo devia estar chegando ao fim.

Ao menos o dela estava.

Seus pensamentos ganharam uma instantânea sobriedade, pois, mais uma vez, apenas por alguns segundos, ela se esqueceu de tudo. Esqueceu que aquela era sua última noite para ver Ramie e Ari. A tristeza a dominou, pois ela não *poderia* se despedir de Gracie. E, pela manhã, ela diria um adeus silencioso, um adeus permanente às pessoas com as quais ela trabalhava. Sua família. E, Deus do céu, a Dane.

Os olhos de Sterling se semicerraram, deixando de lado a diversão que os dominara segundos antes. Seus lábios se tornaram uma linha fina, seu maxilar se contraiu, suas faces ficando mais definidas enquanto ele a olhava fixamente.

— Que merda está acontecendo com você, Eliza? — perguntou ele em voz baixa.

Ela ergueu uma das taças e bebeu todo o conteúdo, olhando freneticamente à volta, em busca de um dos garçons, embora ainda lhe restasse uma taça inteira. Não vendo ninguém, Eliza levou a última taça aos lábios, ou ao menos estava levando a taça aos lábios quando Sterling a interceptou, tirando-a de sua mão.

— O que está fazendo? — exigiu saber Eliza. — Essa bebida era minha!

— A sua terceira — disse ele secamente. — Esse é o seu único jeito de ter coragem de me encarar? Ficando chapada assim que entra pela porta?

Ela resistiu ao calor e ao traidor rubor que subiu lentamente por seu pescoço. Ela nunca corava. Nada a deixava com vergonha. Irritada? Sim. E Eliza tendia a ficar de rosto vermelho quando isso acontecia. Portanto, ela não teria dificuldades de disfarçar de fúria sua vergonha.

— Desculpe por ter ofendido sua sensibilidade puritana — disse ela desdenhosamente. — Ou será que existe algum limite de drinques do qual eu não saiba? Está ficando pão-duro, Sterling? Não pode mais pagar bebida para todos e espera que todo mundo limite o consumo?

Ele balançou a cabeça, o meio sorriso novamente assumindo seu lugar. Bem, ao menos ele não estava mais tentando descobrir o que passava pela cabeça dela.

— Você só sabe falar, Eliza — disse ele no que soou como um tom irritado, mas nada parecia abalar aquele homem. Ao menos não que ela já tivesse testemunhado. — No que você estava pensando um minuto atrás? Gostaria de compartilhar comigo?

E ela achando que ele não estava mais sendo enxerido...

— Não, não gostaria de compartilhar — respondeu ela num tom gélido. — Não gostaria de compartilhar nada com você, Sterling. Nem sua companhia, nem sua presença. Não quero compartilhar o mesmo espaço e nem o mesmo ar. Portanto, *saia da minha frente e me deixe em paz.*

Ele não respondeu, apenas se virou, como se estivesse se preparando para se afastar. Ah, Deus, que as preces dela fossem ouvidas, por favor! No instante em que Eliza pensou que sua fervorosa prece tivesse sido atendida, Sterling a segurou pelo cotovelo e a guiou rapidamente através da multidão.

Aparentemente, Deus estava ocupado com coisas muito mais importantes do que dar margem à covardia dela. Eliza não podia culpá-Lo. Afinal, ela preferiria economizar suas preces para quando precisasse de fato, e ela logo precisaria.

— O que pensa que está fazendo? — sussurrou ela, irritada.

Ele a olhou também com irritação, um olhar que Eliza conhecia muito bem, por ter sido o alvo dele toda vez que os caminhos deles se cruzavam.

— Levando você ao seu grupinho — disse ele num tom que combinava com sua expressão.

Aquilo a deixou consideravelmente mais animada, até Eliza olhar para o grupo do qual eles estavam se aproximando e ver que Gracie estava entre as pessoas, com uma aparência deslumbrante. Tímida e recatada, mas incrivelmente deslumbrante e delirantemente feliz. O coração de Eliza doeu só de ver o grupo com o qual ela trabalhava, pessoas que ela chamava de amigos, pessoas que ela amava, pessoas que tinham a completa lealdade dela.

Por dentro, ela sofria, pois seu pensamento estava no presente. Ela fora leal a eles. Até então. Ela nunca mentira para eles. Até então. E nunca os enganara. Até aquela droga de momento.

— Gracie vai ficar empolgadíssima porque você veio — murmurou Sterling.

Graças a Deus, Gracie ainda não desviara o olhar de seu marido para ver Eliza. Eliza parou de súbito, quase tropeçando, porque Sterling ainda estava dando suas longas passadas e, bem... as pernas dela eram consideravelmente mais curtas.

Ele franziu a testa, virando-se para ela e se posicionando entre ela e o grupo da DSS, algo pelo qual Eliza se sentiu agradecida, apesar de saber que ele não fizera aquilo por ela. Ele o fizera para que Gracie não a visse e não percebesse que Eliza não tinha a menor intenção de ir falar com ela.

— O que há com você? — disparou Sterling, seus olhos fulgurando de raiva e julgamento. Ah, sim, ele a julgara e concluíra que ela deixava a desejar, claro. Ele a considerava o pior tipo de pessoa, uma amiga ainda pior.

Eliza fechou os olhos, tão triste que teve vontade de fazer algo que a horrorizou. Ela teve vontade de chorar.

— Não é o que você está pensando — disse ela com a voz embargada, sua mente se revirando para inventar uma desculpa plausível.

— O que estou pensando é que você está sendo uma puta egoísta e está sacaneando alguém que pôs a vida em risco para salvar você. Alguém que levou uma porra de uma facada porque estava tentando chegar até você, fazer qualquer coisa que ela pudesse para te proteger quando você estava indefesa.

— E você acha que eu não sei disso? — berrou ela, agradecendo aos céus porque a música e o imenso grupo de pessoas se socializando e conversando abafavam sua explosão passional. — Acha que não revivo esse momento toda noite? Todo *dia*, aliás? Acha que eu *queria* que Gracie, Ramie ou Ari se arriscassem como elas se arriscaram para *me* ajudar? Eu daria a minha *vida* por elas. Por *todas* elas — disse ela, furiosa, gesticulando na direção do grupo composto pelo resto do pessoal da DSS.

Sterling parecia verdadeiramente perplexo enquanto a observava. Quase como se ele tivesse embutido um "detector de mentiras de Eliza" capaz de identificar o que era verdade e o que não era. Então, uma súbita percepção surgiu nas feições dele. Ela praticamente conseguiu ver o momento "a-há" nos olhos e no rosto dele. Seus olhos ficaram aguçados e penetrantes, examinando cada centímetro de seu rosto, como se ele pudesse enxergar por trás da máscara externa dela.

Mas que droga! Só um homem tinha sido capaz de fazer isso, e ela passara anos encontrando maneiras de fortalecer mentalmente seus escudos e barreiras naturais. Ela frequentara todas as aulas de habilidades psíquicas disponíveis. Lera incontáveis livros sobre o assunto. Vasculhara milhares de artigos. Ela adoraria a oportunidade de experimentar suas habilidades de bloqueio com Gracie, mas não imaginara que precisaria dessa habilidade até aquele maldito telefonema. Agora, ela não poderia arriscar. Não poderia correr o risco de não ser capaz de bloquear Gracie para que ela não entrasse em sua mente, e, além do mais, se ela não conseguisse bloquear Gracie, estaria totalmente indefesa contra Thomas. E, naquele momento, *tudo* que Eliza tinha era a esperança de que ela fosse conseguir. Se ela soubesse que fracassaria, sua confiança e sua coragem, já abaladas, desapareceriam, e ela contaria toda a história a Dane, implorando por sua ajuda ou fugindo loucamente de Thomas, em vez de correr na direção dele. Para o mais longe possível do alcance dele, mesmo que isso significasse ir parar do outro lado do mundo. Contudo, mesmo lá, ele a encontraria. Ela sabia que ele a encontraria, e isso a deixava se sentindo ainda mais indefesa.

— O que é que você não quer que Gracie saiba, Eliza? — perguntou Sterling, tão suavemente que ela quase não o ouviu acima do ruído ambiente.

Eliza ficou paralisada. Ela precisava agir rápido. Ela sempre fora rápida nas pernas, ágil no pensamento... quando ela *conseguia* pensar. Em outras circunstâncias, ela estaria triunfante e arrogante por ter pensado facilmente numa maneira de despistar Sterling, mas, naquele momento, ela estava simplesmente se sentindo desesperada e morrendo de medo de que ele percebesse sua mentira. Bem, uma parte daquilo era mentira. Outra parte era verdade. Eram apenas os *detalhes* que estavam nebulosos.

A expressão dela desabou, uma farsa cuidadosamente orquestrada, como se ela tivesse sido flagrada e não estivesse nada feliz com isso. Ela até mesmo conseguiu direcionar um convincente olhar irritado por baixo de seus cílios, um olhar que dizia a ele o que ela pensava de sua intromissão na privacidade dela.

— Eu estava planejando uma surpresa para ela — falou Eliza, rancorosa, certificando-se de soar exatamente como ela soava normalmente irritada toda vez que ficava frente a frente com Sterling, o que, até o dia anterior, não acontecera com frequência. Ela não fazia ideia do motivo de ele ter surgido subitamente no radar dela depois de tanto tempo passado com um evitando ao outro. Contudo, fosse lá qual fosse o motivo, ele podia simplesmente rastejar para debaixo da pedra onde vivia e dar o fora da vida dela.

— Uma surpresa?

Ele nem sequer tentou disfarçar a franca incredulidade em sua voz e em sua expressão. Seus olhos se estreitaram perigosamente, e ficou claro que o radar de mentiras de Eliza dele estava apitando sem parar. Ele parecia querer envolver o pescoço dela com as mãos e esganá-la. Com aquelas mãos tão grandes, Eliza duvidava de que ele fosse ter alguma dificuldade.

— Wade — falou ela com uma voz suplicante, dando o melhor de si para parecer uma menininha implorando de olhos arregalados. Fazia muito tempo que ela não usava aquela expressão. Era raro Eliza se aproveitar de seu arsenal feminino quando um rosnado, uma ameaça ou uma surra a fariam chegar ao mesmo resultado. No entanto, ela não podia fazer nenhuma dessas coisas num salão cheio de gente à sua volta e, ainda pior, com todas as pessoas com as quais ela trabalhava logo ali, do outro lado do recinto. Certamente, elas perceberiam.

Ele pareceu chocado, seus olhos se arregalando, e olhou fixamente para ela, como se não soubesse se a esganava, se a beijava... meu Deus!... ou se a levava ao hospital para ser avaliada por um psiquiatra.

— É a primeira vez que você diz o meu nome — disse ele com uma voz grave e rouca que deixou os joelhos dela fracos e bambos. Uma voz e uma expressão que diziam que ele gostara daquilo. E *muito*. Seus olhos estavam brandos, uma leve ruga nos cantos enquanto ele a observava, e, por algum motivo, o olhar de Eliza foi atraído para os lábios dele, que não estavam contorcidos para fazer a cara feia de irritação que ele costumava reservar para ela. Na realidade, os cantos deles estavam ligeiramente curvados para cima, mas não era um sorriso. Era algo completamente diferente. Algo que ela não tentaria analisar e nem entender, pois toda a linguagem corporal dele mudara e, ainda pior, sua pegada nela ficara mais firme, deixando-os envoltos por um ar de intimidade. *Agora*, sim, ela percebeu que devia ter escolhido o rosnado, as ameaças e a surra. *Merda!*

Eliza grunhiu em voz alta, e precisou se conter fisicamente para não bater com a cabeça no local mais próximo, que, por acaso, era o ombro dele. Ele tinha razão. Ela nunca o chamava de Wade. E o que era ainda pior era que isso não fora intencional. Aquilo não fora uma parte de seu plano de tentar fugir de uma situação desastrosa, embora parecesse estar funcionando até então. O nome dele simplesmente escapulira. Se ele não a tivesse deixado tão abalada e desconcentrada, Eliza jamais o teria chamado por seu primeiro nome. Ela já o chamara de muitas coisas, mas nunca assim, porque, droga, era pessoal demais. Amigos, parentes, gente de quem ela gostava; essas eram as pessoas que ela chamava pelo primeiro nome. Sterling não era nenhuma dessas coisas.

Ele a olhou fixamente por um longo instante, algo mudando em seu olhar. Algo perigoso que fez um leve calafrio subir pela espinha dela. Foi como se o mundo tivesse mudado naquele momento, e Eliza não queria saber o que era, pois ela estava com a distinta sensação de que tinha tudo a ver com ela. Então, ele balançou a cabeça, como se estivesse expulsando aquele pensamento, e aquele intenso olhar de reprovação retornou rapidamente, encerrando o momento. Graças a Deus.

— Então, essa surpresa... — disse ele lentamente. — Conte para mim. Você evita uma mulher que a considera uma amiga, fazendo com que ela ache que você está com *raiva* dela, o que a faz sentir uma imensa tristeza e também faz, se minha percepção estiver correta, o marido dela, e *seu* colega de trabalho, não ficar nada feliz com você. E, agora, você está me dizendo que vem ferindo os sentimentos dela e a fazendo se sentir péssima porque você tem uma *surpresa* para ela?

Ele encerrou com uma fungada de pura incredulidade. Eliza se encolheu ao ouvir as palavras "ferindo os sentimentos" e "se sentir péssima". Então, mentalmente, ela relembrou, tentando recordar se Zack a tratara de forma diferente. Verdade fosse dita, ela nem sequer havia pensado nas consequências. Estivera concentrada demais em sua missão. Então, ela sofre um pouco novamente pois sim, ela conseguia se recordar de Zack lhe lançando olhares estranhos, cheio de raiva nos olhos, o maxilar contraído, embora ele nunca tivesse ido falar com ela, e isso a surpreendeu, pois ele e Eliza eram próximos depois de todas as coisas ruins que haviam acontecido quando ele e Gracie começaram sua história.

Eliza não precisou fingir agitação e nem falsificar o arrependimento quando olhou novamente para Sterling. Ela o olhou fixamente com olhos afetados, permitindo que todo o seu pesar e sua tristeza fossem transmitidos, o que ficou claro pela expressão de surpresa dele. Ao menos ela o estava deixando tão desequilibrado quanto ele a deixava.

— Eu estava planejando isso, já vinha planejando fazia mais de uma semana — falou ela em voz baixa. Não era mentira. Ela *viera* mesmo planejando. Sterling simplesmente pensaria que fora a surpresa de Gracie que ela estivera planejando. — Eu não podia ficar perto dela se isso era tudo em que eu estava pensando e me preparando — continuou ela. — Ela teria sabido imediatamente. Aí, não teria sido mais uma surpresa. Mas nunca foi minha intenção fazê-la pensar que eu estava com raiva dela. Não pensei nisso. — Ela fechou os olhos ao sentir a repentina ardência das lágrimas. Ela não choraria diante de Sterling de jeito nenhum. Mesmo que isso a ajudasse bastante a convencê-lo de sua mentira.

Ele a observou durante um longo tempo, e Eliza teve a distinta impressão de que ele não deixou de perceber o brilho de suas lágrimas, que desaparecera quase tão rápido quanto aparecera. Ela sentiu uma coceira nas palmas e precisou controlar a vontade de cerrar os punhos, pois isso indicaria sua gigantesca agitação, e Sterling era uma pessoa que percebia pistas sutis. Ele nunca deixava passar absolutamente nada.

— E qual exatamente é essa surpresa? — perguntou Sterling, seus olhos semicerrando, a desconfiança ainda forte em sua voz.

— Não posso contar! Está maluco? Você fica perto de Gracie o tempo todo. Se você souber, ela também vai saber.

— Então, dê ao menos uma merda de pista — disparou ele, impaciente.

Estava claro que ele ainda não estava acreditando. Droga!

— Tudo que posso dizer é que tem a ver com a escola dela — falou Eliza suavemente, referindo-se ao plano que Gracie tinha de abrir sua própria escola para dar aulas de arte gratuitas a alunos promissores que não podiam pagar.

Até recentemente, Gracie usara uma pequena construção, de propriedade de Sterling, claro, mas, agora, havia alunos demais, e o terno coração de Gracie estava partido por ela ter que recusar mais pessoas por não ter espaço suficiente.

Seu sonho era encontrar um lugar maior, o que, obviamente, Sterling realizaria, mas Gracie precisava de doações para pagar pelos suprimentos e ao menos um assistente em tempo integral. Não se podia contar sempre com a disponibilidade de voluntários, e aquela quantidade de crianças precisava de mais supervisão e atenção do que Gracie seria capaz de dar sozinha. Sem falar no fato de que Zack se opunha fortemente a qualquer coisa que ocupasse muito o tempo de sua nova esposa. Eles haviam passado doze anos separados por circunstâncias horrendas, e Zack estava aproveitando ao máximo cada dia agora que eles tinham se reencontrado.

— E, que Deus me defenda, Sterling, se você ao menos *pensar* na escola de Gracie e em mim ao mesmo tempo quando estiver perto dela, eu juro que vou arrancar suas bolas.

A expressão dele ficou alerta, e seus olhos assumiram um olhar do qual ela não gostou. Aquilo a fez querer pôr o rabo entre as pernas e fugir feito a covarde que ele a acusava de ser.

— Nem quero saber — resmungou ela. — Já posso ir?

Percebendo que Sterling afrouxara sua pegada no braço dela, Eliza se aproveitou rapidamente e se virou para se afastar. Entretanto, ele foi mais rápido, retomando sua pegada.

— Eu te dou minhas bolas de bom grado, Eliza. É só pedir. Mas você vai receber muito mais do que elas. Isso, eu garanto.

Horrorizada com o calor que despertou instantaneamente, crescendo em sua virilha e subindo por sua espinha, ela tentou se desvencilhar dele outra vez.

— Vamos fazer um trato — disse Sterling com uma voz sensual e sedosa, de fazê-la estremecer. — Se você dançar uma música comigo, eu invento uma desculpa para Gracie para que você possa ir embora com o seu segredo intacto. Ela simplesmente vai ficar feliz porque você veio. Duvido que ela esteja mesmo dando muita atenção a algo que não seja o marido dela — acrescentou ele, irônico.

— Ninguém está dançando! — protestou ela. — Acha que Gracie e os outros não nos veriam, não saberiam que estive aqui, sem dizer oi, sem nem mesmo avisar que estava aqui, e que fui embora de repente? Ficou louco?

Ele deu de ombros.

— Como quiser. Vamos. Vou levar você até Gracie, então, para você poder dizer seu oi à sua *equipe* e dar parabéns a Gracie.

Ela ficou tensa.

— Seu chantagista desgraçado.

Ele deu de ombros de novo, deixando Eliza com vontade de gritar. Nada nunca o abalava? O que seria necessário para irritar *de verdade* um homem que raramente parecia mais do que levemente incomodado ou que, em geral, pouco se lixava?

— Eu te dei opções — ressaltou ele. — Isso não é chantagem. A escolha é sua. Achei que eu estivesse fazendo um favor a você, mas, já que você não parece disposta a aceitar minha proposta, vamos seguir em frente, e você pode ficar aqui até o final. Mas já vou logo avisando, estão dizendo que, depois da exposição, seu grupinho vai sair para um jantar de comemoração, e, se você estiver aqui, vão querer que você vá.

Eliza não conseguiu controlar a expressão de pânico, como um veado flagrado pelos faróis de um carro, que ela soube que surgira em seu rosto. E ela só ficou ainda mais irritada por ele sempre conseguir afetá-la quando suas emoções e reações já estavam no limite do controle. Como sempre precisavam estar para o trabalho dela.

— Vou entender isso como um sim à dança — falou Sterling com uma convencida satisfação.

— Babaca — resmungou ela.

Numa demonstração de inesperada, e rara, consideração, ele a levou até o lado oposto do recinto, onde a banda estava tocando, e lá Eliza descobriu que se enganara quando dissera que ninguém estava dançando. Ela não soube ao certo por que ficou aliviada com isso, mas, pensando bem, ela não iria querer todas as atenções voltadas para ela e Sterling se eles fossem os únicos dançando.

Sem dizer nada, ele a puxou para seus braços e, apesar de ela tentar mantê-lo afastado de si para que a dança fosse totalmente casual, ele ignorou isso como ignorava todo o resto a respeito dela, a menos que servisse a seus interesses.

Eliza se flagrou presa junto a um homem muito rígido, muito agressivo e *excitado*.

Tentou ignorar este último fato em particular, embora isso fosse meio difícil, já que ela conseguia sentir a pressão do membro dele, o calor e a urgência através de sua calça e do fino material do vestido dela. Ele latejava junto à barriga dela, deixando-a à beira de surtar. Wade Sterling ficava excitado com ela? Ou por causa dela? Ou junto dela? Fosse lá o que fosse, talvez ele fosse um daqueles caras que prosperavam na adversidade e ficavam excitados em momentos inadequados. Ou talvez aquilo não tivesse absolutamente nada a ver com ela. Talvez qualquer mulher servisse, ou talvez simplesmente fizesse muito tempo desde a última vez que ele tinha feito sexo. Eliza quase fez um som de desdém para aquela ideia. Aquele ali era um homem que só precisava estalar os dedos para ter a mulher que quisesse.

Engolindo em seco para vencer o nó que havia se formado em sua garganta, desejando poder enxugar a camada de suor em sua testa, Eliza fixou seu olhar no ombro de Sterling, recusando-se a olhar nos olhos dele. Ela não queria ver o que quer que estivesse refletido neles. Tinha certeza de que não gostaria.

— Então, diga, se você não conseguiu inventar uma desculpa boa o suficiente para explicar a Gracie que eu não pude vir sem ferir os sentimentos dela, como você vai *não* ferir os sentimentos dela dizendo que eu estive aqui, mas precisei ir embora? — perguntou ela ceticamente.

— Olhe para mim, Eliza.

As palavras saíram como um trovão do peito dele, vibrando sobre a pele dela até fazê-la estremecer. Era um comando. Sem dúvida, ele estava acostumado a dar ordens e vê-las sendo acatadas.

Eliza balançou a cabeça, muda, recusando-se a ser uma das seguidoras desmioladas dele, que aceitavam ordens e obedeciam sem questionar.

Em vez de fazer novamente a exigência, ele recolheu um dos braços que estavam em volta dela e segurou o queixo de Eliza com a mão, obrigando-o a se voltar na direção dele, inclinando-o para cima para que ele pudesse olhar nos olhos dela e vice-versa. Ainda se recusando, ela baixou as pálpebras, olhando fixamente para baixo, mesmo com sua cabeça inclinada para cima e seu queixo ainda na firme pegada dele.

Ele riu. Claramente, o desgraçado achava graça daquilo. Eliza quase esqueceu que não queria olhá-lo e quase ergueu seus olhos para poder dilacerá-lo em pedacinhos com um olhar e palavras.

Ele subiu e desceu com o polegar num movimento que, surpreendentemente, mais pareceu uma carícia. A mão dele era delicada, embora Eliza não tivesse nenhuma dúvida de que ele não permitiria que ela escapasse dele.

— Por que você quer me fazer aguentar esta farsa? — sussurrou ela, irritada. — Está claro que você não está muito preocupado com os sentimentos de Gracie, senão, não teria se proposto a dançar comigo em troca de não me levar para perto dela.

— Talvez tenha sido *eu* quem queria que você viesse — falou ele inexpressivamente.

— Mentira — desdenhou ela. — Você não tem a menor vontade de estar no mesmo lugar que eu, assim como eu não tenho de estar no mesmo lugar que você. Lembra? Segundo você, eu te fiz levar um tiro, e você disse que uma *eternidade* seria pouco para você querer me ver de novo.

Ele riu novamente.

— Eu estava com raiva na época, e sejamos francos, Eliza, você é encrenca com E maiúsculo.

A boca de Eliza se abriu para soltar todos os cachorros em cima dele, mas a música terminou, e, subitamente, ela se viu livre da pegada de Sterling e se sentindo estranhamente abandonada pelo calor que a envolvera durante aqueles últimos minutos.

— Sugiro que você vá embora agora, fingindo que está enjoada e com pressa — disse ele com uma voz baixa cheia de provocação. — Eu invento uma desculpa para os outros.

Eliza teve vontade de olhar de cara feia para ele ou fazer algo infantil, tipo pisar com o salto no pé dele, mas ele estava lhe oferecendo uma fuga, e ela seria uma completa idiota se hesitasse. Aquele cretino podia mudar de ideia no segundo seguinte, querendo torturá-la ainda mais. Por isso, ela se virou, preparou-se para sair dali às pressas, mas sentiu a mão de Sterling se estendendo, seus dedos se fechando firmemente em torno do cotovelo dela, prendendo-a. Eliza se recusou a dar a ele a satisfação de se virar para encará-lo, mas a voz grave dele chegou novamente aos ouvidos dela.

— Se eu descobrir que você mentiu em relação a querer fazer uma surpresa para Gracie com algo ligado à escola dela, você vai se ver comigo — falou ele tranquilamente, embora houvesse um distinto toque de ameaça em sua voz. — Vou ficar de olho em você, Eliza.

Ela mordeu o lábio e saiu em disparada, não perdendo mais nem um segundo para realizar seu objetivo de escapar daquele lugar. Do dom que Gracie tinha de expor os pensamentos mais profundos e íntimos de uma pessoa. Mas, acima de tudo, *dele*.

Porque ele de olho nela era justamente o que Eliza mais temia. Felizmente, dali a pouco mais de 24 horas, ela já teria desaparecido. Longe das pessoas das quais ela mais gostava. De seus amigos. Parceiros. Pessoas pelas quais ela arriscava sua vida todo santo dia e que faziam o mesmo por ela.

E, acima de tudo, ela estaria permanentemente fora do longuíssimo e envolvente alcance de Sterling.

cinco

Eliza estava tensa, tentando não permitir que isso afetasse a inabalável compostura que ela aperfeiçoara e pela qual era conhecida, enquanto esperava o início da última reunião geral para poder realizar, naquele mesmo dia, a tarefa mais difícil a qual já se dispusera.

Mentir para Dane e torcer loucamente para que ela fosse convincente o suficiente para escapar do lendário detector de mentiras dele. Em tese, ele era o chefe dela, e, para todos, exceto os irmãos Devereaux, Caleb, Beau e Quinn, ele de fato era. Para Eliza, porém, ele não era mais seu chefe do que era seu parceiro.

Todos da DSS tinham alguém de quem estavam sempre perto, alguém com quem trabalhavam bem e desenvolviam uma parceira. Após ser contratada, não demorara muito para que Eliza fosse identificada como parceira por Dane, o que a surpreendera demais e a agradara enormemente.

Era Dane quem mandava em tudo. Ele era o líder, mesmo que não fosse ele quem assinava os contracheques de todos. A DSS era administrada pela família Devereaux, em geral, pelos dois irmãos mais velhos, Caleb e Beau, enquanto Quinn era conhecido como o geek, alguém que sabia tudo ligado a computadores e ao mundo digital. Aquilo era algo que irritava e ofendia Dane absurdamente, mas apenas Eliza sabia disso. Como o resto do clã Devereaux, ele não falava muito, era extremamente reservado e não costumava compartilhar seus sentimentos com ninguém. Nenhum deles jamais trazia a público algo que pudesse deixá-los vulneráveis, especialmente agora que os irmãos Devereaux mais velhos tinham esposas que amavam, que eram o coração e a alma deles.

Numa decisão inesperada, Quinn procurara Eliza, em particular, claro, e, depois de exigir um juramento de sigilo absoluto, ameaçando demiti-la — como se ele fosse capaz — ele revelara seu misterioso pedido. Ele sabia e aceitava com ressentimentos que não fosse considerado a encarnação máxima do macho alfa destruidor que seus irmãos eram, embora ele fosse vários anos mais jovem e já estivesse exibindo essa irritante característica, apesar de ainda não tê-la reconhecido. E ele pedira a Eliza que se tornasse sua treinadora particular. Ele conhecia a reputação dela. Sabia que ela não pegaria leve com ele e que não lhe faria elogios vazios por trabalhar, de forma indireta, para ele, ou melhor, para a família dele. Assim, em determinados dias, nos dias de folga de Eliza, a menos que tivesse muita merda acontecendo, Quinn sempre encontrava algo que precisava ser feito e começava a soltar seu jargão tecnológico que nenhum dos outros tinha a menor chance de entender, o que significava que eles o evitavam como se ele fosse o diabo pelo resto do dia, deixando-o livre para que Eliza o treinasse.

E ela era implacável. Quinn teria ficado irritado, envergonhado e ofendido se ela não fosse. Com frequência, ele ficava cheio de hematomas, dolorido e mancando quando ela terminava com ele, mas Eliza via as chamas da satisfação em seus olhos, mesmo com o suor, o claro cansaço e o fato de que ele acabara de ser surrado por uma garota. Mas ele estava melhorando. Rapidamente.

Ele trabalhava duro, não apenas durante suas sessões com Eliza, mas também em seu próprio tempo livre. E nunca faltava a uma sessão com ela. Nunca inventava uma desculpa. Ela sentiria falta desses momentos entre eles, mas se certificaria de que Dane assumisse o treinamento de Quinn quando ela partisse. Dane jamais trairia a confiança de Quinn e, embora Eliza fosse mais do que boa, Dane era o melhor. Seria impossível deixar Quinn em mãos melhores que as dele.

Sim, era bom para Dane que Caleb e Beau comandassem oficialmente o espetáculo, mesmo que todos, inclusive Caleb e Beau, soubessem perfeitamente bem que era Dane quem tomava a maioria das decisões. Dane era... bem, ele era o típico fodão. Sua personalidade era impenetrável. Gelada. Ninguém conseguia enxergar além de sua guarda cuidadosamente montada a menos que ele permitisse. E isso era raro. Eliza tivera alguns vislumbres disso, geralmente, quando as mulheres, ou melhor, as mulheres que os homens da DSS tinham tomado para si ficavam em perigo, quase eram mortas ou se feriam.

Ela quase gargalhou. "Tomado para si" era um termo tão antiquado, não estava nem um pouco em sintonia com as sensibilidades modernas dela, mas, por outro lado, pouco tempo atrás, ela teria usado esse termo com orgulho e sem o menor pudor para um monstro que, certamente, tomara-a para si. Ela se deleitara com essa sensação de ser dele. Com a ideia de que ela tinha seu lugar. Que ela importava, e que era importante para alguém no mundo depois de uma vida inteira não sendo importante para ninguém. Agora, isso era apenas uma fonte de vergonha infinita, pois o carinho que Thomas exercia sobre ela era doentia, deturpada, não era amor. Nada como a posse que Caleb, Beau e Zack exerciam sobre suas mulheres. Aquilo era amor. Era puro, lindo e mágico, a definição de tudo que, no passado, ela quisera mais do que quisera respirar, tudo pelo qual ela teria morrido. E quase morrera.

Ela até mesmo chegara a ver uma rachadura na fachada gelada de Dane quando fora ela própria quem estivera em perigo na última missão deles. Ele chegara perto de perder por completo todos os vestígios daquela lendária compostura quando ela ficara estirada lá, tão imóvel, depois de suportar uma indescritível tortura, sem que soubessem se ainda estava viva ou se morrera.

Até aquele troglodita do Wade Sterling se meter numa situação que claramente não lhe dizia respeito. Ela fez cara feia com a lembrança de como ele assumira o comando. Ele a tinha pegado, abraçado, aninhado, uma preocupação soturna e verdadeira naqueles olhos hipnotizantes, como se ela fosse importante para ele.

Eliza parou antes que fizesse algo idiota, tipo balançar a cabeça veementemente para negar um pensamento tão louco e indesejado. Contudo, uma incômoda voz dentro de sua cabeça, uma voz que ela queria estapear e expulsar para sempre, perguntou inocentemente se ela tinha tanta certeza assim de que não era importante para Sterling.

Para desviar sua mente de Sterling e para adiar, por ora, a avassaladora tristeza e o pavor de sua iminente reunião com Dane, ela se virou apenas o suficiente para conseguir enxergar Zack com o canto do olho, mas se certificando de que não ficasse óbvio que ela o observava. Caleb continuava falando e falando, e ela percebeu que não era a única que estava impaciente para que aquela reunião acabasse logo. Várias das pessoas com as quais ela trabalhava estavam com expressões entediadas e impacientes, e os olhos de outras estavam vidrados, tendo claramente abstraído tudo o que acontecia à volta delas.

Lentamente, o olhar de Eliza se voltou novamente para Zack, e ela ficou paralisada, lembrando que precisava adotar e manter a mesma expressão entediada que o resto da equipe fazia quando ele olhava na direção dela. Seu coração doeu, pois não era uma expressão amistosa. Bem longe de ser. A expressão dele estava sombria, séria. Sim, ele estava irritado. No entanto, ela não podia culpá-lo por isso, levando-se em consideração o sentimento protetor que ele tinha por Gracie e também o fato de que, antes daquela porra de telefonema, Eliza fora íntima de Gracie. Ela fora íntima de todas as esposas, mas especialmente de Gracie, com quem ela formara um vínculo especial depois de todas as coisas ruins que tinham acontecido.

Incapaz de suportar a raiva e, ainda pior, a decepção na expressão de Zack, ela desviou o olhar, deixando-o de lado. Eliza olhou na direção de Dane, não se sentindo nada melhor em relação à farsa que ela estava perpetrando. A culpa a dominou.

Ela estremeceu, lágrimas fazendo seus olhos arderem, e piscou para contê-las, furiosa com sua própria falta de controle. Devia ter imaginado que, mesmo que ninguém mais percebesse seu deslize quase imperceptível, Dane o perceberia.

Ele a olhou fixamente, seu olhar a percorrendo por inteiro, como se estivesse revelando todos os segredos que ela tivera durante toda a sua vida, todos os pensamentos que trancafiara permanentemente, para que nunca escapassem e nunca mais vissem a luz do dia.

Ele se aproximou com uma casualidade que a fez piscar os olhos, pois ele fazia aquilo parecer algo não planejado, como se estivesse ficando cansado daquele demorado encontro e estivesse apenas mudando de posição. Ele assumiu uma expressão de impaciência, a expressão pela qual ele era famoso, a expressão que dizia: "Já terminamos?"

Os outros perceberam; Caleb e Beau começaram a encerrar a reunião, e, por um instante, Eliza achou que tivesse se safado do escrutínio de Dane. Anos trabalhando para aquele homem, e ela ainda cometia um erro de novata ao subestimá-lo.

— O que houve, Lizzie? — perguntou ele numa voz baixa o suficiente para que ninguém ouvisse. — Está tudo bem?

Ela sorriu animadamente. E, se o sorriso tivesse sido animado demais, bem... ela estava por um fio ali, e tudo que ela pudesse fazer para sobreviver à iminente conversa particular com Dane depois que os outros se dispersassem ela faria com todas as suas forças, como se sua vida dependesse daquilo.

— Só estava me perguntando quando foi que nossos estimados líderes passaram a ser tão chatos — resmungou, pois aquilo era algo *típico* que ela diria.

Para cobrir a animação de seu sorriso, ela o transformou num rosnado de forma quase imperceptível, porque isso também era típico *dela*.

— Eles não têm esposas esperando em casa, para ficarem olhando para elas com cara de apaixonados, em vez de desperdiçarem nosso tempo falando de coisas que sabemos de cor?

Dane soltou uma leve risada, o alívio surgindo em seus olhos, e, mentalmente, Eliza socou o ar num gesto de triunfo. Enganar Dane com *qualquer* coisa era motivo para parabenizar a si mesma, pois aquele homem não deixava absolutamente nada passar. Ele sempre ficava de olho em todas as pessoas, seus ouvidos sintonizados em todas as conversas, captando até mesmo diferenças mínimas em tom, em linguagem corporal. Se ela não soubesse da realidade, juraria que aquele homem era paranormal, pois seus poderes eram sobre-humanos.

E não era como se a DSS não estivesse acostumada a lidar com coisas bem macabras. A dor atravessou o peito dela, tirando-lhe o ar temporariamente. Todas as mulheres que haviam se casado com os homens da DSS tinham poderes sensacionais. Poderes que desafiavam explicações científicas. Mas Eliza não tinha nenhum problema em acreditar no extraordinário. Porque o homem que a cativara no passado não era *nada* como *aquelas* mulheres. Elas usavam seus poderes para o bem. *Elas* eram boas. Eram tudo que existia de correto num mundo de valores deturpados, cheio de monstros que se aproveitavam dos inocentes. E Eliza permitira que aquele homem entrasse em sua vida, permitira que ele lhe desse todas as coisas que ela quisera, desejara, as coisas que ela nunca tivera em sua jovem vida, e isso a tornava tão culpada quanto ele.

— Lizzie? — murmurou Dane para que os outros não ouvissem. — O que há de errado com você? E eu juro por Deus que, se você disser que não é nada, eu vou torcer esse seu pescocinho lindo.

Ah, droga, era agora ou nunca, e ela não pretendia desaparecer mesmo sem uma boa e mentirosa história para explicar isso e sem dizer ao homem ao qual ela era subordinada direta que ela planejava tirar férias prolongadas. Ele só não precisava saber o *motivo* por trás dessa licença.

Provavelmente, ele ficaria aliviado. Nenhum deles, especialmente Wade Sterling — e só de pensar naquele babaca controlador, Eliza cerrava os dentes e ficava de mau humor — quisera que ela se envolvesse na operação de captura para derrubar os remanescentes dos que caçavam a DSS e, em especial, Ramie, Ari e Gracie. Provavelmente, um pedido de férias para se recuperar de seus "ferimentos" seria recebido com alívio e uma ordem para que ela ficasse fora pelo tempo que quisesse, sem nenhuma pressa para voltar ao trabalho.

Eliza sentiu uma culpa momentânea por enganar Dane. Ela deixaria a reconfortante parceria que seu cargo na DSS oferecia. O primeiro lar de verdade que ela tivera em sua vida. O sistema de justiça falhara com ela. Falhava com as incontáveis mulheres que Thomas Harrington havia estuprado, e torturado, e assassinado. Ela ainda ouvia os gritos delas à noite, quando fechava os olhos. Em muitas noites, Eliza não conseguia dormir, por causa dos sons de tortura que ecoavam sem parar dentro de seu coração partido e dos pedaços de sua alma destruída. Por saber que a culpa fora dela. Fora ela quem fizera aquilo com tantas mulheres, pois ela fora fraca e carente, burra demais para saber que, por trás do rosto bondoso... amoroso... havia um monstro com habilidade de poder ilimitado e uma mente doentia e pervertida para poder utilizar todas as ferramentas psíquicas de seu arsenal.

Ela se retirou rapidamente do passado, sabendo que Dane a observava, ficando cada vez mais irritado, agitado e preocupado. Era com este último sentimento que ela mais estava preocupada, porque, se ele se preocupasse e, *depois disso*, ela falasse que precisava de férias, ele jamais acreditaria.

Ele a trancafiaria e não sentiria o menor remorso por isso até descobrir exatamente o que estava se passando dentro da mente dela, e ele não hesitaria em usar Gracie ou qualquer uma das outras mulheres para expor qualquer informação que ele achasse que poderia evitar que algum mal acontecesse a Eliza.

E ela sabia que as mulheres ofereceriam sua ajuda de bom grado, pois se sentiam endividadas com Eliza. Ela estivera presente quando cada uma delas precisara de ajuda. Arriscara sua vida para salvá-las e faria isso novamente sem hesitar por um segundo sequer. Elas não lhe deviam absolutamente nada por ela fazer seu trabalho, mesmo que, para Eliza, elas não fossem um trabalho, mas pessoas amadas.

Droga. Ela precisava inventar rapidamente uma desculpa para escapar daquela situação.

Eliza suspirou e o olhou com sua melhor expressão de "você me pegou".

— Eu só queria que eles acelerassem um pouco mais — resmungou. — Queria falar com você sobre uma coisa depois dessa reunião. De preferência, em particular.

Dane não disse isso, mas, a julgar pela suavidade que dominou de súbito suas feições, substituindo aquele olhar penetrante e preocupado por um de simples dúvida, ficou claro que ele sabia que, apesar de Caleb e Beau serem donos e administrarem a DSS, assinando todos os contracheques deles, Eliza era dele. A equipe dele, a parceira dele. Os dois eram os agentes mais íntimos entre os que trabalhavam no grupo, não como parceiros, embora Beau e Zack compartilhassem um relacionamento semelhante, preferindo contar um com o outro, em vez de com o grupo todo no geral.

O que tornava ainda mais doloroso o que ela precisaria fazer, pois, na prática, Eliza estava traindo Dane. Ela estava recompensando com traição e mentiras toda a fé que ele demonstrara nela, seu respeito por ela, o fato de tratá-la como igual, como uma parceira.

Eliza tentou se consolar com o fato de que, afinal, ela preferiria tê-lo vivo e talvez irritado, com raiva e sem nunca mais ser capaz de confiar nela; preferia ficar sem seu emprego a confidenciar tudo a ele e acabar fazendo com ele morresse.

Porque Dane não recuaria. Não seria questão de confiar nela, ou de acreditar que ela sabia do que estava falando, de acreditar no perigo muito real que todos eles estavam correndo. Mas ele jamais a deixaria enfrentar um monstro sozinha. Nunca. Mesmo que isso significasse ir contra todos os integrantes da DSS e pedir demissão para que Eliza não enfrentasse o perigo sozinha. Dane faria isso sem um pingo de arrependimento.

Ele ficaria ao lado dela, faria de tudo para protegê-la, como já tinha feito tantas vezes antes, e eles triunfariam juntos ou morreriam juntos. E Dane *morreria*.

Uma onda de tristeza consumiu Eliza. Por causa de um detalhe jurídico idiota e um advogado que sabia falar bem, a sentença de Thomas fora reduzida a ridículos dez anos.

Eliza quis berrar até simplesmente perder a voz. No entanto, estoicamente, ela conteve essa vontade, sabendo que seu tempo era curto e que, quando Thomas fosse libertado, e ele seria libertado dali a uma semana, ela não o venceria como vencera da primeira vez, contando com o sistema de justiça para protegê-la, para proteger aquelas mulheres e buscar justiça para as pessoas que ele havia destruído.

Não, ela iria atrás dele e faria a coisa certa, e o sistema jurídico podia ir à merda. Aquela missão não tinha a ver com o que era certo. Não tinha nem mesmo a ver com vingança. Era simplesmente um assassinato a sangue frio.

E era por isso que ela não podia aceitar um envolvimento nem mesmo distante do DSS. Eles não podiam saber. Não podiam ficar sabendo até que tudo tivesse terminado.

Porque, quando a missão dela estivesse concluída, ela não resistiria. Ela não fugiria. Nem mesmo contrataria um advogado, pois seria culpada.

Ela mataria Thomas Harrington e não deixaria nada por conta do acaso. Ficaria parada diante do corpo dele até que ele ficasse frio e sem vida. Então, e apenas então, ela daria seu telefonema e permitiria ser levada em custódia, fazendo uma confissão completa do assassinato de um homem que tirara tanto dela. Eliza era a única vítima de Thomas que havia sobrevivido, a única que tinha sido capaz de buscar justiça para todas as mulheres que não puderam fazer isso.

Estavam todas mortas. Não restava nenhuma, a não ser ela, para garantir que o assassino jamais cometeria suas depravações em outra mulher indefesa.

Pela primeira vez, Eliza percebeu que sua sobrevivência tinha um propósito. Ela sobrevivera, enquanto muitas outras não tinham sobrevivido. Ela demorara um pouco para entender. Para superar sua tristeza, sua culpa, seu choque e sua raiva e entender que ela sobrevivera por um motivo.

E esse motivo era buscar justiça para todas as mulheres que não podiam.

Ela estava plenamente ciente das consequências de seus atos. De como sua equipe se sentiria traída quando ela desse as costas a tudo que eles seguiam e em que acreditavam como defensores da justiça. De que ela seria tachada de assassina, que seria rejeitada. Sua sentença seria rápida. Ela não se declararia inocente. Não tentaria fazer nenhum acordo. Ela queria a sentença máxima permitida para o crime que ela planejava cometer. Não apenas planejava, mas levaria a cabo até o fim.

Pois nem mesmo uma vida inteira na cadeia seria tempo suficiente para que ela se redimisse de seus muitos pecados contra tantas mulheres lindas, jovens e inocentes. Mulheres cujas vidas haviam sido trocadas pela de Eliza, para que ela pudesse viver em seu mundo de fantasia, sendo uma princesa incrivelmente mimada, amada e venerada por um monstro sádico que não sabia o que significava o amor. Uma palavra, e seu verdadeiro significado, com a qual Eliza já tinha familiaridade, que ela estava disposta a fazer de tudo para proteger, mesmo que precisasse ir ao inferno e voltar. Ela jamais permitiria que o mal maculasse as pessoas que ela amava e nem que *seu* amor se transformasse numa coisa macabra e deturpada, usada para controlar e manipular pessoas indefesas e ingênuas.

Que Deus salvasse a alma dela. Eliza se encolheu no instante em que pensou aquilo. Pois ela não tinha uma alma. Não havia nada para salvar. Ela estava amaldiçoada para sempre aos olhos de Deus e, em breve, seria amaldiçoada pelo resto do mundo, mas, ainda pior, seria amaldiçoada pelas únicas pessoas com as quais ela já se permitira se importar de verdade. A decepção delas com Eliza seria perfeitamente capaz de fazer justamente o que Thomas tentara fazer, e, Deus, como ele tentara! Mas ela fora forte demais, determinada demais e lutara o tempo inteiro para não permitir que ele vencesse. Para que ele não a destruísse.

Aquilo, a perda das pessoas que ela amava, destruiria Eliza irrevogavelmente quando nada mais em sua curta vida fora capaz de realizar essa façanha aparentemente impossível.

— Antes de encerrarmos, vou apresentar todos vocês aos mais novos recrutas da DSS — anunciou Caleb, fazendo Eliza se desconcentrar de seus macabros pensamentos.

Caleb fez um sinal, e Beau abriu a porta da sala de reunião, fazendo um gesto para que os outros entrassem.

Os olhos de Eliza se arregalaram quando o grupo de quatro homens entrou pela porta. Eles eram os típicos alfas e, se ela não estivesse tão profundamente dominada pela preocupação e loucamente tensa com sua iminente conversa com Dane, sua apreciação feminina teria entrado em ação com tudo.

Aqueles não eram homens comuns que você encontrava na rua. Eram os homens certos. Profissionais. Ou eram ex-militares, ou tinham feito carreira em acabar com a raça dos outros com uma boa dose de intimidação para complementar. Em outras palavras, eram reforços perfeitos para a DSS. E, se eles já tinham sido contratados, isso queria dizer que Dane já havia testado as habilidades deles, que tinham cumprido as exigências dele, o que significava que eram os homens certos. Homens grandes, musculosos e de aparência malvada que eram capazes de se virar em qualquer situação.

Então, Beau assumiu o comando, gesticulando na direção de um homem negro muito alto, calvo e musculoso, sem nenhum centímetro de carne extra em seu corpo, de calça militar e uma camiseta muito justa que mais parecia estar pintada na pele.

— Este é Dex — falou ele, não incluindo um sobrenome e nem informando se se tratava de um apelido.

Dex, porém, era incrivelmente gostoso, com olhos intensos que analisavam enquanto seu olhar percorria o recinto. O lado mais feminino dela suspirarou e ronronou, ignorando a ordem de largar as armas e não reagir, mas quem ela estava querendo enganar? Aquela sala já estava cheia de homens gostosos e testosterona suficiente para encher um tanque, mas, com o acréscimo de quatro espécimes de puro macho alfa de dar água na boca? Aquilo deixou Eliza *nadando* em testosterona.

Ele permaneceu em silêncio, oferecendo um quase imperceptível movimento de seu queixo como cumprimento aos integrantes já existentes da DSS. Beau não perdeu tempo e prosseguiu na fila.

— Este é Zeke.

Mais uma vez, com a apreciação feminina totalmente intacta, ela observou a aparência de Zeke, percebendo que ele não era tão alto quanto Dex; Dex era o mais alto de todos eles, incluindo os integrantes atuais da DSS. Eliza imaginava que Dex devia ter cerca de dois metros de altura, mas Zeke era apenas alguns centímetros mais baixo, o que ainda o tornava muito mais alto do que um homem comum.

Seu cabelo era preto como a meia-noite e pendia, solto, até seus ombros num estilo desgrenhado que dizia que ele não lhe dava muita atenção e que, além disso, não estava nem aí para nada. O cabelo tinha um brilho que o deixava preto-azulado, como um corvo, que, junto com a pele bronzeada e as feições que indicavam uma ascendência nativa americana, convenceu Eliza de que ele tinha ao menos um pouco do sangue de seus ancestrais. Os olhos dele, porém, eram de um surpreendente azul-claro, um forte contraste que o tornava uma obra de arte que certas pessoas simplesmente não conseguiam deixar de observar e apreciar.

Ele era um pouco mais atarracado do que Dex, não tão esbelto, mas não menos musculoso. Só era mais corpulento e mais sólido, músculos e mais músculos em todas as partes visíveis de seu corpo. Eliza não deixou de perceber que ele tinha cicatrizes e, provavelmente, mais delas em partes que estavam cobertas por seu jeans desbotado, seus coturnos e sua camiseta preta, um pouco mais folgada que a de Dex.

Foi difícil desviar o olhar de Dex e Zeke, porque, nossa... Mas Beau continuou.

— Este é Shadow — falou Beau, indicando um homem mais ou menos da altura de Zeke, talvez uns três centímetros mais baixo. Ele tinha uma expressão tranquila, e suas feições eram solenes, não deixando nada transparecer. Ele tinha tatuagens que subiam por seus dois braços, e Eliza se perguntou se ele também teria tatuagens em outros lugares.

Seu cabelo era cortado curto, em estilo militar, embora um pouco mais comprido do que a regulamentação exigia. Espetado no topo, da cor da castanha. Seus olhos eram verdes, mais claros que os de Zack, mas ele tinha um olhar penetrante que se fixou em cada um dos agentes da DSS enquanto sua atenção passava de um para o outro, um de cada vez. Quando ele chegou a Eliza, ele a olhou fixamente durante o que ela imaginou ter sido mais tempo do que ele passara observando os outros, mas, pensando bem, ela era paranoica. Ele não sabia nada a respeito dela. Ou melhor, sabia apenas o que Dane ou Beau pudessem ter dito, e nenhum deles era indiscreto. Portanto, era provável que as conversas deles tivessem se limitado às habilidades e capacidades dela relativas ao trabalho, e Eliza sabia que Dane a defendia e teria deixado claro que ela era capaz de se virar sozinha.

Contudo, ainda assim, ela não iria querer ser um bandido recebendo aquele olhar que o deixaria sem conseguir se mexer. Um olhar que, provavelmente, deixaria a presa de Shadow sem saber o que fazer e querendo dizer de uma vez o que Shadow quisesse saber.

Ele era bronzeado, mas era claramente caucasiano e, como os outros, obviamente tinha um rígido regime de treinamento, pois não havia nada para indicar que ele não estava no ápice de sua forma. Como fora mesmo que Beau dissera que era o nome dele? Shadow?

Por algum motivo desconhecido, ela se flagrou abrindo a boca antes de pensar melhor.

— Seu nome é Shadow? — perguntou ela, os lábios contraídos, uma das sobrancelhas erguida de dúvida.

Então, ele sorriu, e foi um daqueles sorrisos "não estou nem aí" que dizia simplesmente que ele não estava acostumado a se explicar. Seus olhos, porém, encheram-se de diversão, e Eliza inspirou fundo, pois, droga, seu lado feminino, aparentemente, ainda não estava prestando atenção suficiente. Estava enlouquecido, berrando com ela por Eliza tê-lo ignorado.

— Esqueça o que eu perguntei — murmurou Eliza.

— Estou em desvantagem, querida — disse ele preguiçosamente. — Você sabe meu nome, mas ainda não fui apresentado a você.

Os olhos dela se semicerraram, pois também ficou claro que ele estava de sacanagem com ela. Até parecia que Dane não teria dito os nomes de todos os agentes da DSS e que ele não lhe dissera o nome dela. E, como ela era a única mulher que trabalhava na DSS além da recepcionista, ele sabia perfeitamente bem qual era o seu nome.

Eliza permitiu que seu desprazer transparecesse e mostrou os dentes, o que serviu a dois fins. O primeiro, pelo fato de ela estar genuinamente irritada, mas o segundo, porque isso afastaria ainda mais a preocupação de Dane, já que aquele era um comportamento típico dela, e, se Eliza não tivesse reagido daquele jeito, ele saberia que havia algum problema com ela.

— Como você foi contratado, você recebeu o *briefing*, o que significa que sabe quem são todos aqui nesta sala. Então, minha sugestão é que você não faça porra de joguinho nenhum, porque isso não é um desperdício só do meu tempo, mas do de todo mundo aqui.

O sorriso de Shadow se alargou, exibindo uma fileira de dentes perfeitamente retos e perfeitamente brancos, e seus olhos brilharam, entretidos.

— Eu não disse que não sabia o seu nome. Disse que não tinha sido apresentado a você. Pode me chamar de antiquado, mas, quando o assunto são as pessoas com quem trabalho, é o meu dever proteger e cuidar delas. E, com as pessoas em quem confio para fazer o mesmo comigo, prefiro que as apresentações sejam um pouco mais pessoais.

Droga. De um jeito meio louco, aquilo até que fazia sentido. Sem parar de olhá-lo com irritação, ela abrandou um pouco o tom.

— Eliza — disse ela de forma curta. — Não que você já não soubesse — resmungou ela em voz baixa.

Ao lado dela, Dane balançou a cabeça em silêncio, o que significava que ele ouvira aquela última parte.

— Shadow — respondeu ele educadamente. — Mas, a menos que eu tenha entendido errado, pela maneira como você disse o meu nome, você não estava perguntando *se* Shadow era o meu nome, mas se era meu nome de verdade, e, caso não seja, você quer saber por que passaram a me chamar assim.

Eliza assentiu rapidamente, porque ela não tinha o menor tempo para aquilo, mesmo que estivesse gostando do espetáculo. *Oi?* Quatro gatos deslumbrantes de dar água na boca no mesmo recinto? Uma pena que ela jamais teria a oportunidade de trabalhar com eles, conhecê-los melhor, decidir o grau de compatibilidade deles como equipe e saber se ela poderia contar com eles ou confiar neles como confiava nos homens com os quais já trabalhava.

— É porque é o que sou, uma sombra — falou Shadow num tom sério, toda a sua diversão substituída por uma severidade que se conquistava fazendo coisas más, coisas perigosas e vendo coisas ruins que a maioria das pessoas nem sequer sabia que existiam. — Seria Ghost ou Shadow e, como eu não pude escolher se teria um apelido ou não, deixei Ghost de lado por motivos óbvios, porque não tenho nenhuma vontade de morrer por enquanto, e preferi Shadow.

Eliza continuou a olhar fixamente nos olhos dele, apesar de ter relaxado, pois algo lhe dizia que aquele cara era confiável e que, novamente, ele vira e vivenciara coisas ruins e tinha mais bagagem e mais demônios do que a maioria das pessoas.

— Se eu não quiser que você saiba que estou por perto, você não vai saber — disse ele casualmente. Sem qualquer arrogância. Ele não estava se gabando, nem sendo convencido. Só estava afirmando a verdade, e Eliza acreditou nele. — Minha especialidade é entrar em lugares nos quais a maioria das pessoas não consegue, coletar informações ou recuperar algo que precise ser recuperado e, depois, desaparecer sem que ninguém saiba que eu estive lá.

— Isso seria útil para nós — murmurou Eliza.

Shadow sorriu novamente.

— Sim, já que estou aqui, imagino que seria.

Beau pigarreou e passou para o último homem.

— Este é Knight.

O olhar de Eliza abandonou Shadow e se fixou no último homem que Beau apresentara. Seu primeiro pensamento foi que, provavelmente, aquilo não era um apelido, ou ao menos não no sentido de que ele fosse considerado um cavaleiro de armadura reluzente, pois não havia nada nele que lembrasse um herói de um romance ou mesmo qualquer tipo de herói.

Suas feições pareciam de pedra e não deixavam nenhum sentimento transparecer. Ele era o mais baixo do grupo, mas, levando-se em consideração que os outros passavam facilmente de 1,80m, era provável que Knight tivesse alguns centímetros a mais que isso. Seu cabelo era comprido, do tipo que claramente não era cortado fazia anos, sendo um visual que ele vinha cultivando fazia muito tempo. Ele o puxara para trás e o prendera com uma tira de couro.

Escuro, mas não tão escuro quanto o cabelo de meia-noite de Zeke, embora mais escuro do que o castanho do cabelo curto de Shadow. Seus olhos combinavam com seu cabelo, tão escuros que era difícil fazer a distinção entre as pupilas e as íris. Aquilo lhe dava um ar ameaçador, que era agravado por feições que pareciam ser capazes de suportar até mesmo pedradas sem se alterarem. Eliza se perguntou se ele sabia sorrir, mas acabou concluindo que provavelmente não, já que isso talvez fizesse todo o rosto dele rachar.

Ele mal cumprimentou as pessoas às quais estava sendo apresentado. Seu olhar passou rapidamente por cada um antes de ele voltar sua atenção para Beau.

Eliza se perguntou qual seria a especialidade dele. Contudo, a não ser por Shadow, nenhum dos outros dissera claramente o que fazia, mas a DSS precisava de homens que fossem capazes de se virarem sozinhos em qualquer situação, estando preparados e treinados para qualquer coisa. Pelo que parecia, Dane escolhera bem.

Era o trabalho de Dane encontrar, entrevistar e ver se todos os potenciais novos contratados tinham o que era necessário. Ele era bom nisso. Os Devereaux nunca questionavam as escolhas dele. Se os candidatos fossem aprovados por Dane, eram contratados. E ponto final.

— Agora que terminamos as apresentações, se todos puderem se sentar, temos algumas outras coisas para repassarmos antes de encerrarmos — falou Beau.

Houve alguns grunhidos incontidos e, provavelmente, o dobro dessa quantidade em grunhidos contidos, pois todos haviam esperado que a apresentação dos novos agentes fosse concluir aquela reunião tão chata.

Pela primeira vez, Eliza se sentiu agradecida por ainda não ser o fim da reunião. Ela precisava de mais alguns preciosos minutos para se preparar para encarar seu parceiro, um homem que ela considerava seu amigo mais íntimo e seu único confidente. E, depois, mentir descaradamente para ele.

seis

Dane mordeu a língua e conteve sua impaciência. Ele estava tão ansioso para acabar com aquela palhaçada quanto todos os outros. Sim, ele entendia que seus novos recrutas precisavam ser apresentados e integrados à equipe, mas aquela não era a hora, com todos absurdamente entediados, impacientes e prontos para se mandarem dali. Os outros não tinham exatamente estendido um tapete de boas-vindas para Dex, Zeke, Shadow e Knight. Não que os homens fossem dar a mínima para isso. Ainda assim, mentalmente, ele pensou num horário melhor para se reunir com os mais novos agentes para que todos pudessem receber suas missões e serem designados a um dos agentes mais experientes durante o treinamento, o que ele esperava que não durasse mais do que algumas semanas.

Ele contratara homens inteligentes, que sabiam o que estavam fazendo, que não eram egocêntricos e que tinham o que era necessário para fazer aquele trabalho. Ele não contratara homens que precisavam de explicação para tudo, de um manual que contivesse todas as regras de A a Z. Ele precisava de homens que fossem capazes de aprender sob pressão, que se adaptassem e superassem qualquer obstáculo. E ele escolhera bem. Todos eles tinham sido aprovados numa série de testes muito rigorosos e intensos, que determinavam não apenas as habilidades físicas deles, mas também sua inteligência. Sua capacidade de tomar decisões numa fração de segundo, a capacidade de pensar rápido de forma improvisada e a maneira como eles reagiam ao inesperado. Ele ficara impressionado, e Dane não era um homem que se impressionava com facilidade. Ele não tinha dúvidas de que os homens que ele contratara se encaixariam perfeitamente na DSS, sem qualquer tipo de duelo de egos, sem sentirem a necessidade de provar nada, porque, assim como ele não contratara homens egocêntricos e que achavam que precisavam provar seu valor, nenhuma das pessoas que trabalha atualmente com ele tinha esse tipo de problema. Todos os homens, e Eliza, eram confiantes sem serem confiantes demais e não tinham nenhum problema em pedir reforço quando sabiam que o desafio era demais para eles, ou quando estivessem em menor número ou com um poder menor.

Eles precisavam daquela ajuda extra, mas era só disso que eles precisavam. Eles precisavam de homens que não fossem novos naquele jogo. E ficara claro, depois de ler as extensas investigações de histórico que ele realizara, que os novos recrutas estavam longe de serem novatos. Eles tinham provado sem a menor dificuldade que eram capazes de se virar em todas as situações que Dane criara para eles. Os testes não haviam sido tranquilos. Dane fora brutal, levando-os a seus limites, submetendo-os a incontáveis situações, muitas das quais ele esperava loucamente que eles jamais encontrassem com a DSS, mas ele não podia se dar o luxo de supor nada. Não com todas as merdas que tinham acontecido ao longo do ano anterior. E ele deixara perfeitamente claro para os novos recrutas que, embora eles trabalhassem, sim, para a DSS e que participariam das missões que a DSS assumisse, sua principal e mais importante prioridade era manter as mulheres dos agentes da DSS em segurança. A qualquer custo.

Ele estava cansado demais das mulheres deles — Tori, Ramie, Ari, Gracie e, sim, até mesmo Eliza, embora ela fosse arrancar as bolas dele se soubesse que a incluíra na lista — serem perseguidas, ameaçadas, postas em risco, atormentadas e brutalizadas por malditos animais. Cada uma delas havia sofrido. Cada uma delas tinha as cicatrizes, algumas visíveis, outras, não, mas elas existiam de qualquer forma, e, mesmo assim, tinham escapado com vida, não ilesas, mas vivas. E todas eram ferozes. Não haviam muitas mulheres que seriam capazes de sobreviver ao que as mulheres deles haviam sobrevivido com sua sanidade intacta, e não apenas sobreviver, mas continuar lutando. Ele admirava e respeitava cada uma delas, mas Eliza acima de todas as outras.

E, no momento, ela ocupava mais da atenção e da concentração dele do que as outras quatro mulheres. Ramie, Ari e Gracie tinham maridos que eram mais do que capazes de protegê-las, ajudando-as a superar seus demônios e a espantar os pesadelos de que sofriam. Tori não tinha apenas seus três irmãos mais velhos, mas também todos os integrantes da DSS, que morreriam antes de permitirem que ela caísse novamente nas mãos de um monstro brutal. Ela era mais frágil do que as outras mulheres, mas tinha motivo para ser. Sim, todos elas haviam sofrido, mas Tori sofrera ainda mais.

Eliza não tinha ninguém, a não ser as pessoas com quem ela trabalhava. No entanto, todas as noites, ela ia para casa sozinha para lidar com seus demônios em particular. Só Deus sabia que ele a pressionara, sem fazer com que ela se afastasse dele, até onde fora possível para que ela lhe confidenciasse as coisas, para que lhe permitisse ajudar, mas ele encontrara uma parede de tijolos pela frente, assim como todos os outros que tinham tentado fazer Eliza falar sobre o inferno pelo qual ela passara. Se Eliza ao menos ouvisse uma simples *insinuação* de que ela poderia precisar de alguém, ela arrancaria a cabeça e as bolas de quem dissesse isso. Mas isso não significava que ele não se preocupava. Ele se preocupava todo santo dia, e, em vez de essa preocupação se reduzir com o tempo, ela só piorava quando Eliza não demonstrava nenhum sinal de que permitiria que alguém passasse por suas barreiras cuidadosamente construídas.

Ela era mais do que uma colega de trabalho para ele. Mais do que uma subordinada. Ela era *dele*. Todos os agentes da DSS eram dele, mas Eliza era mais. Ele trabalhava de forma mais íntima com ela do que com qualquer outro. Ela era sua parceira. Sua igual. Ele contava com o julgamento, com o instinto dela. Ele a procurara em diversas ocasiões para saber o que ela pensava, para pedir sua opinião, pois ela não era apenas confiável, mas também era incrivelmente inteligente, com uma mente que mais parecia um computador. Ela dizia o que pensava, nunca se continha quando ele lhe pedia sua sugestão ou queria saber o que seus instintos diziam. E, além de ser inteligente e pensar rápido e bem de forma improvisada, ela era durona e era capaz de se virar sozinha tão bem quanto o resto dos agentes dele, melhor do que a maioria.

A vantagem dela era ser subestimada, um erro que alguém cometia apenas uma vez antes de entender que fora um completo idiota para não enxergar naquela pequenina, bonita e absurdamente brava loira nada além do que uma loira desmiolada. Dane jamais admitiria isso, mas ele gostava muito de ver o que acontecia quando alguém ignorava Eliza ou a desrespeitava. Ou, ainda pior, quando não a considerava a ameaça que ela era de fato.

Ele observou Caleb se empolgar novamente, dizendo o monte de bosta que ele dizia em todas as malditas reuniões, coisas que, como Eliza dissera de forma tão eloquente, eles sabiam de cor. Ele precisou conter um sorriso ao pensar no apelido de "assembleia geral" que Eliza, sempre a mais irreverente do grupo, dera àquela reunião. E ele precisava concordar. Era uma reunião inútil, que não precisaria que todos os agentes fossem tirados de seus trabalhos para se reunirem na sede da DSS e fazer relatórios e informar a situação de trabalhos anteriores, atuais e em potencial que a DSS poderia ou não aceitar.

Mas Caleb era um desgraçado formal, e, mesmo que, em geral, ele tivesse deixado a administração cotidiana da DSS para seu irmão mais novo, Beau, ele ainda ficava monitorando tudo que acontecia. Toda missão, todo pedido de ajuda.

Dane olhou de esguelha para Zack Covington, que não tentava nem um pouco disfarçar sua expressão fechada e nem o fato de que ele vinha verificando seu relógio a cada três minutos ao longo dos últimos vinte, e Dane precisou olhar para Eliza para não correr o risco de explodir numa gargalhada que, provavelmente, faria o resto da DSS achar que ele tinha ficado louco.

Ele *não* tinha senso de humor. Ao menos não que os outros soubessem. Eliza sabia, mas Dane era mais próximo de Lizzie do que dos outros. Ela o fazia se sentir à vontade, confortável. Não ficava ressentida por ser uma mulher numa profissão predominantemente masculina e não se envolvia em disputas de ego. Ele sabia que ela o considerava o líder da equipe, embora fossem Caleb e Beau quem administrassem a operação. Contudo, ninguém discutia com Dane. Nunca. Nem mesmo Caleb, e ele podia ser extremamente frio, implacável e incrivelmente maldoso. Especialmente quando o assunto era sua esposa, Ramie, e a proteção dela. E com motivo. As habilidades paranormais dela a deixavam extremamente vulnerável e também a transformavam num alvo para todos que tinham algum ente querido desaparecido ou sequestrado. Ramie tinha uma capacidade assustadoramente precisa de rastrear e encontrar vítimas se conectando a elas... e ao assassino. Era uma doença que invadia a alma dela, fazendo-a se sentir podre, impura. E, toda vez que ela fazia isso, ela perdia um pedaço de si, e Caleb estava determinado a não permitir que isso acontecesse mais.

Dane não o culpava nem um pouco. Entretanto, ele ficara muito feliz por Ramie ter desafiado Caleb e ajudado a localizar Eliza quando ela desaparecera. Droga, Ari e Gracie tinham mandado todos eles ao inferno, determinadas a trazer de volta uma mulher que arriscara sua vida várias vezes por eles. Sem elas, Lizzie estaria morta.

Ele cerrou os punhos fortemente e precisou controlar o traidor tremor de suas narinas ao pensar em como eles quase haviam perdido alguém tão importante para a DSS. Para *ele*.

Ele quase não viu o sorriso arrogante contido de Eliza, e suas lamentações, até mesmo se virando para incluir Zack, o que significava que ela também percebera que ele estava prestes a ir embora dali, mesmo que a reunião não tivesse sido declarada oficialmente encerrada.

Zack lançou um olhar na direção de Dane, embora tivesse sido mais uma expressão zangada, mas Dane enxergou o que era na realidade. Uma súplica. Porque, quando Dane declarava que uma reunião estava encerrada, ela estava de fato. Não importava se os Devereaux tivessem algo mais a acrescentar. Todos obedeciam a Dane. E, como Zack havia acabado de retornar de sua lua de mel com Gracie, ele devia estar se coçando de impaciência para voltar para ela.

Dane se permitiu um pequeno sorriso, tudo que ele deixaria transparecer em seu rosto costumeiramente inexpressivo, mas Zack entendeu a mensagem e fechou os olhos, dizendo apenas, com o movimento dos lábios, "Graças a Deus" pelas costas dos outros.

Mas Eliza, que ficara sabendo de tudo desde o início daquela conversa silenciosa, teve um repentino ataque de tosse para disfarçar sua gargalhada, o que a fez soar mais como um gato tentando cuspir uma bola de pelo, e pôs a mão diante da boca, fingindo estar mesmo com algo preso na garganta.

O olhar de irritação dele prometeu vingança, mas ela mostrou a língua, e o alarme profundamente intuitivo dentro dele, o alarme que Dane nem sequer se dera conta de que estivera berrando, relaxou e se acalmou. E seu alarme interno raramente errava, mas passou a manhã inteira oscilando entre indicar que algo que estava errado ou não em relação a Eliza. Zack também tinha impressionantes palpites ou instintos, pelos quais seus colegas sempre resmungavam. Eles juraram que o instinto dele fizera um pacto com o diabo, um instinto que conquistara tanto respeito que, se Zack simplesmente murmurasse que havia algo de estranho, a missão era imediatamente paralisada.

Dane estivera convencido de que havia algo de errado e de que tudo tinha a ver com Eliza. Contudo, naquele momento de irreverência, como se ele esperasse algo diferente dela, ela deixou o mundo dele em ordem, e ele se ocupou do assunto mais urgente. Droga, mas as mãos dele estavam tremendo! Ele não se dera conta de como ficara aterrorizado com o comportamento esquisito de Eliza mais cedo. Ele tivera a estranha sensação de que ela estava se desfazendo diante dele, como um fantasma ou uma aparição, saindo da forma sólida para uma luz e uma sombra sem substância, escapando dele como areia numa brisa. A DSS jamais seria a mesma sem Eliza, e Dane tinha que agradecer a muitas pessoas pelo fato de ela estar viva, com saúde e ainda fazendo parte da DSS.

No entanto, era a Wade Sterling que ele mais se sentia grato porque, por duas vezes, ele ajudara a garantir que Eliza fosse resgatada com segurança. Ele levara um tiro por ela, um tiro que a teria matado em questão de segundos. Ela não sabia disso. Não sabia como chegara perto de morrer e nem do fato de que, se Wade não tivesse se posicionado diante dela, ela teria morrido. Ou talvez ela soubesse e se recusasse a reconhecer o que o homem fizera. Havia um sério antagonismo entre Eliza e Wade, e Dane sabia que isso se devia ao fato de que Wade ainda estava firmemente preso na Idade Média.

— Certo, passamos os últimos quinze minutos nos repetindo — disse Dane, intervindo pela primeira vez. Zack estava cansado de esperar a intervenção de Dane e estava prestes a sair dali. E, apesar de seu momento de alívio mais cedo, seu instinto ainda o incomodava, dizendo que nem tudo estava bem com Eliza. Ele queria resolver logo aquela bosta para poder conversar com Eliza sobre o que estava passando pela cabeça dela... E o que vinha passando durante a última semana.

Caleb pareceu levemente incomodado, mas Beau lançou para Dane um olhar de gratidão, assim como fizeram os outros agentes reunidos; Isaac, Capshaw, Eric e Brent. Os novos recrutas não tinham aguentado a reunião em sua totalidade. Por isso, não estavam sendo muito claros com sua gratidão.

— Todo mundo tem um trabalho a fazer — continuou Dane. — Mas um de nós ainda está em lua de mel, e duvido que ele tenha gostado de ter sido tirado de uma cama quente, ao lado de uma mulher igualmente quente, só para nos ouvir falar as mesmas porcarias de todo mês que essas assembleias gerais abordam. — Ele voltou seu olhar para Beau e Zack, o que, provavelmente, deixaria Caleb irritado, mas Caleb havia recuado enquanto Beau e Zack cuidavam das coisas. — Vocês dois, levem os novos recrutas, mostrem a eles como funcionam as coisas, ponham cada um deles numa equipe, repassem as informações dos nossos casos atuais, dividam-nos e mãos à obra.

A gargalhada inicial pelo primeiro dos comentários de Dane desapareceu, e um clima mais sério substituiu rapidamente a descontração. Dane se virou e abriu um sorriso de provocação para Eliza, dizendo em silêncio a ela que ele nunca ficava irritado. Apenas quitava suas dívidas. E, depois, ele se vingava dela. Exatamente o que ela faria se tivesse essa oportunidade.

— Pode agradecer a Lizzie pelo apelido que ela deu às nossas reuniões mensais — falou Dane com um tom arrogante que surpreendeu alguns, enquanto outros riram, aqueles que entendiam Dane melhor e conheciam seu singular relacionamento com Eliza. — Mas tenho certeza de que ela disse isso com o maior respeito — disse Dane com uma voz solene que teria funcionado não fosse pelo sarcasmo que pingava feito mel de seus lábios.

Normalmente, Eliza estaria bufando de raiva e já tramando sua vingança contra Dane. Em certos dias, essa era a única diversão dela. Em vez disso, ela se flagrou indo na direção do escritório de Dane com pés de chumbo, o coração pesado, pois ela sabia a falta que sentiria daquilo. Do companheirismo. Da facilidade com a qual eles operavam juntos. Como uma única mente, uma máquina bem-ajustada na qual todos conheciam tão bem seus colegas agentes que eram capazes de prever a próxima ação deles antes mesmo de ela ser realizada.

Com determinação, ela acelerou seu passo, deixando de lado a sensação de pavor e se recompondo às pressas, para que Dane não soubesse que havia algo de errado. Ela já sabia que ele estava desconfiado, porque, embora os outros não tivessem visto nada além dele prestando muita atenção à reunião, ela flagrara os olhares de relance que ele lhe lançara. Olhares cheios de preocupação.

Ela entrou no escritório dele e desabou na cadeira que ficava diante da mesa, esticando seu corpo propositalmente numa pose casual, como se aquela fosse apenas mais uma conversa, como tantas outras que eles haviam tido no passado.

Quando Eliza o ouviu entrar na sala e fechar a porta tranquilamente, ela se virou, um sorriso no rosto, seus olhos brilhando com a promessa de vingança. Isso, mais do que tudo, aliviaria qualquer preocupação que ele pudesse ter, pois Eliza era muito astuta e implacável quando tramava suas vinganças.

Dane, porém, não retribuiu o sorriso dela. Merda. Em vez disso, ele a observou com aquele olhar fixo que não deixava nada escapar. Ela teve o vergonhoso pensamento de que precisava se cobrir, pois ele tinha uma maneira de enxergar além de uma fachada, da fachada de qualquer pessoa, fazendo com que ela se sentisse nua e vulnerável com aqueles olhos oniscientes.

— Não pense que não vou me vingar daquilo, seu traidor — acusou ela, injetando em sua voz um tom de sarcasmo e diversão que, definitivamente, ela não sentia.

Mesmo assim, ele não sorriu, nem mesmo reagiu à ameaça dela com uma ameaça própria feita num tom tranquilo. Ah, sim, ela estava encrencada e precisaria fazer a melhor encenação de sua vida para convencê-lo de que o que ela pediria não seria nada de incomum. Mesmo que aquilo a fizesse parecer vulnerável diante dele, algo que Eliza preferiria morrer antes de permitir que qualquer um dos homens com quem ela trabalhava visse. O pior de tudo era que parecer vulnerável não exigiria nenhum tipo de encenação. Ela *estava* vulnerável. E essa era a pior sensação do mundo.

Ele se acomodou na cadeira do outro lado de sua mesa e se recostou, ainda a observá-la, seu olhar sondando intensamente, como se ele pudesse enxergar cada segredo que ela estava tentando esconder de forma tão desesperada.

— O que está havendo, Lizzie? — perguntou ele em voz baixa.

Ela suspirou e levantou as mãos.

— Só você mesmo para me fazer me sentir culpada por pedir umas férias.

Os olhos dele se arregalaram de surpresa, e, se não fosse pela dor que dilacerava o coração dela, Eliza teria sentido uma grande satisfação por tê-lo deixado abalado durante aqueles poucos segundos.

— Férias? — perguntou ele, incrédulo. — Era *esse* o problema? Cacete, Lizzie, você me deixou morrendo de medo. Você já tem estado diferente ultimamente. Aí, hoje de manhã, você pareceu se desligar de tudo. Duvido que você se lembre de alguma coisa que tenha sido dita durante aquela reunião.

Ela revirou os olhos.

— Está falando das mesmas coisas que são ditas em cada uma dessas reuniões inúteis nas quais somos lembrados do trabalho que fazemos? Trabalhos nos quais somos muito bons, aliás. Dane, sei isso tudo de cor. Desculpe por já estar planejando mentalmente algumas semanas numa praia por aí, aproveitando ao máximo o sol e a areia, talvez encontrando um gostosão solteiro para aliviar a tensão.

Dane fez cara feia, e Eliza revirou os olhos.

— Nem comece com essa história de irmão mais velho, Dane. Não fico passando sermão quando você sai para pegar a mulherada. Até agora, a única qualidade que te salva é o fato de você não julgar homens e mulheres de jeitos diferentes. Não estrague isso para mim agora.

Dane suspirou.

— Você sabe que não vejo nenhum problema em você tirar férias, Lizzie. Só Deus sabe que venho enchendo sua paciência para você tirar uma folga. Mas por que agora? O que está havendo com você? E eu juro por Deus que, se você falar que não é nada, eu vou te algemar na cama do meu quarto de hóspedes em casa e vou soltar Ramie, Ari e Gracie em cima de você. Especialmente Gracie, já que ela vai saber *exatamente* o que essa sua mente diabólica está tramando.

Não foi necessário tanto esforço quanto Eliza pensara para permitir que sua dolorosa vulnerabilidade transparecesse. A dor das últimas semanas e das semanas que viriam. Provavelmente, Dane vira as sombras da recordação nos olhos dela, pois, subitamente, ele soltou um palavrão e passou a mão pelo seu rosto.

— Deus do céu, que babaca que eu sou. Você ainda está se sentindo mal, não está, Lizzie? — perguntou ele suavemente.

Ela deu de ombros. Então, suspirou, permitindo que a verdade se misturasse às inverdades, ou melhor, às verdades do passado, coisas que nem mesmo Dane e sua capacidade de descobrir informações sobre qualquer pessoa, por mais ocultas que estivessem, teriam sido capazes de descobrir.

— Estou cansada, Dane — disse ela em voz baixa. — Não consigo dormir à noite. E, quando consigo, revivo todos os momentos de terror do que eles fizeram. Do que eu temia que eles fossem fazer com você. Com Ramie, Ari e Gracie. Com o resto da minha equipe. Minha família — disse ela, a tristeza marcando profundamente sua voz.

No entanto, ela não permitiria que ele a visse chorar de jeito nenhum. Ninguém nunca mais a veria chorar. Ela não era mais aquela menina fraca, indefesa e idealista de 16 anos que acreditava em contos de fadas, príncipes e finais felizes.

Para o choque de Eliza, antes mesmo que ela pudesse respirar, Dane já se levantara e contornara a mesa. Ele a colocou de pé e a trouxe para seu forte abraço, segurando-a ferozmente. Em qualquer outro momento, Eliza teria ficado horrorizada. Ela teria feito um comentário sarcástico e ácido a respeito de eles estarem agindo como um bando de mocinhas e dado um soco na boca do estômago dele. Mas, Deus, como aquele abraço era bom! Era consistente, quando nada mais na vida dela era consistente. Ele era forte e, apenas por um instante, ela se permitiu se apoiar nele, permitiu que ele fosse forte por ela. Eliza fechou os olhos.

— Eu *sei* — disse ele, a fúria em sua voz. — Porque também não consigo dormir, Lizzie. Porque, durante os piores minutos da minha vida, achei que tivéssemos chegado tarde demais. Que eu tivesse falhado com você. Que não tivéssemos aparecido a tempo e que você estivesse *morta*. Você suportou uma tortura indescritível e, ainda assim, conseguiu dar uma surra neles enquanto isso. Caso faça muito tempo desde a última vez que eu disse isso, se eu tivesse que escolher uma pessoa para me proteger, seria você.

Num raro momento, Eliza não resistiu, não evitou e nem se afastou do contato íntimo com palavras arrogantes com a intenção de acabar com um momento constrangedor e emotivo. Em vez disso, ela apoiou a têmpora no peito de Dane e fechou os olhos.

— Só preciso passar um tempo afastada — sussurrou ela. — Eles *tiraram* algo de mim, Dane. Por mais que eu deteste isso, que eu deteste admitir, que eu deteste o fato de que aqueles desgraçados levaram embora um pedaço de mim, essa é a realidade, e eu preciso *recuperar* isso. Não espero que você entenda. Mas, se eu quiser continuar fazendo meu trabalho, e não tenho a menor intenção de permitir que aqueles babacas estraguem a única coisa boa da minha vida, vou simplesmente precisar de um tempo para me recompor e poder voltar completa. Porque, no momento, eu sou um ônus. Você sabe disso. Eu sei disso. Caleb, e Beau e os outros também sabem disso. E eu jamais conseguiria aguentar se eu fosse responsável por uma das pessoas com quem me importo sendo ferida ou morta porque minha cabeça não estava no lugar.

Dane franziu a testa, mas, como ela imaginara, não argumentou. Eliza sabia que estava frágil e que isso não tinha nada a ver com os babacas que a tinham sequestrado e torturado. Contudo, era do interesse dela que Dane e todos os outros acreditassem exatamente nisso, porque, assim, eles não fariam uma busca mais aprofundada pela verdade. Ela nunca pedira férias durante todos os anos que passara trabalhando para a DSS. Desde sua criação, e até mesmo antes disso, ela e Dane haviam trabalhado juntos numa agência de segurança particular muito menor, recebendo missões em escala muito menor.

Quando Dane fora recrutado por Caleb e Beau, ele aceitara com uma condição. Que ele levasse Eliza consigo. Sem negociação. Assim, eles haviam mudado de local de trabalho juntos, continuando a trabalhar juntos, fortalecendo o vínculo já tão forte deles.

Era por isso que eles tinham um relacionamento de trabalho tão íntimo. Eles eram capazes de prever os pensamentos, os movimentos um do outro. Eliza conteve os sufocantes e vis pensamentos, pois ela estivera prestes a comparar sua amizade com Dane, a única coisa verdadeira que ela já conhecera neste mundo, ao seu relacionamento com Thomas, um homem que conhecera todos os pensamentos, fantasias, os mais profundos anseios dela, e os usara para manipulá-la, facilitando que ela caísse em seu colo sem nenhuma resistência. Eliza jamais profanaria e desrespeitaria

Dane dessa maneira. Ele merecia algo muito melhor do que o monstro depravado e deturpado que ela se tornara, que ainda era, para protegê-lo. Ela só rezava para que seu substituto assumisse essa responsabilidade de coração e reconhecesse o grande homem que Dane Elliot era e que, assim como ela, essa pessoa estivesse disposta a pôr sua vida em risco por ele.

— Quanto tempo? — perguntou Dane, confundindo-a momentaneamente, pois ela estivera bastante absorta em seus próprios pensamentos.

Eliza se recuperou rapidamente e olhou com nervosismo para ele, torcendo para que Dane não tentasse enxergar nenhum outro significado no pedido dela. Então, ela deu de ombros, como se não tivesse pensado nisso.

— Um mês. Talvez seis semanas. Contanto que vocês aguentem esse tempo todo sem mim. As coisas estão tranquilas agora, mas todos nós sabemos como tudo acontece — disse ela com um sorriso. — Não tenho um plano de fato. Só quero ir aonde a vida me levar e aproveitar o tempo de descanso.

Dane a observou durante um longo tempo, como se estivesse determinando a veracidade da afirmação dela. No exato instante em que a sua ferrenha disciplina estava prestes a abandoná-la e Eliza começou a se sentir desconfortável sob a observação dele, mais uma vez, Dane a deixou sem palavras.

— Você conseguiu esconder isso bem, Lizzie. Até mesmo de mim... até recentemente — disse ele num doloroso tom que soava quase magoado. Como se a ideia de ela esconder algo dele nunca tivesse passado por sua cabeça. — Mas eles machucaram você, e não apenas fisicamente, apesar de aqueles desgraçados terem causado muito estrago. Eles quase te *mataram*. Chegaram perto demais disso para que eu me sinta tranquilo. Ainda não consigo esquecer aquele momento, Lizzie. Quando achei que tínhamos chegado tarde demais. Droga!

A voz dele estava pesada de emoção, suas feições nubladas pela ira, seus olhos ficando escuros como obsidianas, reluzindo com violência e tanta dor e pesar que Eliza ficou sem fôlego.

— Juro por Deus que queria muito que Gracie não tivesse sido capaz de identificá-los e nem de ler a porra dos pensamentos deles, para que eu pudesse ter matado todos ali mesmo. E não teria sido rápido, Lizzie. Eu teria retribuído cada marca que eles deixaram em você. Cada pensamento aterrorizado que eles enfiaram na sua mente. E por terem feito você duvidar, mesmo que por um instante, que as pessoas que mais se importam com você não chegariam a tempo para te salvar.

— Dane — disse ela com a voz embargada, estendendo a mão para tocar o braço dele. — Você acha mesmo que eu teria durado o tempo que durei se não soubesse que vocês apareceriam? Você sabe o que eu sofri e sabe que a maioria das pessoas teria desistido. Aceitado o inevitável. Até mesmo *rezado* pelo fim, para poderem escapar. Eu continuei viva porque *sabia* que você e os outros apareceriam, que jamais desistiriam, e sabia que faríamos cada um deles pagar, não só pelo que eles tinham feito comigo. Mas pelo que tinham feito com as outras mulheres. Não pense nem por um segundo que eu tinha perdido a fé em vocês.

Ele balançou a cabeça, como se estivesse rejeitando a crença absoluta dela, sua inabalável fé *nele*.

— Mesmo assim, eu devia ter visto como isso afetou você. Devia ter sentado em cima de você e insistido para que ficasse afastada enquanto acabávamos com eles. Em vez disso, você quase foi morta, e eu juro por Deus, meu coração quase parou. Achei que eu fosse ter um ataque cardíaco, e, se não tiver problema para você, prefiro nunca mais ter que passar por isso.

Os olhos dela se semicerraram, pois, agora, ela estava ficando irritada. Ela estava pedindo férias, não uma análise de seu estado mental... ou da ausência de um.

— Tenho permissão para tirar férias ou não? — disparou ela. — Ou preciso lembrá-lo que não tirei nem mesmo um dia de folga durante todo o tempo que passei trabalhando para você?

Lentamente, ele sorriu, e a preocupação e o medo se dispersaram como a névoa sendo consumida pelos raios do sol.

— Já pode se considerar de férias há cinco minutos. E, Eliza? Se eu vir a sua cara a menos de um quilômetro daqui ou vir você metendo o nariz em um dos nossos casos durante as próximas seis semanas, vou te suspender, dobrar seu tempo de férias para três meses e vou mandar Isaac ficar de olho em você. E, acredite, depois de você quase morrer duas vezes, ninguém precisaria convencê-lo a aceitar esse trabalho. Ele ficaria muito feliz de poder te dar ordens.

Então, ele sorriu maliciosamente.

— Se isso não for incentivo suficiente para você, eu ficaria mais do que feliz em pedir para que um dos novos recrutas ficasse te monitorando, como parte do treinamento dele, claro.

Ela fez uma careta e revirou os olhos.

— Vocês são todos um bando de trogloditas. *Você* simplesmente se esconde atrás dessa aparência sofisticada e educada que exibe para os outros.

Ele franziu a testa e, em seguida, fez uma careta para ela.

Eliza ergueu as mãos, rendendo-se.

— Ei, as férias foram ideia minha, lembra? Não tenho a menor intenção de fazer nada nem remotamente relacionado ao trabalho.

Certo, não era mentira. O que ela precisava fazer não envolvia de forma alguma a DSS ou qualquer pessoa envolvida na DSS.

— Planejo encontrar uma bela casa de praia num lugar tranquilo, onde tenha uns rapazes para me trazer coquetéis de frutas de mulherzinha com aqueles guarda-chuvinhas dentro e cuidar do meu bronzeado. Com sorte, as cicatrizes vão desaparecer, e, quando eu voltar ao trabalho, vocês vão ficar de saco tão cheio de mim e da minha atitude que vão querer que eu tivesse tirado três meses, em vez de metade disso — brincou ela.

A expressão dele ficou ainda mais severa quando ela falou de suas cicatrizes, e Eliza desejou ter ficado de boca fechada.

— Dane — disse ela, um toque de impaciência, mas também de delicada compreensão em sua voz. — Eu vou ficar bem, ok? Não sou teimosa a ponto de não admitir que preciso de um descanso. Tem sido... difícil.

Ela quase se engasgou com aquelas palavras, com a confissão de que estava tendo dificuldades e precisava de tempo para se recompor. Deus do céu, como ela detestava aquilo! Pôr na mente de Dane dúvidas da capacidade dela de se manter sozinha num trabalho que ela amava. Por outro lado, ela não pretendia voltar para esse emprego. Sendo assim, de que importava? A expressão de Dane ficou imediatamente mais branda, e sua mão foi até o ombro dela, apertando-o.

— Não tenho nenhuma dúvida de que você vai ficar bem, Lizzie. Não pensaria de nenhum outro jeito. Agora, dê o fora do meu escritório e vá fazer as malas, se já não tiver feito. Mas, pode me fazer um favor? Pode ligar de vez em quando para dizer que está bem, só para eu ficar tranquilo?

Eu... fico preocupado com você. Você tem minha palavra de que ninguém vai telefonar para você, e não estou pedindo para que você telefone para os outros. Isso não é nada oficial. É entre amigos. Só me avise como vão as coisas e que você está bem.

Ela sorriu, um sorriso genuíno, um sorriso que ela não conseguira abrir, por mais que tivesse tentado, desde que sua vida mudara irrevogavelmente de curso.

Se ela não tivesse ficado tão aliviada por ter passado por Dane sem que ele fosse astuto o suficiente para saber que, sem dúvida, havia algo de errado com ela, além de seu repentino desejo de tirar férias por impulso, Eliza teria lembrado que Dane jamais deixava algo passar. E que ela era uma idiota por achar que ele deixaria.

Não haviam se passado nem cinco minutos desde que ela saíra quando Dane ergueu uma das tiras da persiana que cobriam as janelas de seu escritório para se certificar de que o veículo dela já não estivesse mais ali. Então, ele voltou à sua mesa e se sentou, discando um número no telefone, um número que apenas piorou ainda mais o humor dele.

O favor que ele iria pedir era um que ele não se imaginara pedindo de forma alguma ao homem ao qual ele estava prestes a pedir. Ele nunca pensara numa situação na qual ele se humilharia o suficiente a ponto de pedir ajuda a um homem que o deixava de dentes cerrados. Contudo, por Eliza, ele não teria nenhum orgulho. Por Eliza e para garantir a segurança dela, ele faria o impensável.

— Wade Sterling — disse Dane, quase rosnando ao telefone. — Diga a ele que é Dane Elliot para falar sobre... Eliza Cummings.

Se havia um homem do qual Eliza não conseguiria passar por cima como um trator, esse homem era Wade, um homem que levara uma bala por ela quando ele enfrentara todos os integrantes da DSS e os chamara de retardados por permitirem que uma mulher ferida e torturada, que não tivera tempo suficiente de se recuperar, participasse do ataque aos homens que a tinham machucado de forma tão horrenda.

E, quando aquilo se tornara um embate de vontades, com Eliza demonstrando mais ardor e determinação do que Dane jamais vira em sua parceira, que costumava ser inabalável, e se recusando a recuar mesmo com a intimidadora e feroz ordem de Wade, ele simplesmente se integrara à missão, insistindo em ir junto, mesmo não trabalhando para a DSS. Além disso, ele era um homem que vivia envolto por sombras, e Dane não confiava muito nele.

Só que Wade se pusera no caminho de uma bala da qual o colete de Lizzie não a teria protegido. Ela teria atingido a vulnerável carne de seu pescoço e a matado instantaneamente. Em vez disso, a silhueta muito mais alta de Wade fizera com que a bala o acertasse, e, mesmo assim, a bala usada fora um projétil de alta penetração, rasgando a carne do braço dele e, felizmente, não atingindo nenhum osso. E, como Eliza tivera tempo de se virar, a bala atravessara o braço de Wade e se alojara no colete à prova de balas de Eliza quando Wade a derrubara no chão, cobrindo o corpo dela com o dele.

Sim, se alguém era capaz de descobrir o que Eliza estava tramando e a fonte de tanta dor e tantas sombras nos olhos dela e, ainda pior, de todo o medo que Dane vira claramente refletido num átimo durante o qual ela perdera a concentração antes de se recompor, essa pessoa era Wade Sterling.

Dane podia não gostar do homem, mas devia muito a ele e não era burro. Wade defendia Eliza como território dele, algo que qualquer homem seria capaz de perceber de longe. Eliza, por sua vez, parecia alheia a isso, mas, pensando bem, ela era totalmente alheia ao efeito que causava na população masculina. Sempre fora.

Dane quase sentiu pena de Eliza, porque o que ele estava fazendo era basicamente atirá-la aos lobos, ou melhor, ao lobo. Um lobo grande, rude e solitário. No entanto, até mesmo perder a confiança, a amizade e a lealdade de Eliza valeria a pena se o resultado final fosse a segurança dela, e uma coisa que Dane aprendera bem rápido era que Wade Sterling protegia com todas as suas forças o que ele considerava que era seu.

Seria impossível pôr Eliza em mãos mais seguras do que as dele. Mesmo que ela ainda não tivesse se dado conta disso.

sete

O PORTÃO ESTAVA ABERTO, E Wade Sterling estava no pequeno pátio de Eliza, que era cercado por uma cerca que dava privacidade a ela não apenas na frente da aconchegante unidade, mas também até a parte de trás da casa, englobando o quintal dos fundos, ligeiramente maior, onde ela claramente passava muito tempo praticando jardinagem e o transformando em sua fuga do resto do mundo. Ele se certificara de se fundir às sombras, para que sua presença não fosse detectada até que estivesse pronto para se revelar.

Não que Wade já tivesse sido convidado para *entrar* no domínio particular dela alguma vez. Nas poucas vezes em que ele a abordara no estacionamento diante do edifício dela, ela deixara claro que ele não receberia nenhum convite para entrar no em seu santuário interno. O apartamento se parecia com todos os outros do complexo, olhando de fora. Wade apostaria que, provavelmente, o interior parecia uma sala de controle da CIA ou do FBI. A imagem o entreteve. Droga, *ela* própria o entretinha, e ele, a contragosto, finalmente, admitira que ela não apenas era uma fonte de rara diversão para ele, mas também que ela o intrigava e o fascinava. Não era uma sensação com a qual ele estivesse acostumado quando o assunto eram as mulheres.

Ele não chegaria a se dizer um especialista nelas. Quem em sã consciência faria uma afirmação dessas e, ainda pior, convenceria os outros a acreditar nessa afirmação? Mulheres, especialmente seus humores e temperamentos, mudavam com o vento.

Exceto Eliza Cummings. Wade achava isso realmente interessante, pois ele tinha certeza de que havia muitas coisas enterradas bem dentro dela. Sentimentos, emoções, reações que ela nunca permitiria que viessem à tona por causa do treinamento e da rígida autodisciplina que lhe permitira suprimi-los, controlá-los e nunca liberá-los.

Ele se perguntou o que seria necessário para libertar aquelas emoções firmemente controladas. Então, balançou a cabeça, desgostoso. Enquanto ele estava perambulando em volta do edifício dela, sem prestar atenção em seu objetivo principal, ela poderia ter facilmente escapado dele, e ele só saberia disso quando já fosse tarde demais.

Provavelmente, Eliza ficaria irritada e atiraria nele assim que o visse se soubesse que ele estava tão perto dela *sem* que ela tivesse nenhuma ciência da presença dele. E era isso que irritava o *próprio* Wade.

Uma mulher que ganhava a vida trabalhando com segurança, protegendo os outros, mas, acima de tudo, evitando que ela própria fosse sequestrada, torturada ou enchida de balas, como ela fizera poucos meses atrás, deveria ter instintos melhores do que aqueles. E o fato de ela deixar a porta escancarada em plena madrugada sem fazer uma busca pelo perímetro ao menos uma vez o deixava de dentes cerrados. Ela estava simplesmente se *esforçando* para morrer? Teria algum tipo de vontade mórbida de morrer e seria por isso que ela era uma força imbatível da DSS, sempre aceitando missões mesmo depois de ter acabado de terminar uma delas, depois de três dias sem dormir? Ela precisava de alguém para cuidar dela, e Wade já lhe dissera antes, e *isso* não dera muito certo. Não que tivesse sido uma grande surpresa. Entretanto, ela não podia continuar com seu ritmo atual. Mesmo que os colegas de trabalho dela não fossem capazes de enxergar isso, Wade conseguia ver as sombras nos olhos dela, sombras que pareciam lentamente ficar cada vez mais profundas. Ela estava com uma aparência esgotada que dizia que, se ela não se recompusesse logo, seria questão de tempo até acabar morrendo numa missão. E, por motivos nos quais Wade se recusava a pensar e analisar, isso o incomodava. E o incomodava muito. Droga, incomodar era um termo brando demais. Aquilo o deixava puto da vida.

Observá-la com a guarda baixa, quando ela pensava que não havia ninguém olhando, fez Wade entender agora por que Dane Elliot lhe telefonara.

Ele não soubera exatamente o que pensar daquele telefonema e nem do fato de que um homem que claramente tinha uma animosidade em relação a ele basicamente se humilhara pedindo ajuda. Ele jamais admitiria isso, de jeito nenhum, mas Wade já tinha planejado uma visita improvisada ao apartamento de Eliza com toda a intenção de terminar o que eles haviam começado das duas últimas vezes que haviam se encontrado, ou ao menos ir muito mais longe nisso. Ele estava cansado de enrolação. O telefonema de Dane simplesmente o fizera apressar sua iniciativa, em vez de executar um plano de ataque bem-pensado. Um que vedasse todas as possíveis rotas de fuga.

Pensar que, agora, um dos integrantes da equipe de Eliza estava preocupado, depois das duas experiências horrendas nas quais ela quase morrera, simplesmente o deixava irritadíssimo, e ele massageou o próprio peito para aliviar o repentino desconforto. O que ele estava fazendo ali de marionete de Dane Elliot? Wade poderia ficar de olho em Eliza em seu próprio tempo. À sua própria maneira. De acordo com seus próprios termos. E, definitivamente, ele não responderia a ninguém como se fosse um lacaio contratado.

Por que ele não dissera a Dane que não faria aquele papel de babá e que, se ele estava tão preocupado com Eliza, que colocasse uma equipe para cuidar dela? Pelo pouco tempo que Wade passara com a DSS, ele respeitava e admirava tanto eles quanto o seu trabalho. Secretamente, ele aprovava a tática deles e o fato de que nem sempre eles faziam as coisas de acordo com as regras. Às vezes, a justiça era mais bem-aplicada com uma boa e velha vingança.

Ele não tinha o hábito de mentir para si mesmo, mas também não estava disposto a admitir a verdade para mais ninguém. Ele já havia decidido que ficaria de olho em Eliza Cummings e que se inseriria na vida dela de formas com as quais ela não ficaria feliz quando Dane Elliot telefonara. Aquilo simplesmente lhe dera a desculpa para fazer o que ele já iria fazer sem admitir seus próprios motivos para fazê-lo.

Por isso, ali estava ele, espionando uma mulher que nem sequer suportava olhar para a cara dele. Ela estava fazendo as malas às pressas, sem prestar atenção em mais nada. Ele achava que devia dar ao menos um mínimo de crédito a ela por não ter acendido as luzes, pois isso significava que ninguém conseguiria enxergar lá dentro.

Assim, era no escuro que ela trabalhava com uma rápida eficiência para pôr seus pertences dentro das malas, e o sistema de alarme não estava nem ligado, pelo amor de Deus! Ele quis envolver o pescoço dela com as mãos e esganá-la por ter virado a vida dele, tão bem-ordenada, de ponta-cabeça desde o instante em que entrara nela e o enfrentara. Wade ficara fascinado. Ele ficara obcecado desde aquele instante. Ela o agradava por um lado e o irritava pelo outro, e, apesar de sua fúria bastante real e sua lealdade aos colegas de equipe, Wade nunca se sentira tão compelido a beijar uma mulher em toda a sua vida.

Ele *quase* fizera isso. Contudo, eles estiveram em uma situação extremamente complicada, e ele precisara proteger Gracie, sem falar no fato de que, se ele tivesse tocado em Eliza, ela o teria surrado até não poder mais. Além do mais, Dane o teria alcançado antes mesmo de ele poder repelir Eliza e, bem... depois, o resto da DSS ficaria muito satisfeito em surrá-lo loucamente. Especialmente Zack, que era quem mais tinha motivo para se sentir ressentido por ele.

Sim, o fato de as luzes estarem apagadas impediria que as pessoas enxergassem dentro da casa, mas o silencioso manto da noite não o atrapalhava de forma alguma. Seus olhos, bastante acostumados ao escuro e a enxergar o que maioria das pessoas não conseguiria discernir nas sombras, conseguiam vê-la correndo de um cômodo ao outro, jogando várias malas no sofá da sala e enchendo-as às pressas com roupas.

Não eram ações de uma mulher que queria apenas umas férias de lazer, sem pressa, sem preocupações, indo aonde a vida a levasse e descansando merecidamente para se recuperar. Para ele, parecia que, depois daquele "pedido" de férias dela, ela queria sair da cidade o mais rápido possível antes que algum de seus colegas de trabalho, ou Dane, resolvesse lhe fazer uma visita para se despedir. Um comportamento estranho para uma mulher que tratava como sua família as pessoas com quem trabalhava. E, se ela fosse mesmo apenas tirar um tempo para descansar, ela não iria querer se despedir?

Os olhos dele se semicerraram enquanto ele continuava a observá-la de seu posto. Sem dúvida, Eliza estava fazendo as malas para uma viagem longa. E mais, nenhum dos itens de vestuário era remotamente adequado para férias na praia ou qualquer outro lugar de lazer. Na realidade, além de jeans, camisetas, roupas íntimas, meias e um par de tênis, o resto era composto por roupas militares, muitas camufladas. Tinta para o rosto. E, Jesus, facas de aparência letal que ocupavam um lado inteiro de uma das malas.

Wade estava perplexo, e ele não era um homem que se surpreendia com facilidade. Desde jovem, ele aprendera a lição e ensinara a si mesmo a sempre esperar o pior, para nunca ser pego desprevenido e nem ser surpreendido por nada.

Droga. E lá se ia aquela regra... *de novo.* Merda!

Agora, ela estava colocando várias granadas atordoantes na mala, mas o que o preocupou de fato foi o acréscimo de granadas muito reais e, Deus do céu, uma reserva de explosivos, claramente ilegal, do tipo que nenhum civil comum seria capaz de conseguir. E, como se isso já não fosse ruim o suficiente, havia também uma cacetada de itens que uma pessoa poderia usar para construir uma bomba. Droga, provavelmente, ela poderia até construir um míssil nuclear com aquilo. Só faltava o urânio. E ela até podia ter um estoque disso em algum lugar também. Definitivamente, não faltava nada no arsenal dela. Seu estoque era melhor do que a maioria das unidades militares do terceiro mundo. Ela estava planejando ir à guerra?

Essa ideia fez o sangue dele gelar, e Wade sentiu algo despertando dentro de si, algo com o qual ele não tinha muita familiaridade, pois nunca o vivenciara, certamente não naquela medida, mas que parecia medo. E medo era uma fraqueza que ele jamais se permitira ter. Até então. Até *ela*, droga.

Normalmente, as pessoas faziam as malas com bastante antecedência, deixavam a bagagem enfileirada perto da porta, tinham uma boa noite de sono e, em seguida, embarcavam num voo bem cedo na manhã seguinte. Ou procrastinavam e arrumavam as malas na última hora, mal tendo tempo de chegar ao aeroporto. E será que ela realmente achava que conseguiria entrar num avião com um arsenal grande o suficiente para suprir um exército inteiro? Ela não era burra. Por isso, voar estava fora de questão, a menos que ela tivesse um jatinho particular de prontidão. Ele dera uma olhada nas finanças dela, e, embora ela pudesse viver bem com o generoso salário que a DSS pagava, não tinha como pagar por coisas como um jatinho particular. Aliás, ela também não tinha como pagar por todas as coisas que estava levando, nem mesmo no mercado negro. O que fez Wade se perguntar como ela conseguira pôr as mãos naquela merda toda?

Ele não discordava da ideia de que aquela mulher tola precisava de longas férias que incluíssem bastante descanso e recuperação. Ele quisera meter um pouco de bom senso naquela cabeça teimosa dela quando ela insistira em acompanhar sua equipe no ataque ao que restava dos fanáticos cujo único objetivo era capturar as mulheres da DSS vivas e submetê-las a experimentos e testes indescritíveis; até mesmo animais tinham direito a um tratamento mais bondoso.

Contudo, o alarme interno dele continuava disparando como um desgraçado, porque, apesar do fato de que Eliza ficaria enfurecida por sua privacidade não estar tão bem-protegida quanto ela gostava de imaginar, ele sabia muito mais a respeito daquelas férias de última hora do que até mesmo o cão de guarda e parceiro superprotetor dela, Dane Elliot. Porque, naquele momento, juntamente com aquele sistema de alarme atrapalhando a respiração dele, a visão de Wade estava turva de fúria, e o calor dominou seu corpo quando ele abriu e fechou as mãos.

Férias, o cacete. Se aquilo era o que Eliza considerava férias, sendo basicamente uma modelo militar de biquíni, a economia local do lugar aonde ela iria sofreria um sério baque, porque ela mataria todos de susto.

Mas ele precisava admitir a perspicácia de Dane, pois, no instante em que Eliza saíra do escritório dele como se não tivesse nenhuma preocupação na cabeça, Dane telefonara para Wade e descrevera perfeitamente a situação para ele.

A curiosidade de Wade fora imediatamente despertada — depois de superar sua fúria por ela querer aliviar a tensão com uns "rapazes levando coquetéis" para ela — porque Dane simplesmente não se importava com nada e era um homem de poucas palavras. Aquele era o domínio dele. Ele mandava ali. Aparentemente, porém, quando algo importava de verdade para Dane, e Eliza claramente importava, ele não tinha o menor problema em demonstrar isso. E, em defesa de Dane, quando ele, assim como Wade, agora parecia claro, analisara a desculpa idiota que ela dera, não acreditara no pedido espontâneo e repentino por longas férias. Dane estava numa situação muito delicada, daí o telefonema para Wade, o que devia ter sido algo muito difícil para ele, pois, se interferisse como amigo ou como chefe, perderia a confiança de Eliza, e ele a conhecia bem demais. Ela iria embora. Jamais continuaria trabalhando sob o comando de pessoas que a tinham traído. Nem mesmo pelo próprio bem dela.

Droga, Wade não conhecia Eliza nem um décimo do que Dane conhecia e até ele sabia que isso aconteceria. Era irônico que o que o levaria de volta à mira deles fosse justamente o fato de Wade ter jurado nunca mais cruzar o caminho da DSS, pois havia sido a causa de seu ferimento e o motivo de tantas noites insones. E ele não conseguia parar de pensar nela. Ao menos ele tentara se convencer disso. Que mentiroso.

Ele não era inexperiente com as mulheres e sabia perfeitamente bem que Eliza Cummings o atormentava tanto quanto a bala da qual ele a protegera. Mais outra coisa com a qual ela se irritava incrivelmente. E, por acaso, ele ficara feliz com aquilo? A vida dele teria sido muito mais fácil se ele nunca tivesse conhecido aquela maldita mulher. Ele sorriu melancolicamente para si mesmo. Desde quando ele gostava de coisas fáceis?

A mensagem que ela passava era bastante clara. Obviamente, ela preferia morrer a ter Wade perto dela.

Mas Eliza e Dane? Sendo mais do que parceiros e, aparentemente, amigos íntimos? Wade era muito bom em decifrar as pessoas, e ele nunca tinha visto nada que indicasse que Dane e Eliza tinham um relacionamento romântico. Nenhum sinal de que Dane fosse exageradamente protetor com ela como um amante que a trancaria numa cela se fosse necessário, como Wade faria se ela fosse dele, para mantê-la em segurança. A forma como Dane a tratava, como qualquer outro integrante da equipe e permitindo que ela corresse os mesmos riscos que os outros, dizia a Wade que Dane não considerava Eliza sua mulher de forma alguma. Tudo que ele havia testemunhado fora um intenso companheirismo, um senso de lealdade que estava profundamente arraigado em todos eles. Cada um deles daria a vida por outro da família.

Família. Fora isso que ele não conseguira entender, o que vinha atormentando seu cérebro. Aquilo parecia ciúme, o que era uma ideia idiota, pois um homem da idade dele não se rebaixava à indignidade de ter sentimentos juvenis como inveja.

A DSS, porém, era uma família em todos os sentidos dessa palavra. Ele já os vira em ação. Já fora à guerra com eles. E, mesmo que ele não tivesse nenhum desejo de tomar parte daquelas missões malucas, Wade admitia que ficara impressionado com a perícia deles.

Balançando a cabeça para se concentrar novamente no presente, ele deixou de lado seus incômodos pensamentos sobre o papel de Dane na vida de Eliza. Ele teria tempo o bastante para descobrir tudo que fazia de Eliza a mulher que ela era quando conseguisse rachar a rígida carapaça que disfarçava o coração mais doce, terno e compreensivo que ele conhecia.

Silencioso como uma pantera, ele avançou lentamente para ter uma vista ainda melhor do que ela estava tramando. Eliza estava curvada sobre sua mala, arrumando as caixas de munição que ela pegara depois das facas, granadas e explosivos. Deus! Aquilo ainda pioraria? Ele conteve essa linha de raciocínio também, pois as coisas *sempre* podiam ficar piores.

Wade se flagrou perdendo o foco novamente, algo que não era nada do feitio dele. Era culpa daquela maldita mulher que o enfurecia. E, mesmo assim, na noite em que ele levara o tiro no lugar dela, ele soubera que, agora, ela era dele. Ou talvez ele fosse dela. Que diferença isso fazia? Eles estavam conectados num plano completamente diferente, algo que a maioria das pessoas jamais vivenciaria ao longo de toda a vida. A maioria das pessoas buscava, esperava e, a cada dia, ficava mais decepcionada até finalmente se contentar simplesmente com o que conseguia por não querer passar o resto da vida sozinha. Menos Eliza, aparentemente. Ela era autoconfiante demais, e Wade não conseguia imaginá-la se contentando com algo além do que queria de fato. Seria necessário um homem forte para encará-la, e ele estava furioso, louco para aceitar aquele desafio que não lhe fora feito. *Venha me pegar.*

Ao menos isso eles tinham em comum. Ele jamais se contentaria com menos do que ele desejava e não teria a menor vontade de se casar até encontrar alguém que ele não fosse capaz de pisotear e de submeter à sua vontade. Wade sabia que ele era rústico. Sabia que fazia mais cara feia do que sorria. Que seu temperamento era irritadiço e que, quando provocado, as coisas ficavam feias, pois ele jamais fugia de uma briga. Isso fazia com que não lhe restassem muitas opções matrimoniais. E, definitivamente, ele não queria nenhuma mulher-troféu que estivesse mais interessada no tamanho da conta bancária do que no tamanho de seu membro.

Ele e Eliza *jamais* dariam certo. Os dois se engalfinhariam constantemente. Ela o enfrentaria. De igual para igual. Tudo se transformaria numa batalha. Sim, ele queria transar com ela uma dúzia de vezes só para poder tirá-la de sua cabeça e parar de pensar e se preocupar com ela todo santo dia. Ela era independente demais, inconsequente demais, confiante demais. A confiança era uma característica que ele admirava e respeita, e Eliza a tinha para dar e vender. Eles simplesmente eram parecidos demais. Os dois eram obcecados por controle, e nenhum deles jamais aceitaria ordens. E Wade era honesto o suficiente consigo para saber que, para a mulher certa, ele seria capaz de fazer pequenas concessões. Mas em relação à segurança dela? De jeito nenhum; ele faria o que fosse preciso, até mesmo amarrá-la à porcaria da cama dele se isso a mantivesse distante do perigo.

E esse era o outro alarme que berrava sem parar dentro da cabeça dele. Sim, não era nenhum segredo que Eliza não iria tirar férias. Não era incomum que ela preparasse seu equipamento, seu arsenal, pois ela nunca iria a lugar nenhum despreparada, mas aquilo... Aquilo era diferente.

Ela estava com muita pressa, e Wade conseguia ouvir os palavrões sussurrados por ela enquanto tentava fechar a gorda mala. Ela jamais conseguiria nem mesmo colocá-la dentro de seu carro. A mala pesava mais do que ela.

Contudo, ele reconheceu a determinação ferrenha que ela irradiava. Ela nunca permitiria que um zíper de mala a derrotasse, porque, se isso acontecesse, Wade adoraria atormentá-la em todas as oportunidades que tivesse, zombando de Eliza por ela ter sido derrotada por um zíper.

Finalmente, a tarefa foi concluída, e Eliza reservou apenas alguns momentos para prender seu comprido cabelo num rabo de cavalo, para a decepção de Wade, pois ele tinha sérias fantasias com todo aquele cabelo glorioso e sedoso. Não, eles não eram nem um pouco compatíveis. Eram completamente errados um para o outro, mas, mesmo assim... Coisas boas não vinham facilmente. Não deveriam vir. Tudo que era digno de ter era digno de luta. Ele nunca ficaria feliz com uma porra de um capacho. Uma mulher que não passasse de um robô programado para atender todas as exigências dele. Era isso mesmo que ele queria? Porque, no momento, Wade estava pensando que sua vida seria muito mais interessante se a mulher que ele escolhesse o desafiasse em tudo, as coisas jamais ficariam entediantes, sem dúvida. Ele estava acostumado a vencer. Esperava vencer. Sempre. No entanto, às vezes, admitir a derrota era uma vitória por si só, pois a recompensa era ainda mais doce.

Jesus, como ele estava ficando louco! Wade obrigou sua atenção a se voltar novamente para Eliza e para o que ela estava fazendo.

Ela pegara sua grande bolsa, que ele apostaria que estava recheada de ainda mais armas. Então, inclinou as duas bagagens, segurando-as pela alça, e começou a arrastá-las na direção da porta, fazendo um claro esforço.

Ele sussurrou outro palavrão. Mas que porra de mulher burra e teimosa! Por que ele tinha que sentir atração por ela e, ainda pior, *gostar* dela e *respeitá-la*? Se ele só quisesse sexo, ele a levaria para a cama e nunca mais pensaria novamente na mulher. Contudo, ele sabia que uma vez jamais seria suficiente quando ele finalmente provasse Eliza, e ela merecia mais do que uma transa rápida com um canalha sem coração.

Ele conteve esse pensamento, pois, se conseguisse fazê-la abrir as pernas um dia, não haveria nada de *rápido* no que ele faria com ela. Nem mesmo uma dúzia de vezes seria suficiente.

Ele prendeu a respiração e recuou para se fundir ainda mais às sombras quando a porta de Eliza se abriu e ela passou arrastando as duas grandes malas até o carro. Então, ela voltou para dentro, mas, desta vez, quando ela retornou, Wade ficou de queixo caído. Caramba, ela seria capaz de destruir uma cidade inteira com os itens que ela dispôs muito cautelosamente no chão e, em seguida, enrolou de forma quase amorosa com uma colcha macia.

Ele não permitiria de jeito nenhum que ela fosse embora sem lhe explicar o que exatamente inspirara aquela repentina necessidade de ter um "descanso". Pois ela certamente não estava planejando férias, e o fato de ela não ter contado isso à sua equipe, às pessoas às quais ela era intensamente leal e nas quais confiava implicitamente, fez tudo dentro de Wade se contrair de pavor, pois fosse lá o que causara aquilo só podia ter sido algo ruim. Muito ruim. E ele não permitiria que Eliza enfrentasse aquilo sozinha de forma alguma.

Ele ficou tenso, esperou por um curto momento até que ela se posicionasse de forma a não vê-lo quando ele se movimentasse e, então, entrou em silêncio no carro dela de uma maneira que, quando ela fechasse o porta-malas, não o visse. Não foi nenhuma falha no cálculo do campo de visão a responsável por ela ter sentido a presença dele. Felizmente, ela não perdera todos os vestígios de bom senso e dos instintos que a tornavam tão boa em seu trabalho. No instante em que ela soube que não estava sozinha, o porta-malas foi fechado com força suficiente para estilhaçar o vidro traseiro, e Wade se flagrou de frente para o cano de uma pistola que parecia grande demais para uma mão tão pequena.

— Que jeito estranho de cumprimentar alguém que salvou sua vida — disse ele, um forte sarcasmo marcando sua voz.

Wade queria que ela pensasse que ele estava ali apenas para irritá-la e sacaneá-la, já que, assim, ficaria menos óbvio que ele estava analisando a expressão dela, seus olhos e sua linguagem corporal em busca de outras coisas que acionassem ainda mais seu detector de surpresas.

Ela parecia... *aliviada?*

Como assim?! Aquilo estava ficando cada vez mais esquisito. Mas a expressão desapareceu com a mesma velocidade com que surgira, deixando Wade a se perguntar se não estaria ficando louco.

Ele podia jurar que vira os ombros dela relaxarem minimamente. A indicação fora pouco mais do que um espasmo, mas ele passara mais tempo do que gostaria de admitir a estudando e conhecendo melhor sua linguagem corporal. O que estava acontecendo com ela? Por que ela não estava em cima dele, ameaçando arrancar suas bolas? Aliás, por que ela estava tão pálida, apesar do breve alívio que ela não conseguira segurar e que lampejara uma única vez em seus olhos? Olhos que se movimentaram rapidamente além dele, em torno dele, para todos os lugares, *menos* na direção dele, o queixo dela se empinando quase como o de um animal farejando uma presa.

Ou um predador. Ou uma pessoa?

Evidentemente satisfeita por ter encontrado ou não encontrado — em se tratando dela, quem podia saber? — o que ela estava procurando, Eliza baixou a arma e fez uma cara feia que não continha a autenticidade de sempre.

— Nunca mais faça isso, porra — rosnou ela. — Que merda você está fazendo aqui? Está querendo levar um tiro? Jesus, Sterling, qualquer um imaginaria que eu fosse a última pessoa que você iria querer ver novamente, e, mesmo assim, você está sempre aparecendo. E vou dizer uma coisa: você é tão bem-vindo quanto uma nuvem de mosquitos.

Ele olhou diretamente nos olhos dela, percebendo que, apesar de, no passado, ela não ter tido nenhum problema em olhá-lo com uma petulância que o deixava incrivelmente excitado, agora, ela não olhava nos olhos dele. Olhava para o ombro dele, para a testa, a orelha e, evidentemente, para o queixo dele, pois se recusava a olhar para a boca. Wade não tinha essa sorte.

Ele não estava gostando daquilo. Aquele encontro bizarro em plena madrugada diante do apartamento de Eliza e de um veículo que seria capaz de armar um pequeno país. Ela não estava sequer dando uma bronca dele. Pois a versão suavizada de "vá se foder" que ele acabara de receber era bastante patética e nada digna de alguém que era tão ardorosa e feroz quanto Eliza.

Propositalmente, ele assumiu uma postura insolente, cruzando os braços diante do peito e olhando fixamente para ela, apesar de ela estar claramente evitando os olhos dele.

— "Nunca mais faça isso, porra"? — perguntou ele calmamente. — Vir ver como você está para ter certeza de que está se cuidando, já que nós dois sabemos que não está? E que você está em segurança, sem acordar toda noite com pesadelos? Está esquecendo que passei os últimos dois dias bem perto de você, Eliza. Vi você. Vi o que você está tentando e não está conseguindo esconder. As pessoas com quem você trabalha podem ser idiotas cegas, mas eu não sou.

Ele fez questão de olhar o relógio só para mostrar a ela que a maioria das pessoas estaria na cama àquela hora, dormindo, e não na entrada de casa, pronta para ir para a guerra. Ele precisou morder a língua para não perguntar quanto tempo fazia que ela não era uma dessas pessoas que estavam na cama dormindo, pois parecia que ela não dormia fazia semanas, e o sangue dele ferveu mais uma vez de fúria. *Como* Dane não vira aquilo? E nem Caleb, Beau, Zack, qualquer um? Por que fora ela quem pedira para tirar férias, em vez de um dos *parceiros* dela prendê-la em algum lugar e ficar vigiando, garantindo que ela comesse, dormisse e não lutasse sozinha contra seus pesadelos? Parceiros, o cacete! Um parceiro cuidaria dela e não daria a mínima se ferisse os sentimentos ou o orgulho dela por exigir que ela parasse de trabalhar.

Finalmente, os olhos dela se voltaram para os dele, o silêncio prolongado claramente a deixando desconfortável. Aliás, também estava deixando Wade muito desconfortável. Ele praticamente insultara toda a preciosa organização para a qual ela trabalhava, e, normalmente, Eliza os defenderia com unhas e dentes. Mesmo assim, ela agira como se nem mesmo tivesse ouvido as fortes críticas dele. Porém, já dizia o ditado, a cavalo dado não se olham os dentes. Por isso, ele se aproveitou daquilo e deu o bote, fixando-a com seu olhar.

— Suas reservas devem estar bem baixas no momento, não, Eliza? Você não vai conseguir ir muito longe assim. Eu ficaria surpreso se você conseguisse andar até o final do quarteirão. Se aquela sua droga de agência é tão *sagrada*, por que ela não está cuidando melhor de você?

Ele quase desejou que ela não o tivesse olhado. Quase. Porque Wade foi bombardeado com tantas emoções conflitantes que ficou abalado, e ele precisou mudar de posição para disfarçar sua reação.

Tristeza, fúria, pesar, culpa e... Mas o que era aquilo? Ele quis rugir! Mas que *porra* era aquela?

Dentro de sua mente, ele soltou um longo, pesado e feroz palavrão. A ira percorreu suas veias e, desta vez, ele não conseguiu evitar cerrar os punhos, que estavam junto de seu peito. Puto. Ele estava muito puto. Seu maxilar se contraiu, e tudo que Wade quis foi dar um soco em Dane. E também no resto daquela agência de quinta categoria.

Medo. Ele viu *medo* nos olhos daquela guerreira. E muito mais do que isso. Mas foi o medo que o fez sentir tudo se contrair dentro de si implacavelmente. *Medo* nos olhos de *Eliza.*

Foi isso que, acima de tudo, resolveu a questão para ele. Ele fora até ali por curiosidade depois do inesperado pedido de Dane e, bem, porque ele estivera determinado a conferir aquela baboseira que ela dissera sobre a suposta surpresa para Gracie: duas desculpas. Ele sabia perfeitamente bem disso, pois detestava admitir o quanto pensava nela, e detestava o fato de que ele aceitaria qualquer desculpa para vê-la... Mas o bizarro pedido de Dane dera a Wade uma desculpa *consistente* para ir atrás de Eliza. Como ele não tinha esperado *nada* do que testemunhara naquela noite, Wade tinha planejado telefonar para Dane na manhã seguinte e mandá-lo para o inferno. Agora? Ah, de jeito *nenhum.*

Que se foda o Dane. Que se foda a DSS. Que se foda ficar de babá e seguir Eliza só para relatar tudo a Dane porque *Dane* estava "preocupado". Agora, era um problema dele, pois ele assumiria responsabilidade por isso. A partir daquele momento, a proteção, as necessidades de Eliza e, especialmente, a garantia de que ela não tivesse nada a temer eram o único objetivo dele. E Dane e seus pedidos de informações podiam ir para o inferno.

Ela era *dele*. Não era de Dane. Não era da DSS e, definitivamente, não era a companheira de equipe de ninguém. *Ninguém* fora capaz de ver, de se importar o suficiente para enxergar o que aquela feroz sobrevivente sofrera... e *ainda* sofria? E eles não tinham percebido que, se Eliza estava com medo, era porque se tratava de algo ruim? Não apenas ruim. Mas do pior.

Ele estava tão irritado que estava perigosamente perto de perder totalmente a compostura no meio da entrada da garagem dela. Ele queria o sangue de cada um daqueles desgraçados, especialmente de Dane. Dane, o parceiro dela... não, a *família* dela, segundo as palavras da própria Eliza. Palavras que ainda ecoavam nos ouvidos dele. Dane se acovardara e enviara Wade como um garoto de recados, sabendo como ela estava e admitindo que estava "preocupado". Para algo tão precioso e importante, Dane estava preocupado demais com a possibilidade de deixar sua "amiga" irritada quando deveria era estar mais preocupado em tê-la viva.

Todo aquele episódio, a repentina percepção e a decisão dele, não tinha demorado mais do que um segundo. Um tempo bastante curto para alterar o curso da vida dele. E, naquela exata fração de segundo, Eliza se recuperou, e seu rosto ficou gélido, o frio se irradiando dos olhos dela.

Ela pareceu fria, inabalável, como a Eliza que ele *pensara* conhecer. A que todos os *outros deveriam* conhecer. Mas, num piscar de olhos, Wade vira algo que ele tinha certeza de que ninguém jamais vira ou se dera o trabalho de perceber.

Ela guardou sua arma no coldre e deu um passo à frente, ficando a menos de meio metro dele. Eliza ergueu o queixo, petulância e fogo cintilando em seus olhos. Que pena para ela. Aquela fração de segundo significara a diferença entre ele permitir que ela fosse embora e ele ficar grudado nela feito cola.

— Você não sabe *nada* sobre mim, Sterling — disse ela com uma voz fria. — Jamais cometa o erro de achar que sabe. *Presumir* coisas leva as pessoas a morrerem. É preciso estar alerta, preparado, trabalhando para se tornar o melhor. Isso é o que salva não apenas a sua vida, mas as vidas dos seus colegas de equipe também. Não estamos nessa na base do cada um por si. Somos uma unidade. Somos uma... família.

Algo falhou na voz dela com aquelas últimas palavras, e Wade sentiu a estranha compulsão de simplesmente envolvê-la com os braços e não fazer nada além de reconfortá-la e enterrar o rosto em seu cabelo, que tinha um perfume muito doce. Os instintos com os quais ele sempre contava lhe diziam que ela estava por um fio de perder a compostura e que, provavelmente, desmoronaria.

Ele se conteve antes que ela entrasse em pânico e tentasse surrá-lo. *Tentasse* sendo a palavra mais importante ali. No momento, ele queria que ela tentasse mesmo surrá-lo, porque assim ao menos seria a Eliza que ele conhecia, não aquela versão submissa e derrotada dela.

— Sei muito mais a seu respeito do que você pensa — disse ele, sua expressão ficando séria.

A mentira saiu facilmente da língua dele, pois Wade queria fazer algo *mais* para abrir a brecha que ele testemunhara poucos momentos atrás. Isso fazia dele um completo canalha, mas ele jamais teria aquela oportunidade quando Eliza estivesse com a guarda erguida, tendo repelido fosse lá o que atormentava aqueles expressivos olhos. E também não seria impossível ele conseguir as informações que afirmava já ter. Wade apenas não tivera nenhum bom motivo, além de sua incômoda preocupação com ela, para invadir a privacidade de Eliza de forma tão sorrateira.

Seu código, ou melhor, seu senso de justiça podia parecer deturpado ou até mesmo criminoso para os outros, mas, se ele conseguisse alcançar seu objetivo e o efeito desejado, ele não perdia muito tempo com emoções inúteis como o remorso. E, se isso o ajudasse a descobrir a verdade sobre o que estava fazendo Eliza fugir feito um coelhinho assustado, ele a perseguiria noite e dia até que ela se rendesse e se abrisse com ele.

Porque, embora ele estivesse empolgado por Eliza temer alguma coisa, ele estava igualmente furioso por ele próprio estar sentindo o mesmo medo que ela, e essa *não* era uma emoção conhecida para ele. Frio. Metódico. Desalmado. Ele ouvia tudo isso e não dava a mínima. Eliza, porém, escapara da morte não apenas uma, mas duas vezes, e quem poderia saber em quantas outras ocasiões ele não estivera presente para testemunhar mais uma das experiências de risco de vida dela?

Ela era altamente treinada, determinada, dedicada e não tinha medo de chamar ou esperar reforços. Provavelmente, o QI dela rivalizava com o dele, talvez até mesmo o superasse, mesmo que os acontecimentos recentes o tivessem feito resmungar coisas do tipo "mulher idiota" ou "mulher burra".

Havia um limite de vezes que a morte podia ser ludibriada antes que ela saísse vitoriosa, e Wade não permitiria que ela tomasse Eliza como uma de suas vítimas.

Se isso fosse possível, depois da afirmação feita de forma casual por Wade, Eliza ficou ainda mais pálida e pareceu se desequilibrar, mas afastou a mão dele quando Wade a estendeu para ampará-la. Ela recuou rapidamente um passo, envolvendo seu corpo com seus esbeltos, embora tonificados braços numa ação defensiva, protetora.

Desta vez, ou ela não pensara em proteger suas emoções e não reagir às palavras dele, ou talvez simplesmente não tenha sido capaz disso, pois seus olhos se arregalaram e, mais uma vez, o medo passou por eles, deixando sombras profundas e indecifráveis em seu rastro, quase como se fossem uma parte permanente dela, ocultas por anos de treinamento rígido e visíveis apenas em situações extremas.

Droga! Já era a segunda vez que ele via um medo real e... vulnerabilidade. A *segunda* vez! E Wade tinha certeza de que não imaginara aquilo. Ele era sintonizado demais às outras pessoas, e ainda mais a Eliza, para seu próprio desprazer, sempre olhando, analisando, observando. Sempre em busca de pontos fracos.

Os olhos dele se semicerraram e seu escrutínio se aguçou, pois, agora, ele tinha mais uma revelação chocante para processar.

Trepidação.

Ela estava trêmula. Era praticamente impossível de discernir isso, mas ela cerrara os punhos para controlar o leve tremor. Wade também estava vivenciando muitas coisas pela primeira vez. A preocupação estava deixando tudo dentro dele contraído, e ele estava se sentindo impelido por uma sensação que nunca vivenciara antes em relação a uma mulher. A vontade de simplesmente pendurá-la no ombro e fazer o que ele fazia naturalmente. Assumir o controle. Assumir o comando. E fazer o que fosse necessário para que Eliza confidenciasse tudo a ele, para que confiasse nele, mas, acima de tudo, para que ele a protegesse do que quer que ela estivesse fugindo em segredo, sem contar a nenhum de seus colegas de trabalho o que estava havendo.

— Tenho que ir — sussurrou ela, afastando-se rapidamente e contornando para o banco do motorista. Para a decepção de Wade, a porta do lado do carona já estava trancada.

Ele bateu com força no vidro, surpreendendo-se por não tê-lo quebrado.

— Que merda está acontecendo com você, Eliza? Você está *fugindo*, e nunca teve o bom senso de fugir de nada! Por que você é tão disposta a lutar por todo mundo, mesmo correndo um grande risco, mas não permite que os outros lutem por *você*?

Ela deu a partida no carro em falso, e Wade soube que estava ferrado. Se ele tivesse tido mais tempo, se tivesse sido avisado antes, se não tivesse ficado de palhaçada por tanto tempo antes de resolver ir até ali e tomá-la para si, ela não estaria de malas prontas, preparada para fugir seja lá para onde como um coelho assustado. Ela estaria consistentemente sob a proteção dele, em sua cama, sem nenhuma maneira de escapar. Mas, na situação real, as opções dele haviam se reduzido a duas. Colocar-se no caminho do carro e torcer para que ela parasse ou ser esmagado por ela quando ela saísse de ré da vaga.

Wade se atirou no capô, estendendo-se sobre o para-brisa do carro, o que os deixou frente a frente, para que Eliza pudesse ver perfeitamente a fúria dele enquanto ele rugia para ela.

— Mas. Que. Merda. Está. Acontecendo?

Ela abriu a janela apenas o suficiente para poder ser ouvida sem permitir que ele tivesse nenhuma forma de adentrar o veículo.

— Não te devo nenhuma explicação sobre o meu paradeiro em momento nenhum — respondeu ela, também aos berros. — Você não é meu chefe. Então, saia daí. Ninguém mais vê problema no fato de eu tirar um tempo de descanso. Então, por que você veria? Você estava louco para que alguém ficasse me monitorando e não me deixasse sair daquela bosta de cama de hospital. Depois, foi interferir numa missão que a DSS já tinha sob controle. Minha equipe acredita em mim. Eles confiam em mim. Pode-se dizer o mesmo de você?

— Meta uma coisa na sua cabeça, Eliza — disse ele num tom ameaçador. — Isto não tem nada a ver com a minha falta de fé em você. Nós dois sabemos que você já provou até demais suas habilidades, sua lealdade e o fato de que está disposta a morrer por qualquer integrante da sua equipe. Isto tem tudo a ver é com o fato de que, enquanto você está ocupada salvando o mundo, dando cobertura ao seu parceiro e destruindo babacas que não merecem respirar o mesmo ar que a maioria da população, ninguém está *cuidando de você*. Ninguém *protege* você, e eu sei perfeitamente bem que você se afastou da sua equipe e vem fazendo seu trabalho sem pensar. Sendo inconsequente, correndo riscos idiotas quase como se *quisesse* morrer. Mas aqui vai uma notícia: você não pode fugir de *mim*. Tenho recursos que vão muito além da sua imaginação e vou revirar a porra do mundo inteiro até pôr você de volta no seu lugar. Viva. Bem. E não em pedacinhos. Entendeu?

O rosto dele estava colado no para-brisa, e ele a olhava com a maior ferocidade que já invocara, fosse com um homem ou com uma mulher. Não havia como deixar de perceber a determinação dele e o fato de que estava falando, ou melhor, gritando muito sério. Mesmo com a janela dela parcialmente aberta, Wade queria que cada palavra fosse absorvida por aquela linda, irritante e teimosa mulher. Uma mulher que inspirava nele tanto respeito quanto absoluto terror, apesar da irritação dele com ambos.

Ela empalideceu e engoliu em seco, como se sua garganta estivesse fechada e ela mal conseguisse respirar.

— Eliza — disse ele rispidamente, já não mais tentando conter seu mau humor e nem a agressividade em sua voz. — Aonde você está indo e do que está fugindo?

Ela fechou os olhos, mas não antes de Wade ver a tristeza brilhando naqueles lagos. Ela estava incomumente pálida, e seria de se esperar que ela estivesse demonstrando sinais de recuperação depois daquela provação. Entretanto, ela parecia assustada, vulnerável, insegura. Três coisas que ninguém jamais associaria a Eliza, muito menos diria que ela estava demonstrando. Jesus! Como ninguém mais vira o que ele estava vendo agora?

Então, ela apoiou a cabeça de forma cansada no volante, que suas mãos ainda seguravam fortemente.

— Não posso dizer, Wade — falou ela em voz baixa, pegando-o desprevenido ao chamá-lo pelo primeiro nome. Ela sempre fizera questão de criar distância entre eles ao chamá-lo por seu sobrenome, assim como a maioria dos agentes da DSS fazia. Agora, num intervalo de 24 horas, ela já o chamara pelo primeiro nome duas vezes. Wade duvidava de que ela ao menos tivesse percebido que fizera isso em qualquer das vezes.

Eliza levantou a cabeça, a determinação firme em seus olhos quando ela se recompôs visivelmente. Ela o olhou fixamente, com gelo suficiente no olhar para congelar um deserto.

— Eu não posso... não q-quero contar nada a você. Agora, *saia de cima do meu carro!*

Ela enfatizou sua ordem batendo no volante com tanta força que Wade sofreu um pouco por dentro. Droga, ela podia até tê-lo quebrado, embora ele não tivesse certeza se seria o volante ou a mão dela que não aguentaria o impacto. Se a ideia dela era dar força ao que dizia, Eliza fracassou miseravelmente, porque aquilo só serviu para fazê-la soar e parecer ainda mais vulnerável e... perdida. Que droga, ela parecia perdida e melancólica. Como se não tivesse opção. Como se não tivesse escolha. Como se o caminho dela tivesse sido decidido muito tempo antes e ela tivesse passado cada ano se preparando para aquele momento.

Ele, porém, percebera o deslize na fala dela e sabia que ela estava tão ciente disso quanto ele. Ela dissera *não posso* e, às pressas, corrigira para *não quero*. Seria o todo-poderoso Dane, o homem ao qual ela dedicava sua indefectível lealdade, cego demais? Porque, se Eliza estivera no escritório dele, como Dane dissera que estivera, e Dane vira o que Wade estava vendo agora, ouvira o que Wade estava ouvindo, Dane devia tê-la algemado e ficado de olho nela até conseguir lhe arrancar a verdade. A DSS tinha valiosíssimos recursos nas esposas de seus integrantes. Especialmente Anna-Grace. Ele queria ver se Eliza safaria *dessa*.

— O que você *não quer* me dizer, Eliza? — disparou ele, irritado. — Você não tem o maldito bom senso de pedir ajuda. Está ocupada demais tentando salvar o mundo sem pensar em proteger a própria pele, e está claro que você está com medo e ainda mais claro que não está em segurança. Porque você não recua. *Jamais*. E qualquer idiota seria capaz de enxergar que você *sabe* que não está em segurança.

Ela explodiu, seus olhos em chamas, os punhos cerrados fortemente, como se precisasse de todas as suas forças para não furar o vidro da janela do carro com um soco.

— Não sou eu quem não está em segurança! — berrou ela.

Por um instante, ele ficou perplexo. Eliza era calma e fria em situações de alta pressão. Ele nunca a vira tão abalada, nem mesmo quando aqueles desgraçados desumanos a tinham atormentado e torturado.

Ela estava furiosa. Isso, ele entendia.

Estava magoada. Ele também entendia isso.

Ela queria vingança. Wade conseguia enxergar isso nos olhos dela. Deus, ele também queria vingança, e não do tipo que se conseguia pelo sistema jurídico... ou melhor, não se conseguia. Entretanto, mesmo que eles não se dessem bem, ele a faria ficar atrás dele, onde ela estaria protegida.

Então, o que estava acontecendo ali? Sem dúvida, ela estava indo embora da cidade. Mas certamente não era para tirar férias.

Eles se entreolharam durante longos segundos, os pensamentos dele se formulando de forma meticulosa enquanto ele assimilava rapidamente todas as peças do quebra-cabeça. Ele sentiu algo se contrair dentro de si, o que o deixou confuso, mas Wade descartou a importância disso como sendo uma preocupação natural com qualquer mulher corajosa como Eliza.

Mas ela não estava nem mesmo planejando voltar? Porque, sem dúvida, ela estava fugindo. E, se ele acreditasse nela, o medo que brilhara nos olhos de Eliza durante aqueles curtos e desprevenidos momentos não era por ela própria.

Essa percepção o fez soltar um violento palavrão. Não, ela não estava com medo por ela. Estava morrendo de medo de que acontecesse algo a alguém próximo dela, e isso o deixou extremamente irritado.

Ela devia ter sentido a fúria dele e o fato de que ele estava prestes a abrir um buraco no para-brisa com um soco para impedir que ela fosse embora, pois a expressão dela ficou suplicante, outro choque que ele levou, pois a Eliza dele não implorava por nada.

— Por favor, Wade. Simplesmente *vá embora*. Preciso ir para bem longe daqui e das pessoas que são minha família antes que seja tarde demais. Meu tempo está acabando. Se eu não for logo, ele vai me encontrar e matar todas as pessoas que amo, as pessoas com quem me importo, para quem já fiz algo de bom ou até mesmo para quem já sorri.

Wade havia se tornado uma massa contorcida de fúria e confusão, pois ele tivera certeza absoluta de suas conclusões a respeito do motivo de ela querer partir o mais rápido possível. Ele queria respostas, e queria imediatamente. Mas, acima de tudo, ele queria saber quem tinha inspirado tamanho terror e pânico naquela feroz mulher e por que ela tinha tanta certeza de que aquele babaca a encontraria e mataria todo mundo que era importante para ela. Eliza confiava tão pouco assim nas pessoas com quem trabalhava? As pessoas às quais ela confiava sua vida? Ou aquilo seria ruim de fato, como seu instinto lhe dizia que era?

Porque, com o arsenal que estava carregando, ela não tinha a menor intenção de simplesmente se esconder e atrair fosse lá quem fosse aquele psicopata para longe das pessoas que importavam para ela. Ela estava indo caçar, e não era nada por esporte.

Ela lançou para Wade um último e determinado olhar, ou talvez fosse um aviso, pois ele se flagrou subitamente no piso de concreto da entrada da garagem dela quando Eliza acelerou em marcha ré, saindo para a rua com os pneus cantando. Ele mal teve tempo de levantar a cabeça para ver as lanternas do carro dela desaparecendo ao longe.

Ele devia ter ficado irritado. Devia estar lavando suas mãos de tudo aquilo, de uma situação para a qual ele fora arrastado a contragosto. E, definitivamente, ele nunca aceitava porra de ordem nenhuma... mesmo que fossem formuladas educadamente como pedidos... de ninguém. *Especialmente* de Dane Elliot.

Mas ele não estava sentindo nenhuma dessas coisas. Uma sensação peculiar percorreu o peito dele e se assentou como uma pedra afundando lá dentro. Wade piscou várias vezes seguidas, mas nada do que ele fizesse seria capaz de livrá-lo da profunda desesperança que ele vira no rosto de Eliza.

Pouquíssimas coisas deixavam Wade com medo. Se lhe perguntassem, ele duvidava de que seria capaz de pensar em pelo menos uma. Contudo, ver Eliza naquela noite e o desespero que impulsionava seus atos e emoções?

Aquilo o deixara morrendo de medo.

oito

Eliza envolveu seu corpo mais firmemente com sua fina jaqueta, abraçando os próprios braços num gesto inconsciente de proteção quando um calafrio subiu por sua espinha. Ela olhou inexpressivamente para o tribunal feito de tijolos vermelhos, com peculiares colunas brancas que tinham sido repintadas poucos anos antes.

Ela conseguia sentir os olhares maldosos dos transeuntes, aqueles que moravam ali fazia anos, quando sua cidade tranquila e pacata ficara sob os holofotes nacionais. Por outro lado, Eliza se certificara de que fosse vista assim que chegara ali. Não fora fácil. Deus, fora tão difícil caminhar pelas calçadas, revisitando sua antiga cidade e até mesmo entrando para tomar café da manhã na lanchonete onde costumava trabalhar, tomando cuidado para não se apressar, para que o máximo de pessoas possível a visse e a notícia se espalhasse como um incêndio florestal.

Barney ainda era dono e administrador da lanchonete, e ele estivera ao lado da mulher do balcão onde os pedidos eram feitos, seus grossos braços cruzados firmemente diante do peito, seu olhar francamente irritado na direção de Eliza, seu desgosto estampado no rosto, uma expressão de quem provara ou cheirara algo ruim.

Desde que ela saíra da lanchonete e perambulara sem rumo pelo centro da cidade, os olhares haviam se intensificado, pois havia mais gente do que o normal nas ruas. Os sussurros eram abundantes. Os olhares, fixos. Algumas pessoas nem mesmo tentavam disfarçar seu desgosto, lançando insultos com uma voz alta o suficiente para que fossem ouvidos a três quarteirões dali.

Por dentro, ela se encolhia, cada farpa atingindo seu alvo com incrível precisão, mas ela não permitiria de jeito nenhum que alguém a visse fraca e vulnerável. Eliza plantara no rosto uma expressão fria, inabalada, até mesmo entediada, como se ela só estivesse ali passando o tempo até...

Ela estremeceu, revoltada com a simples ideia de que se dispusera a fazer aquelas pessoas pensarem que ela estava ali porque Thomas seria libertado em poucos dias. Que ela não conseguia ficar distante. Que ainda estava firmemente sob o feitiço dele. Era uma farsa, mas nem sempre fora, e isso era o que mais doía.

Ela jurara partir daquele lugar e nunca mais retornar. Saíra do tribunal aliviada, mas com tanta vergonha, atravessando aos trancos e barrancos a multidão de repórteres, recusando-se a dizer uma palavra ao menos. Nem mesmo um "sem comentários". O que havia para ser dito? Ela já expusera seus pecados perante Deus, juiz e júri e não faria aquilo novamente. Jamais.

A não ser por uma cruel virada do destino... Não. O destino não tinha culpa. A culpa era unicamente de Thomas. Fora ele quem tramara sua libertação. Contudo, fosse como fosse, aquela promessa tão antiga de deixar Thomas, aquela cidade, tudo para trás e nunca mais pensar naquilo fora destruída. Agora, Eliza estava no meio da cidade, diante do tribunal, imagens reprimidas havia muito vindo à tona com uma clareza cruel.

Naquele dia, ela carregara apenas uma bolsa de viagem contendo todas as suas posses, o pouco dinheiro que ela tinha enfiado no bolso. Ela caminhara e continuara caminhando, sem olhar para trás uma vez sequer. Não olhara para a lanchonete onde tudo começara. Nem quando passara, cansada, pela placa indicando os limites da cidade. Ela olhara apenas para frente, sem nenhum destino definitivo em mente. Seu único objetivo fora ir para o mais longe possível, o mais rápido possível e tentar loucamente deixar para trás tudo que aquela cidade representava. Tentar esquecer. E perdoar a si mesma. Ela fora incapaz de fazer qualquer dessas coisas. *Especialmente* agora.

Ela caminhara durante dias, os dias se transformando em noites e retornando lentamente mais uma vez para a luz. Apesar de seus esforços de esvaziar sua mente e bloquear a lista de atrocidades que Thomas cometera, soara como se o representante do júri tivesse berrado o veredicto de cada crime, um mais aterrorizante do que o outro. Ela *ainda* ouvia essa voz em seus pesadelos, ecoando sem parar. E a enojava agora tanto quanto enojara na época. Porém, ainda pior do que conviver com pesadelos incessantes era saber que ela *não* era a vítima que fora descrita no tribunal. As verdadeiras vítimas eram as mulheres que Thomas maculara, degradara, violara e assassinara de forma grotesca e desumana, e eram *elas* que mereciam justiça. Não Eliza. Ela merecera o mesmo castigo que fora dado a Thomas. Naquele exato instante, ela devia estar na cadeia, sentenciada a passar o resto da vida atrás das grades.

Pois ela era culpada do pior crime de todos. Burrice. Ingenuidade. Ignorância proposital. E uma latejante necessidade de amor e aceitação, como apenas uma jovem vulnerável seria capaz de fantasiar e desejar as coisas que nunca recebera. Coisas que ela desejara muito mais do que a verdade. Ela não *quisera* a realidade. Sua realidade era deplorável, sem esperança, amor ou aceitação. Coisas que Thomas tinha lhe oferecido e às quais ela se apegara com um ardoroso desespero. Ela fora absoluta em sua crença de que ele era um bom homem e que estava sendo interrogado e investigado de forma equivocada. Ela estivera determinada a fazer *qualquer* coisa para provar a inocência dele, pois, se ele não fosse inocente, ela perderia o mundo de fantasia no qual mergulhara de forma tão inconsequente. Ela se apegara tão profundamente à negação que convencera a si mesma de que nada daquilo era real. A não ser o amor de Thomas por ela. Eliza se agarrara a isso e apenas a isso, recusando-se a enxergar o que estava tão pateticamente óbvio para todos, *menos* ela. Porque ela *escolhera* a negação. Recusara-se a retornar à realidade. Seu crime fora essa escolha, pois, no fundo, ela soubera que não era real e não se importara. E sua negação e seu desespero egoísta pelo amor haviam condenado mulheres inocentes à morte.

Thomas não a amara. Ele não era *capaz* de algo tão lindo e altruísta. Fora necessário que ela testemunhasse as coisas depravadas que ele fizera com uma mulher inocente para que Eliza se visse obrigada a reconhecer a completa idiota que fora. Deus, como ela fora ignorante em relação ao amor naquela época... uma vida inteira atrás! No entanto, agora, ela já testemunhara o que era o amor de verdade. E finalmente entendia. Conhecia-o pelo que ele era *de fato*, e não uma perversão deturpada, manipuladora e doentia na qual ela estivera imersa no passado. Uma fonte horripilante e infinita de vergonha da qual ela jamais escaparia. Contudo, *naquela* época, ele penetrara na mente dela e vira cada anseio, cada desejo, cada sonho e vontade. Em seguida, ele lhe dera exatamente o que as fantasias nada realistas dela tinham querido. Ela fora um alvo fácil, e Thomas não precisara fazer qualquer tipo de esforço para dobrá-la à sua vontade.

Ela estremeceu, puxando as mangas de sua jaqueta e finalmente pondo o capuz para cobrir a cabeça quando uma gelada chuva de primavera começou a cair levemente. Não havia mais nenhuma necessidade de garantir que ela fosse percebida e reconhecida. Dali a poucas horas, toda a cidade saberia de sua chegada. E Thomas também estaria sabendo que ela estava ali.

As lágrimas se acumularam, e, pela primeira vez, Eliza não as conteve, não se recusou a libertá-las. Elas simplesmente se misturaram à chuva, disfarçadas pela água já mais forte que começara a cair. Ela não estava quebrando sua promessa de nunca mais permitir que alguém a visse chorar. Pois não havia como fazer a distinção entre as lágrimas dela e a chuva, e Eliza já não conseguia mais suportar o horrendo fardo sem extravasar.

— Me desculpem — sussurrou ela. — Eu não sabia. Isso não é desculpa. *Eu devia ter sabido.* Devia ter sido mais inteligente. Se tivesse sido, nenhuma de vocês estaria morta. Mas eu juro pela minha vida que não vou falhar como o sistema jurídico falhou com vocês... e comigo.

Ela sabia perfeitamente bem como o resto daquilo se desenrolaria agora que ela tomara sua iniciativa. As especulações explodiriam... e já estavam percorrendo a cidade. Ela continuaria enfrentando os mesmos desprezo e zombaria aos quais já fora submetida e a ser tratada como uma excluída.

Nada disso importava. A única coisa que importava era que *Thomas* ficasse sabendo que ela estava ali, e, assim que ele se tornasse um homem livre, ele não apenas saberia que ela viera, mas também saberia como encontrá-la. E Eliza não dificultaria isso.

Até lá, ela seria tratada da mesma forma como o próprio Thomas, com a diferença de que as pessoas dali sentiriam uma amargura ainda maior por ela, pois *ela* nunca pagara por seus crimes. Ela ficara livre, enquanto tantas outras mulheres haviam pagado o preço dessa liberdade.

Não era nada além do que ela merecia. Ela merecia algo muito pior.

Não importava muito o que pensassem dela. Mas, em breve... em breve, eles saberiam que a justiça fora finalmente feita, quando não apenas Thomas Harrington desse seu último suspiro, mas também quando Eliza morresse para levá-lo consigo ou passasse o resto de sua vida na cadeia.

Ela tivera apenas um curto tempo para se preparar, e *estava* preparada. Ela treinara e fora treinada pelos melhores e não temia a morte, se isso significasse que Thomas jamais pudesse machucar outra mulher. Contudo, ela não esperara se sentir tão dolorosamente vazia, sem alma e morta por dentro.

E tão solitária que chegava a doer.

Sabendo que estava apenas adiando o inevitável, Eliza deu as costas aos degraus do tribunal, recordando-se de outra imagem de quando ela saíra daquele local após a sentença, sendo cercada por repórteres, câmeras e microfones. Ela ignorara todos eles, desesperada para ir para longe de um lugar que lhe causara tanta vergonha, angústia e uma culpa de partir o coração.

Aquele, como tantos outros sonhos, atormentava-a à noite. Nunca era o mesmo duas vezes seguidas. Mas cada um a dilacerava pouco a pouco, noite a noite, levando sempre um pedaço da alma dela até que não restasse praticamente nada. Quando os pesadelos se tornaram demais para ela suportar, Eliza passara a simplesmente não dormir. Ao invés disso, ela permanecia acordada, bebendo café no piloto automático enquanto repassava sua missão, absorvendo cada detalhe, por mais ínfimo que fosse, e se planejando para cada situação concebível.

Aquilo estava arraigado em sua memória. Não havia como esquecer. Eliza seria capaz de recitá-lo letra por letra até o mais insignificante dos detalhes. No entanto, ela estudava suas anotações, e havia pilhas delas, como forma de redenção. Um lembrete a todas aquelas mulheres, dizendo que elas não haviam sido esquecidas. Não por Eliza. Jamais por Eliza.

Ela sabia cada um dos nomes delas. Se elas eram casadas, solteiras, se tinham família ou se, como ela, não tinham ninguém no mundo para notar a falta delas e ficar de luto pela perda. Eliza já escrevera pessoalmente cartas às famílias ou entes queridos de cada uma das vítimas, cartas que estavam prontas para serem enviadas. A qualquer pessoa que tivesse tido em sua vida uma daquelas mulheres vibrantes e lindas. E ela explicava que a justiça estava finalmente sendo feita e pedia desculpas por seu papel na loucura de Thomas. Ao menos as famílias das vítimas teriam uma confirmação, em vez de um amargo ressentimento por ele estar vivo e livre, enquanto suas amadas estavam mortas.

Aquelas cartas seriam enviadas pouco antes de ela acabar com Thomas, para o caso de ela não estar viva para fazer isso depois. Então, e apenas então, ela levaria a cabo sua cruzada, e *não* fracassaria, custasse o que custasse, mesmo que ela fosse destruída com ele. Nos mais profundos e escuros recônditos do que restava da alma dela, Eliza *queria* um descanso final, a liberdade final do opressivo fardo que passara tanto tempo carregando.

Envolvendo-se mais firmemente com a jaqueta para se proteger da chuva, que já estava bem mais fria, ela caminhou lentamente de volta à lanchonete, tendo terminado seu trabalho naquele dia. Era hora de esperar. E imaginar a sensação de redenção de quando Thomas Harrington deixasse de existir.

Ao fim da rua, havia uma caixa de correio. Uma forte pontada de dor dilacerou o peito dela quando Eliza se recordou das cartas que enviara a Gracie. Ela as enviara do Kansas, fazendo uma rota indireta até o Oregon, para que ninguém fosse capaz de rastreá-la e com a intenção de que qualquer um que fosse atrás dela acabasse rumando na direção errada. E iriam atrás dela. Porém, enquanto eles estivessem correndo atrás de um rastro falso no Centro-Oeste, ela estaria no Oregon, fazendo o que já devia ter feito muito tempo antes.

Não era a coisa mais inteligente a se fazer, mas Eliza não podia desaparecer da face da Terra e deixar Gracie pensando que ela estava com raiva dela. Eliza devia isso a ela por ter salvado sua vida. E ela não mentira para Sterling em relação à surpresa envolvendo a escola de Gracie para crianças pobres. Ela deixara todas as suas economias para a causa de Gracie, pois não teria nenhum uso para elas, já que estaria morta ou na cadeia.

Sua carta fora uma despedida, e uma despedida nada sutil. Ela pedia a Gracie para dizer a Tori, Ari e Ramie que ela as amava e as considerava suas mais queridas e únicas amigas e fazia apenas um pedido em relação aos colegas de trabalho delas. Ela pedia a Gracie para dizer a eles que ela lamentava muito por tê-los decepcionado, por ter falhado com eles. Para Dane, contudo, Eliza incluíra um envelope menor, lacrado, e pedira para que Gracie o entregasse pessoalmente ao parceiro, ao melhor amigo que ela já tivera.

Eliza fechou os olhos e encurvou o corpo, protegendo o rosto da chuva enquanto começava o caminho de quase um quilômetro a pé até a casa que alugara. Um hotel não era uma opção, e a cidade tinha apenas uma velha pensão e um motel, que ela não ficara surpresa ao ver que ainda devia estar sendo usado para noites de sexo e abuso de drogas, onde traficantes e compradores se encontravam e, por um preço, a gerência fazia vista grossa. E, como o estabelecimento era de propriedade do cunhado do chefe de polícia, não havia muita preocupação com a possibilidade de uma batida policial lá.

Certa vez, depois de sair tarde da lanchonete, às duas da manhã, para andar até a casa da velha senhora da qual ela cuidava durante o dia, ela fora bloqueada por dois viciados, absurdamente drogados e querendo uma vítima fácil para estuprarem. Eles já tinham reservado um quarto naquele horrendo motel e estavam esperando nas sombras até que ela cruzasse o caminho deles.

Thomas, que vinha cortejando Eliza há várias semanas, surgira do nada e rapidamente deixara os dois viciados morrendo de medo, ameaçando destroçá-los se eles ao menos olhassem novamente para Eliza.

Thomas tinha um jeito tranquilo. Ele não parecia ser forte a ponto de derrubar alguém, muito menos dois viciados que estavam drogados sabia Deus com o quê. Mas havia algo na postura dele, na absoluta confiança e na determinação que fazia os outros se afastarem dele. Os homens, na verdade.

As mulheres ficavam totalmente encantadas com ele, e Eliza não fora diferente. Ela achara loucamente romântico e meigo que ele a defendesse de forma tão feroz e, em seguida, colocasse-a sob sua proteção, jurando que nada de ruim jamais aconteceria a ela. Assim, ele jantara na lanchonete na maioria das noites e ficara sentado num canto até Eliza sair. Depois, ele a acompanhava até a casa da mulher de quem ela cuidava, dando a Eliza instruções rígidas para que ela descansasse e tomasse cuidado.

Ah, como ela fora um alvo fácil! Mesmo sem as habilidades psíquicas dele, ele a teria manipulado com facilidade. Não era difícil que uma jovem que não tinha nada e nunca tivera nada fosse conquistada por um lindo homem mais velho que parecia se importar de fato com ela e respeitá-la. Ele era a representação de tudo que ela nunca tivera, que nunca esperara ter, mas que queria com todas as forças de seu romântico e jovem coração.

Ele fora o perfeito cavalheiro, jamais agindo de forma inadequada. Por outro lado, ele tinha a vantagem de saber o que ela estava pensando, de conhecer seu cinismo e suas dúvidas. Por isso, ele sabia exatamente o que não fazer para que ela não perdesse a fé nele. Eliza jamais tivera chance depois que ele a definira como alvo. Toda ação, movimento, pensamento ou gesto fora cuidadosamente orquestrado, lendo o que ela mais temia e o que mais desejava diretamente dentro da cabeça dela.

Se ao menos, na época, ela tivesse sabido que, quando algo parecia bom demais para ser verdade, perfeito demais, provavelmente, era mesmo. A mulher que ela era agora jamais seria convencida ou manipulada. Ela identificaria as mentiras antes mesmo que um homem como Thomas abrisse a boca.

Por causa disso, ela desprezava homens encantadores e educados e os evitava acima de todos. Fora por isso que ela demorara consideravelmente, e precisara se esforçar, para baixar a guarda com Dane e se permitir confiar novamente em alguém... num homem. Pois, por causa do seu jeito brusco, sua maneira de falar e sua natureza abruptas, Dane era a imagem da riqueza, poder e educação. Havia um ar de confiança que era tangível para qualquer um que ficasse perto dele.

Assim como... *Wade Sterling*. Droga, ela precisava parar de permitir que ele penetrasse os pensamentos dela! Os lábios de Eliza se curvaram para baixo só de ela pensar naquele cretino, em sua descarada chantagem e na loucura que ele fizera no apartamento. Fingindo que se importava. Por um milésimo de segundo, ela ficara convencida de que ele *estava* mesmo preocupado com ela e que *estava* furioso por ela não ter cuidado melhor de si mesma.

Eliza fez um som de desdém. Ela nunca mais cairia naquela farsa. Certas lições eram esquecidas depois de aprendidas. Outras ficavam marcadas tão profundamente que chegavam à sua alma, jamais sendo descartadas e, certamente, nunca sendo repetidas.

Ela não duvidava de que ele se sentisse atraído por ela ou que ao menos sentisse uma boa dose de desejo, mas talvez ele ficasse excitado com mulheres que o rejeitavam. Quem podia saber, com um homem daquele? Contudo, querer fazer sexo e se importar com a pessoa não ficavam na mesma esfera.

Assim como Dane, Sterling irradiava a mesma riqueza, poder e educação, mas com um toque mais rústico. Ela nunca conseguira identificar o que era exatamente até então, mas, agora, Eliza se dava conta de que não era uma educação treinada. Ele simplesmente não dava a mínima. Era simplesmente muito confiante, e toda aquela arrogância fazia Eliza querer esfaquear alguma coisa. De preferência, ele. Dane tinha uma atitude semelhante, no sentido de que não dava a mínima para o que as pessoas pensavam dele. No entanto, ele faria de tudo pelas poucas pessoas com as quais se importava. Eliza não fazia ideia de quais eram os objetivos de Sterling e também não queria descobri-los.

Ambos os homens eram perigosos, e qualquer um seria louco de pensar o contrário. A testa dela se franziu, pois, honestamente, eles eram muito semelhantes de fato.

Sendo assim, por que ela confiava sua vida a Dane, amava-o como a um irmão e o protegia, sem fazer qualquer pergunta, jamais, e, no entanto, bastava ver Sterling para que ela ficasse imediatamente irritada?

No início, Eliza encontrara uma grande fonte de diversão em irritá-lo, mas, então, ele começara a retribuir, e ela parara rapidamente. Ela já perguntara a si mesma mil vezes. Sem querer, ela o teria incentivado? Ele achava que o fato de ela ofendê-lo e fazê-lo baixar a bola era a maneira dela de flertar? Ele achava que ela estava dando em cima dele? Ainda pior, ele achava que ela estava interessada por causa do dinheiro e das claras conexões dele?

A última coisa que Eliza queria era se envolver com um homem. Especialmente um homem como Wade. Ela não tinha sido páreo para Thomas, e o tempo e a distância tinham lhe dado bastante perspectiva, e a realidade era que Thomas não era tão habilidoso assim. Ela simplesmente estivera solitária, sedenta por contato humano. Ela quisera amor. Se não tivesse sido pelas habilidades psíquicas de Thomas, ele teria fracassado retumbantemente em sua tentativa de seduzi-la... ao menos era nisso que ela insistia, como forma de se consolar. E, se ela estava andando ensopada na chuva, admitindo que não fora páreo para Thomas, o que isso dizia a respeito das chances dela contra Sterling?

Ele a devoraria viva e a cuspiria em pedacinhos, com ou sem habilidades psíquicas. Sem dúvida, ele enxergara bastante a realidade do que se passava dentro dela na época em que ele se irritava. Portanto, o homem era intuitivo, e subestimá-lo seria uma burrice sem tamanho. Contudo, Eliza já sabia de tudo isso. Ela simplesmente criara o hábito de jamais ficar perto dele, para que ela pudesse viver numa abençoada ignorância. Uau, aparentemente, certas lições *nunca* eram aprendidas. Ela balançou a cabeça irritada porque, mesmo agora, a milhares de quilômetros de distância, Sterling continuava mexendo com ela tanto quanto Thomas mexera. Obviamente, o problema não eram os homens. Era *ela*. Ela era a louca naquela história e claramente precisava ter um letreiro em neon na testa com os dizeres *ingênua* em letras grossas, pois ela sempre atraía os pervertidos e os babacas; e Sterling se enquadrava na segunda descrição. Ou talvez na primeira também. Como ela podia saber? Já estava estabelecido que o gosto dela para homens era deplorável.

Ao se aproximar da pequena casa de um quarto onde o centro da cidade se transformava em estradas rurais, campos abertos e casas e trailers espalhados pela paisagem, ela sentiu seu estômago se contrair e passou automaticamente a mão pelo peito, num esforço para aliviar o pânico e a ansiedade que clamavam para ser libertados e estavam cada vez mais difíceis de conter à medida que ela se aproximava do fim.

Propositalmente, ela desligara seu celular. Por dois motivos. Um: ela não era burra, e o simples fato de nem os Devereaux e nem Dane terem anunciado que os celulares fornecidos pela empresa estavam equipados com sofisticados dispositivos de rastreamento não significava que eles não estivessem. E, se ela os usasse, seria basicamente como ficar na praça da cidade com um berrante, anunciando ao mundo que ela estava ali.

O segundo era o fato de que, quando Gracie recebesse a carta de Eliza, se ela já não tivesse recebido, tudo iria para o inferno, e o telefone dela tocaria sem parar. O pedido de Dane para que ela mantivesse contato apenas com ele dera a Eliza os poucos dias necessários para concluir sua fuga antes que Gracie recebesse a carta. Nesse meio-tempo, ela devia estar recuperando sua compostura.

Eliza quase gargalhou, um sentimento sem sentido quando seu coração parecia estar se estilhaçando, pois ela *nunca* tivera compostura. Ela era quem era por necessidade e por causa daquela promessa que fizera tantos anos atrás. Ela convivia com esse lembrete todos os dias. Não havia uma noite ao menos na qual ela não pensasse em acabar de vez com Thomas, mas Eliza sempre parava por aí, pois o que aconteceria depois estaria fora do controle dela, e tudo que importava era que o mundo fosse poupado de mais um monstro.

Ela foi com passos pesados até o dilapidado chalé que o proprietário ficara muito feliz em alugar para Eliza ao longo da semana. No máximo, ela precisara de duas semanas, pois, agora, faltavam apenas dois dias para a libertação de Thomas, e ele iria atrás dela.

Quando Eliza destrancou a porta para entrar em silêncio, um som a afastou do opressivo peso de seus pensamentos, e ela reagiu de forma lenta, reconhecendo, impotente, que ela era inútil estando daquele jeito. Ela não estava de posse de nenhuma das habilidades e instintos que passara anos lapidando à perfeição. Como poderia ter esperanças de enfrentar Thomas e matá-lo implacavelmente a sangue-frio quando ela mais parecia um zumbi?

Ela levou a mão à faca que ficava escondida na manga de sua jaqueta. Era a única arma que ela podia levar à pequena área central da cidade sem chamar atenção para si mesma, e isso não estava na pauta... ainda.

Antes de desdobrar a faca e assumir uma postura defensiva, fortes e conhecidos braços envolveram o corpo dela, deixando-a efetivamente imóvel.

Sterling?

A força dele era algo surpreendente. Ela não era uma mulher de muita estatura, mas era forte para seu tamanho, e geralmente era rápida. Contudo, o poder emanava da grande silhueta dele, assim como o escaldante calor de sua fúria.

Então, o impensável ocorreu, penetrando lentamente a densa e viscosa massa de sua mente. Sterling. Ali. Em Calvary. Não apenas na cidade, mas na casa que ela alugara. *Visto* e *associado* com ela.

Um baixo gemido de angústia escapou da garganta de Eliza, pois, agora, se ela falhasse, mais uma pessoa seria acrescentada à lista das que Thomas mataria pelo imperdoável pecado de participarem da vida de Eliza, independentemente do papel desempenhado nela.

Os joelhos dela ficaram bambos, e ela desabou no chão, apenas para ser erguida e segura firmemente junto à musculosa muralha do peito dele. Ela pressionou as mãos no próprio rosto, sentindo as quentes lágrimas já escapando de seus olhos. Não, não, não! Ela não podia perder o controle agora. Não podia desmoronar. Não quando estava tão perto do momento mais importante. Ela precisava manter a compostura!

— Você precisa ir embora — disse ela, a tristeza pesada em sua voz. — *Rápido!* Saia antes que alguém saiba que você esteve aqui. Assim, ele nunca vai saber que você tem alguma conexão comigo.

Ela olhou diretamente nos olhos dele, erguendo o queixo, sem se importar com sua clara vulnerabilidade ou com a humilhação das lágrimas que enchiam seus olhos. E, desta vez, ela teve plena ciência do nome que usou.

— Meu Deus, *por favor*, Wade. Estou implorando. Salve sua vida, *saia daqui.*

nove

WADE ESTAVA TÃO PERPLEXO QUE tudo que ele conseguiu fazer foi puxar o trêmulo corpo de Eliza para o dele, ajustando sua posição para que eles não acabassem juntos no chão. Todo e qualquer pensamento de explodir com ela, dizendo o que ele pensava do sumiço dela, desapareceu imediatamente, porque ela parecia estar à beira de desmoronar por completo.

Isso se ela já não tivesse desmoronado. E, a julgar pelo que ele acabara de testemunhar, Wade diria que ela já estava mais do que *desmoronada*. Ela estava *destruída*. Algo doloroso e feroz se contorceu dentro dele, fazendo-o sentir um aperto no peito quando a fúria o atingiu como um maremoto. Não com ela, mas com o que tivesse feito aquilo com a mulher mais forte, irritante, consistente e *altruísta* que ele já conhecera.

Uma repentina culpa, outra emoção desconhecida, atingiu Wade com força quando ele se recordou das acusações que tinha feito a Eliza. Egoísta. Megera. Ingrata. Dissera que ela magoara Gracie ao se afastar. Ele devia ter imaginado, e imaginara, que ela não seria capaz dessas coisas. Devia ter imaginado que o fato de ela agir daquela forma nada característica significava que havia algo de *muito* errado.

Ela estava aninhada nos braços dele, encolhida ao máximo possível, como se quisesse desaparecer por completo, mas o que ameaçou fazê-lo perder totalmente o controle foi o fato de que havia lágrimas escorrendo pelo rosto dela, enquanto seu corpo balançava com violentos e silenciosos soluços de choro. Ela estava tremendo tanto que Wade precisou de toda a sua força só para manter sua pegada, já extremamente firme, nela.

Ele pensara estar preparado desta vez. Depois do choque do último encontro deles, quando ele vira pânico, vulnerabilidade e, por fim, *medo* nos olhos dela, Wade achara que as coisas não poderiam ficar piores. Entretanto, Eliza encolhida nos braços dele, sua fragilidade sendo transmitida em intensas ondas, e lágrimas escorrendo de forma ininterrupta, ensopando a camisa dele, tinham privado Wade de todo o pensamento racional. Até mesmo a pulsação dele estava palpitando, a dor atravessando seu peito enquanto ele testemunhava aquela imagem de partir o coração, aquela mulher linda e forte despedaçada em cacos de puro desespero.

Com as narinas bufando, ele ergueu a cabeça, seus olhos se semicerraram de ira. Ele fechou a porta com um chute e, em seguida, levou Eliza para o único cômodo da casa que não tinha janela. Ele precisava levá-la imediatamente para um local seguro, mas sua principal prioridade precisava ser...

Merda! Ele nunca se sentira tão impotente em toda a sua vida. Não podia negar que já saboreara e fantasiara com a ideia e com a sensação de tê-la finalmente em seus braços, a maciez dela fundida ao corpo dele, mas nunca com aquele preço tão alto. Não daquele jeito.

Destruída. E em tantos pedaços que Wade temia não ser capaz de remontá-la novamente.

Olhos muito apáticos e uma expressão de desesperança que ele jamais imaginara ver no rosto de Eliza.

Ele a queria em seus malditos braços porque *queria* estar presente e porque o embate de vontades entre eles explodira, e o desejo que *ambos* sentiam finalmente ganhara voz. *Não* porque ela não tinha mais para onde ir e porque, por acaso, ele estivera ali no exato momento em que ela desmoronara.

Ele não conseguiria permanecer inabalado e antagonizá-la propositalmente, fazendo o papel que ele fizera nos últimos meses. Wade afundou no pequeno sofá que ficava encostado numa das paredes e a envolveu ternamente mais uma vez em seu abraço. Contudo, mesmo tomando cuidado para ser delicado, sua pegada era feroz e implacável, não dando a ela nenhuma chance de fuga.

— Shhh, Eliza — sussurrou ele, seus lábios pressionados junto ao cabelo dela. — Está tudo bem. Você está em segurança agora. Estou com você. Não vou deixar que nada te faça mal. Se você não acreditar em mais nada, ao menos acredite que nunca vou permitir que ninguém faça mal a você.

Ela segurou a camisa dele com força, amassando-a em seus dedos ao cerrar o punho e enterrando o rosto no pescoço dele, a quente umidade das lágrimas dela molhando a sua pele. Foi como se meses, anos, uma vida *inteira* de medo, tensão e pressão tivessem se libertado depois de ser tão firmemente contidos. Ela estremeceu, seu corpo inteiro tremendo violentamente com a força de seus soluços de choro. No entanto, o silêncio era tão macabro que o enervava. As lágrimas dela molhavam o pescoço dele, onde o rosto de Eliza ainda estava firmemente plantado, sua pegada nele tão feroz quanto a dele nela.

Estava claro que ela se disciplinara a se conter, a jamais permitir que ninguém enxergasse além de suas barreiras meticulosamente construídas, que, mesmo na tristeza, a força de vontade dela se recusava a permitir que ela fizesse um único som. Ainda pior foi pensar que ela nunca tivera ninguém com quem contar, pois Wade não conseguia imaginá-la expondo tanto de si mesma nem mesmo para seus colegas de equipe. Pessoas nas quais ela *confiava*. E, obviamente, nem mesmo a Dane, pois Dane estava apenas "preocupado" e não fazia porra de ideia nenhuma da seriedade daquela situação.

Ele passou os lábios pelo topo da cabeça dela até que eles tocassem sua testa. Wade acariciou a têmpora dela com o rosto, murmurando sons tranquilizantes, pois ele não sabia mais o que fazer, a não ser mostrar a Eliza que ela não estava sozinha. E as lágrimas dela... Deus, as lágrimas dela o dilaceravam como uma faca, fazendo seu coração de contorcer se uma forma como ele jamais vivenciara.

— Querida, você está partindo o meu coração — sussurrou ele junto à sua testa.

E estava mesmo. O coração dele parecia prestes a explodir de seu peito. Ele sentia cada soluço nas profundezas de sua alma. Toda vez que os ombros dela se erguiam e baixavam era como um soco no estômago.

Wade ficou tenso quando ela levantou a cabeça, temendo que ela tentasse fugir, mas Eliza se recostou lentamente, fazendo seu olhar atormentado encontrar o dele. Ele se encolheu ao ver a pura tristeza refletida nos olhos dela. Deus. Com o que ela vinha convivendo, e *quanto* tempo fazia? Aquilo teria algo a ver com o rapto e a tortura que ela sofrera? Não, o instinto de Wade lhe dizia que aquilo era muito mais profundo, muito mais antigo, o que significava que ela vinha carregando seu fardo sabia-se lá havia quanto tempo. E isso aumentou ainda mais o buraco dentro do coração dele.

Ela fechou os olhos, e uma nova trilha de lágrimas escorreu por suas faces, o que o dilacerou profundamente. Wade ajustou seu corpo para que ela permanecesse em seus braços, mas ele pudesse segurar o rosto dela, suas palmas passando sobre a pele molhada.

— Eliza, fale comigo. Está claro que você não quer falar com as pessoas que você ama, em quem confia. Então, fale com alguém que *não* importa. Fale *comigo*. Mas, pelo amor de Deus, você precisa libertar esse veneno que está infestando você. Senão, você vai ser consumida de vez por ele.

— Eu já fui — sussurrou ela.

Ele quase não ouviu a fraca resposta dela, e, quando ela finalmente foi absorvida por Wade, a pulsação dele aumentou. O suor surgiu em sua testa com o caráter derradeiro e derrotado das palavras dela. Eliza não era propensa a dramas e reações exageradas. Ela dizia o que pensava e não costumava choramingar e nem reclamar. Droga, em toda a sua vida, ele nunca conhecera uma mulher que fosse tão determinada quanto ela a não demonstrar qualquer tipo de fraqueza, e era por isso que aquela explosão o estava deixando com muito medo, porque Eliza preferiria morrer a permitir que aquela confissão sussurrada passasse por seus lábios.

E a resignação na voz dela quando ela finalmente falara?

Um calafrio desceu pela espinha dele, um estranho contraste com o suor em sua testa. Pois o tom submisso e apático de Eliza era o som de alguém que já havia desistido. Que já aceitara o inevitável... fosse lá o que fosse para ela. E Wade já havia entendido que ela fugira feito louca de Houston, não por não confiar em seus parceiros, mas por estar protegendo as pessoas que ela amava, o que significava que fosse lá o que estivesse acontecendo era encrenca das sérias. O tipo de encrenca pelo qual ela estava disposta a se sacrificar para proteger as pessoas que importavam para ela.

A DSS desmantelara toda a organização que causara tanto estrago em tantas vidas, especialmente as das mulheres da DSS. *E* a Wade, droga. O jogo terminara. Ele estava tomando posse do que lhe pertencia... já tomara posse. Eliza era *dele*, e Wade enfrentaria até o próprio diabo antes de permitir que fizessem mal a ela novamente. Por isso, se os desgraçados que a tinham torturado e, depois, quase a matado no ataque tinham sido destruídos e não representavam mais nenhuma ameaça, quem a estava ameaçando agora? E, se não tinham sido aqueles filhos da puta doentios e sádicos que a tinham deixado com medo e feito com que ela recuasse, fosse lá o que estivesse acontecendo *agora* não era nada bom. Era do pior tipo de coisa ruim. Porque, se os instintos dele estivessem corretos, aquilo era algo bem antigo, e os instintos de Wade nunca o guiavam na direção errada. Eliza era destemida. Destemida até demais, e nada a assustava e nem a intimidava. Até então.

Se aqueles escrotos não haviam conseguido intimidar Eliza, e ela fora atrás deles como um feroz cão de guarda depois de ter sido torturada e sofrido *afogamentos simulados*, que merda poderia ser pior a ponto de aterrorizá-la daquele jeito?

O corpo de Eliza perdeu as forças, e ela ainda estava tremendo. Linhas de fadiga marcavam seu rosto, fazendo Wade se perguntar se ela dormira desde a última vez que ele a vira. Aliás, era provável que ela já não viesse dormindo desde *antes* da última vez que ele a vira. Ela parecia frágil em seus braços, e Eliza *não* era uma mulher frágil. Ele duvidava até mesmo de que ela estivesse comendo, pois ele conseguia sentir o peso que ela perdera. O cansaço dela o atingiu com tudo. Estava evidente nos olhos, no rosto, no corpo dela.

Aquilo o preocupou, e ele não costumava se preocupar. Ele não temia nada e já aceitara havia muito que o que havia de ser seria, mas a fria mão do terror o segurou pelo pescoço, e ele se deu conta de que não estava apenas com medo. Estava aterrorizado. Ele não tinha como lutar contra o que não podia enxergar, tocar ou conhecer, e, por Deus, ele descobriria o que deixara Eliza com aquele medo enlouquecido antes mesmo de o dia terminar.

— Vamos embora daqui — falou Wade firmemente. — E, depois de cairmos fora dessa bosta de lugar, quando eu tiver a garantia de que você está em segurança, você vai me contar o que está acontecendo. E estou falando de tudo, Eliza. E, durante essa conversa, você vai comer, nem que eu tenha que segurar você e enfiar a comida pela sua goela abaixo. Depois, você vai descansar, porque está claro que você não dorme há semanas.

O queixo dela se ergueu. O gesto, porém, não continha sua tenacidade de costume.

— *Você* vai embora, Wade — disse ela apaticamente. — Eu, não. Eu *não* vou ser responsável por outra morte. Nunca mais. Tenho tanto sangue nas mãos que elas nunca mais vão ficar limpas, e eu não vou acrescentar o seu de jeito nenhum. Você precisa ir embora e esquecer até mesmo que eu existo. Você não me conhece. Nunca me conheceu. Vai esquecer *tudo* sobre mim.

A irritação dele explodiu, e ele ficou furioso por ela estar tão determinada a protegê-lo. Havia tantas partes sem sentido naquela afirmação que Wade nem ao menos sabia por onde começar. Sangue nas mãos dela? Ele só conteve sua língua para não atacá-la e exigir respostas às dezenas de perguntas que infestavam sua mente porque temia fazê-la perder o controle de vez. Ser razoável não funcionaria com ela. Isso já estivera claro até mesmo *antes* de ela desmoronar, momentos atrás. Ele vira a falta de racionalidade dela quando ela partira velozmente de seu apartamento, deixando-o estirado na pista de concreto da garagem.

Ele não tinha tempo para ir com calma e tratá-la com o suave toque com o qual ele queria tanto tratá-la. E, depois de ouvir aquelas merdas absurdas que ela acabara de dizer, Wade tinha muitas perguntas para as quais queria respostas, mas sua principal e única prioridade no momento era garantir a segurança dela. Por isso, ele fez o que fazia de melhor. Assumiu o comando da situação.

Antes que ela pudesse dizer ou fazer qualquer outra coisa, ele firmou seus braços em torno dela, levantou-se abruptamente e foi até a porta da casa.

— Como assim?! — berrou ela, batendo com o punho no peito dele.

Graças a Deus! Aquela era a Eliza que ele reconhecia. Ela não se perdera demais. Ainda. E ele precisava ter isso em mente e lidar com ela com cuidado, mesmo não lhe dando nenhuma escolha.

— Cale a boca — disparou ele. — Você vai comigo. E, se eu precisar algemar seu punho no meu, juro por Deus que vou fazer isso.

O olhar dela ficou suplicante, e aquilo o irritou *de verdade*, pois ela nunca pedia nada. E certamente não implorava, e tudo na expressão dela, em seus olhos, estava implorando, deixando Wade tão furioso que ele quis socar uma parede.

— Wade, por favor — disse ela, seu tom ficando urgente. O desespero lampejou em seus olhos. E o pânico. Ele conseguia ver as engrenagens funcionando dentro da mente dela enquanto ela lutava para encontrar uma maneira de sair daquela situação.

Quatro vezes. Ela havia usado o primeiro nome dele quatro vezes, e Wade gostava muito disso, mas não nas circunstâncias em que ela o usara. Ele queria que ela o chamasse de Wade por eles estarem se tratando de forma mais íntima, não por ela estar desesperada, assustada e desmoronando. Ela podia tentar dar um jeito de evitar que ele se incluísse naquela situação. Ela era teimosa, mas ele era ainda mais. Ela podia pensar quanto quisesse.

Uma pena. Ele ainda podia ser delicado, um *babaca* delicado, e chegar ao cerne daquela confusão. Ela poderia odiá-lo quanto quisesse, contanto que estivesse viva para fazer isso.

— Você não faz ideia de onde está se metendo — disse ela com uma voz aterrorizada que serviu apenas para alimentar o inferno que já ardia dentro dele. — Ele vai matar você, Wade. Você *nunca* devia ter vindo para cá! Se tivesse ficado em Houston, ele não saberia que você tinha qualquer associação comigo. Não posso permitir que mais pessoas morram por minha causa. Não *posso*.

O desespero dela o dilacerou, e Wade precisou se preparar para ser um canalha e passar por cima das vontades dela quando ela estava no fundo do poço, quando tudo que ele queria de fato era simplesmente abraçá-la e reconfortá-la. Tratá-la com o toque delicado que ela merecia, um toque que ele ansiava por dar. Contudo, não à custa da vida dela, e ela não se sacrificaria por ele de jeito *nenhum*. Ela achava mesmo que ele se esconderia atrás dela e permitiria que ela sofresse por ele? Se fosse esse o caso, Eliza não o conhecia muito bem, mas Wade logo remediaria isso.

Ele cerrou os dentes e a colocou de pé no chão, ao lado do veículo que ele estacionara nos fundos, para que ela não o visse de imediato. Sem dizer nada, ele segurou um dos punhos dela firmemente, enquanto abria a porta do carona com a outra mão.

Quando ela começou a resistir, ele a puxou para junto de seu alto corpo, seus braços como tiras de aço em torno da fina cintura dela.

— Não resista a mim, Eliza — falou ele seriamente. — Você não vai vencer, e eu não vou recuar. Alguém precisa proteger você, porque, claramente, *você* não está fazendo isso. E, se acha que vou permitir que você seja um bode expiatório sendo levado de forma submissa para o abate para proteger todo mundo, pode esquecer isso logo, porque não vai acontecer. O que *vai* acontecer sou eu levando você para um lugar seguro e você comendo. Depois, vamos ter uma longa conversa, e, em seguida, você vai dormir um pouco. Vou sedar você se for preciso. Então, não teste minha paciência, porque ela está por um fio *muito* fino.

Ela abriu a boca, e Wade pôs prontamente a mão sobre ela, empurrando Eliza para dentro do veículo. Usando o braço em torno do corpo dela para mantê-la ali, ele estendeu a outra mão para dentro do porta-luvas e retirou um par de algemas.

Eliza ficou boquiaberta; seus olhos se arregalaram de perplexidade.

— Você não pode ter achado que eu estava blefando, Eliza. Vamos. A esta altura, você já me conhece melhor do que isso. Quando foi que fiz ameaças sem intenção de cumpri-las?

Ele prendeu uma algema no punho esquerdo dela e, em seguida, prendeu a outra no console central. Então, recuou, deixando-a com uma expressão chocada e tão derrotada que Wade precisou de todas as suas forças para não perder a compostura ali mesmo. Ele contornou para o lado do motorista, inspirando fundo, tentando se recompor ao se sentar no banco.

Ele não perdeu tempo para pôr o máximo de distância possível entre o lugar onde ela estivera e o lugar aonde ele a estava levando. Para a surpresa dele, ela não disse nada. Ficou completamente paralisada, seu olhar rigidamente fixo à frente, o maxilar contraído fortemente.

Um suspiro de alívio quase escapou dele. Ao menos ela não estava mais chorando. Com uma Eliza rabugenta e irritada, ele era capaz de lidar. Contudo, Wade não tinha ideia do que fazer com uma Eliza frágil como uma casca de ovo. Uma Eliza chorosa, vulnerável e aterrorizada. Ele estava furioso; não com ela, ou ao menos não principalmente com ela, mas com o que, ou quem, instilara tamanho medo nos olhos dela, que subjugara a mulher mais forte que ele já conhecera.

Aproveitando-se do silêncio momentâneo dela e para tentar acalmar seus pensamentos macabros, ele pegou seu celular e ligou para o contato que já estava aberto, esperando.

— Aqui é Sterling — disparou ele. — Estamos chegando com tudo e ainda não faço ideia de com que estamos lidando. Portanto, certifique-se de que o local seguro seja seguro de fato, e quero seguranças extras na vigilância 24 horas. Ninguém, ninguém mesmo, deve chegar a menos de um quilômetro e meio sem que saibamos. E toda ameaça deve ser resolvida imediatamente.

— Positivo — falou Derek de forma curta, e a ligação foi encerrada.

Os homens de Wade, como ele próprio, eram de poucas palavras e muitos resultados.

Pelo canto do olho, Wade a viu olhá-lo fixamente, um misto de choque e uma expressão completamente embasbacada no rosto. Ele quase sorriu. *Aquilo* chamara a atenção dela.

— Quem você *pensa* que é? — sussurrou Eliza.

— O homem que vai manter você viva e garantir que ninguém, a não ser eu, toque num único fio de cabelo seu.

Ela puxou seu punho algemado raivosamente, suas bochechas se inflando quando ela bufou de ira. Ótimo. Ele precisava dela irritada. Viva. Lutando. Qualquer coisa, menos a mulher derrotada e resignada a seu destino que desmoronara diante dele.

Então, ela bateu com a parte traseira da cabeça no encosto do banco e fechou os olhos, soltando outro longo suspiro.

— Deus do céu, por que você se *importa* com isso? — resmungou ela. — Por que veio aqui? Você já deixou bem claro que eu fico abaixo da escória na sua consideração. Então, por que essa preocupação repentina?

— Parece que é um hábito que adquiri — disse ele tranquilamente. — Salvar sua pele. Pelo andar da carruagem, parecesse que isso vai se transformar num trabalho em tempo integral.

Ela virou a cabeça imediatamente e olhou com irritação.

— Meta uma coisa na cabeça, Sterling. Eu não sou da sua conta. O que faço ou o que não faço não é da sua conta. Você não tem nenhum direito de me prender contra a minha vontade.

Ele deu de ombros. Então, ela voltara a chamá-lo de Sterling. Ótimo, no sentido de que, por ora, ela recuperara a fúria que ele conhecia tão bem. Péssimo, porque ele gostava de ouvir seu nome nos lábios dela. E gostava muito. E gostaria ainda mais quando eles estivessem na cama, com ele bem dentro dela.

— Realmente, não dou a mínima para o que você pensa, Eliza. Meta *isso* na *sua* cabeça. Você não vai se livrar de mim. Então, esqueça. Talvez seja melhor ligarmos para Dane para saber a opinião dele. O que você acha? Tenho certeza de que ele ficaria interessado no lugar que você escolheu para passar as férias.

A cor se esvaiu do rosto dela, e, por um momento, Wade achou que ela fosse desmaiar. *Merda.* Sim, aquilo não tinha como piorar. Ele tivera noventa e nove por cento de certeza de que Dane não fazia a menor ideia do que estava acontecendo com Eliza. E, com aquela reação, o um por cento que ainda restava indefinido se juntou à unanimidade.

— Você não pode fazer isso — sussurrou ela. — Wade, *por favor*. Você não entende. Ele vai matar todos eles. Não está ouvindo o que estou dizendo? Porque eu *não* estou inventando essas merdas. Não estou exagerando e nem reagindo de um jeito desproporcional. Todos, estou falando de todos *mesmo*, com quem me importo, qualquer um que já tenha participado da minha vida de *qualquer* forma nos últimos dez anos vai *morrer*. Eu sou a *única* que pode evitar que isso aconteça. Você não tem *ideia* do que ele é capaz. Se você ligar para Dane, *todos* eles vão vir correndo para cá e ir diretamente para o túmulo. Mas não vai parar por aí. Ele vai atrás de Ramie, Ari *e* Gracie. E eu prefiro morrer antes de deixar que isso aconteça. *Você* quer que Gracie morra porque você está interferindo feito um babaca?

Wade gargalhou. Não conseguiu evitar.

— Você ficou louca? Acha mesmo que esse babaca, seja lá quem for, tem alguma chance contra *Ari*? Ela acabaria com a raça dele. Isso se ele conseguisse passar por mim e pelo resto da DSS.

Por que Eliza estava com tanto medo de um único homem? Ela não parava de falar "ele". O tempo inteiro. Como se ele fosse Deus, uma força indestrutível. Invencível. Intocável. E por que Dane e nenhum dos outros não *sabia* de nada sobre alguém que era uma ameaça a todos de quem Eliza gostava? Wade estava começando a pensar seriamente que Eliza ficara mais emocionalmente traumatizada por sua provação do que todos, incluindo ele mesmo, imaginavam, pois aquilo, ela, toda aquela maldita *história* soava simplesmente *maluca.* E a última coisa que Eliza era era louca. Ela era inteligente, capaz de cuidar de si mesma e de seus companheiros de equipe e tinha muita confiança.

Ao menos tivera até então.

Agora, porém, a Eliza que ele pensara conhecer não se parecia em *nada* com a mulher que o olhava fixamente com tristeza, pesar e *medo* nos olhos, o que o deixava dilacerado por dentro toda vez que ele via aquilo. E Wade se deu conta de que não a conhecia nem um pouco. Também estava aparente que nenhuma das pessoas com as quais ela trabalhava, nas quais confiava, pelas quais arriscava sua vida e que a protegiam, independentemente do risco que ela estivesse correndo, também não sabiam absolutamente nada sobre ela. Elas só viam o que Eliza queria que elas vissem.

Eliza tinha segredos, segredos profundos que ela nunca compartilhara com ninguém. E, ainda pior, ela tinha demônios que também nunca compartilhara com nenhuma alma viva. E, mesmo que fosse a última coisa que ele faria, ele descobriria cada um desses segredos *e* demônios. Depois, ele faria o que fosse necessário para acabar com o medo e as sombras tão evidentes nos olhos dela e cuidaria pessoalmente dos demônios que a atormentavam, sem dar a mínima se ela gostaria disso ou não.

dez

Gracie entrou no estacionamento do edifício no centro da cidade que abrigava a sede da DSS e pisou inconsequentemente nos freios, abrindo a porta antes mesmo de colocar o carro em ponto morto. Segurando o envelope em suas mãos suadas, ela saiu às pressas e rumou pra a escadaria correndo sem parar, deixando suas chaves, sua bolsa, tudo dentro do carro.

Ela sabia que todos estavam na sede naquela tarde para discutir um novo caso que eles assumiriam, o que era bom, já que ela não precisaria esperar que todos chegassem, mas ruim para o novo caso, pois Eliza era prioridade. Nada era mais importante do que salvá-la.

A ansiedade a dominou firmemente quando ela entrou no elevador, fazendo seus dedos se atrapalharem e apertarem o botão do andar errado, que, felizmente, ficava acima do andar da sede da DSS. Por isso, ela apertou rapidamente o botão certo e inspirou fundo, resistindo à ardência das lágrimas enquanto o elevador começava a subir.

Quando ela entrou com tudo na área de recepção, Zack estava esperando, uma expressão soturna e intensa em seu rosto. O que não era nenhuma surpresa, já que ele devia ter visto a chegada dela pelas câmeras de segurança e percebido que ela estava com problemas.

— O que houve? — exigiu saber ele, puxando-a para seus braços, todo o seu corpo rígido, as mãos e os olhos percorrendo o corpo dela, como se estivessem buscando algum sinal de ferimento.

— Onde estão os outros? — perguntou ela, ignorando a pergunta dele.

A expressão dele ficou confusa.

— Na sala de conferências.

— Vamos — disse ela firmemente, passando por ele.

— Gracie.

Ela o ignorou, lutando para manter o controle.

— Na sala de conferências! — berrou ela, seu corpo inteiro tremendo descontroladamente.

A expressão anterior dele, de preocupação e confusão, transformou-se numa expressão que deixaria com medo até mesmo a pessoa mais corajosa do mundo. Ele assentiu de forma curta, mas pegou a mão dela delicadamente e a seguiu na direção da sala de conferências.

Quando eles entraram, todos estavam lá, de pé, alertas, preocupados e desconfiados. Irritados. Não com ela, mas com fosse lá o que a tinha deixado daquele jeito. Gracie nem sequer reconheceu quatro dos homens, embora se recordasse vagamente de Zack ter falado de novos contratados.

O olhar dela encontrou o de Dane, e a expressão dele se abrandou, apesar de seus olhos estarem cheios de preocupação.

— É Eliza — disse ela de uma vez. Empurrando a carta na direção dele, Gracie falou: — Ela está numa missão suicida!

Então, ela se debulhou em lágrimas, já não conseguindo mais manter nenhum resquício de compostura.

Mesmo assim, Gracie não deixou de perceber o choque inicial refletido em todo o recinto se dissipando rapidamente numa fria fúria e nem o fato de que uma sensação tangível de uma dúzia de guerreiros alfa irritados e preocupados ardia e estalava no ar, como se uma chama tivesse sido acesa de fato.

E, estranhamente, Dane empalideceu, a culpa lampejando em seus olhos, e ele pareceu ter acabado de levar um soco na boca do estômago. Ele parecia completamente nauseado. Tão nauseado quanto Gracie ficara quando se perguntara se seria tarde demais, se Eliza já fora tirada das pessoas que a consideravam parte de sua família.

Dane pegou o envelope amassado da mão trêmula de Gracie, o pavor preenchendo toda a sua alma. Flashes da forma como Eliza vinha agindo antes de pedir um tempo de folga, férias que ele *sabia* que eram uma mentira, repetiram-se sem parar dentro da mente dele. A última conversa deles ecoou dentro dos seus ouvidos, e o fato de ele *saber*, droga, que Eliza não estava lhe contando tudo e a impotência que o dominara, a recordação de tê-la sentido escapulindo por entre seus dedos, de saber que ela estava se afastando, que vinha se afastando fazia dias até sua conversa oficial com ele no escritório.

O instinto dele nunca o guiava na direção errada, e Dane soubera que havia algo de errado, mas também soubera que estava de mãos atadas, pois não podia agir abertamente em cima desse conhecimento; do contrário, ele a perderia. Todos eles a perderiam. Ele ligara para Wade Sterling para que ao menos alguém ficasse cuidando dela. Todo esse subterfúgio fora por seu temor de perdê-la, e, se a reação de Gracie, sua afirmação franca fossem verdadeiras, ele a perdera mesmo assim.

Droga! Ele tomara uma decisão emotiva, e Dane nunca tomava decisões emotivas. Contudo, com Lizzie, ele fizera isso e estragara tudo. Ele ficou olhando fixamente, paralisado, para o envelope, com pavor de abri-lo, mas o tempo era crucial, e ele precisava saber o que eles estavam enfrentando. Precisava saber se era tarde demais para corrigir o maior erro de sua vida.

Ele segurou o papel de forma instável, suas mãos tremendo tanto que ele precisou de várias tentativas até conseguir retirar a carta do envelope e desdobrá-la para poder ler. Todos estavam tensos, alertas, na expectativa. Impacientes. Todos o olhavam fixamente e esperavam, todos temendo o pior.

Ele analisou rapidamente a caligrafia de Eliza, que costumava ser organizada, elegante, feminina. O que ele via agora eram palavras rabiscadas com pressa, praticamente ilegíveis, e Dane precisou lê-las várias vezes para entender. Ainda pior, em vários pontos, a tinta estava borrada e havia o que parecia ser uma minúscula mancha no papel, indicando que ela estivera chorando enquanto a escrevera.

Entretanto, quando ele se obrigou a olhar além da evidência da tensão dela e a passar pelos primeiros parágrafos confusos, *o que* ela escrevera finalmente se assentou dentro dele, e seu sangue congelou. Então, descongelou, pois Dane sentiu que ele abandonava seu corpo, sendo drenado como se ele tivesse sofrido um imenso ferimento que sugava sua energia vital.

Seus joelhos ficaram travados e se destravaram em seguida, suas pernas tremiam a ponto de ele se sentar novamente na cadeira onde estivera quando Gracie entrara com tudo na sala de conferências com uma expressão de pânico, aterrorizada, algo que nunca ficava bem em mulher nenhuma.

Vagamente, ele percebeu as reações de seus homens, um misto de choque, pois Dane nunca perdia a frieza e ficava sempre estável sob pressão. Uma rocha. Inabalável. E a outra parte desse misto no rosto dos outros era de um medo avassalador e de preocupação, o que o abalou profundamente, paralisando todo o seu pensamento racional.

Então, o recinto explodiu num coro de perguntas perplexas, e gritos, e exigências de saber o que estava havendo. Ainda pior, justamente a pergunta para a qual ele não tinha resposta: *Eliza está bem?*

— Jesus — sussurrou Dane. Foi a única palavra que ele conseguiu dizer.

Então, ergueu a mão, pedindo silêncio, sendo prontamente atendido, todos os olhos voltados para ele, na expectativa, raivosos, preocupados, irritados. Eliza era dele, sim. Mas também era deles. Ela era a parceira dele. Mais próxima de Dane do que de qualquer outra pessoa da DSS. A única pessoa que ele permitira que se aproximasse. Ele a contratara. Treinara-a pessoalmente, embora suas habilidades já fossem impressionantes. Ele as lapidara e as deixara ainda melhores.

Contudo, ela também pertencia a todos os outros homens reunidos ali. Até mesmo a Dex, Zeke, Shadow e Knight, apesar de eles terem tido apenas uma oportunidade de encontrá-la antes de ela ter partido. A julgar pelas expressões deles, ela deixara uma marca, e, assim como os outros, eles não estavam nada felizes por não saberem de nada.

Caleb e Beau estavam cheios de fúria e avançavam lentamente na direção de Dane, os maxilares tensos, os olhos tempestuosos.

— Que merda está havendo com Eliza? — exigiu saber Beau, interrompendo fosse lá o que seu irmão estivera prestes a dizer, pois a boca de Caleb se abriu e, em seguida, fechou-se prontamente quando Beau explodiu.

— Supostamente, ela estaria de férias — disse Caleb, abrindo a boca novamente. — Ou você nos contou a história errada?

A insinuação de que Dane mentira para eles a respeito da folga de Eliza o irritou. Em qualquer outro momento, ele teria dito a Caleb exatamente o que pensava daquela insinuação, mas cada segundo desperdiçado com bobagens era um segundo durante o qual eles não estariam indo atrás de Eliza.

— Eu disse o que ela me disse — falou Dane de forma curta, recusando-se a relembrar a história toda. Especialmente agora, que parecia que nenhuma parte dela era verdadeira.

— É uma carta de despedida — disse Gracie, entre lágrimas, de onde ela estava, envolta solidamente pelos braços de Zack. — Ah, meu Deus, Dane. Ela não vai voltar, vai?

As palavras dela foram como uma faca no coração dele. Ele não conseguia imaginar o trabalho, a vida, sem Lizzie.

Gracie avançou rapidamente, sem esperar a resposta que ela já conhecia. Com a emoção pesada em sua voz, um claro nó se formando em sua garganta, ela disse para todos:

— Ela mandou um cheque junto da carta. Tudo. As economias dela. E me disse para usar na minha escola, que ela não precisaria disso aonde estava indo.

Apesar de ele ter lido as palavras, várias vezes, elas ainda perfuravam a alma dele, e, por um momento, Dane não conseguiu falar. Mesmo que ele quisesse falar, não saberia o que dizer.

Os outros inspiraram fundo, um desconforto pairando pesadamente no recinto com o macabro significado daquelas palavras.

— E aonde ela está indo? — perguntou Zack delicadamente, a preocupação forte em suas feições e em seu tom. Ele era outro que estava mantendo a compostura por um fio e, pelo bem de sua esposa, ele a estava tratando com cuidado.

— Não *sei* — disse Gracie, desesperada. — O selo postal é do Kansas. Ela falou de pecados e de sangue. Tanto sangue nas mãos dela que elas nunca mais ficariam limpas. Que ela não tinha nenhuma esperança de redenção, mas que tinha jurado vingança e também que jamais faria com que *ele* viesse até nós, o que significa que ela foi embora de Houston e não vai voltar nunca mais. Ela disse que ele jamais podia ficar sabendo de nós, que, se soubesse, todos nós morreríamos, e que *ela* preferia morrer a permitir que isso acontecesse. Disse que era tão culpada quanto ele, que tinha cometido pecados imperdoáveis e que o sistema jurídico tinha falhado com as vítimas, que tinha falhado com ela, e disse que ela não ia... que não podia... permitir que ele ficasse livre. Ela...

A voz de Gracie falhou, e uma nova torrente de lágrimas escorreu por seu rosto abatido. Ela fechou os olhos, as próximas palavras sendo ditas de forma tão dolorosa que foram sentidas por todas as pessoas no recinto.

— Ela me pediu para dizer que amava todos vocês. Que nós fomos a única família que ela teve na vida. Que fomos as únicas pessoas que a tinham amado e que ela garantiria que ele nunca fizesse mal a nenhum de nós ou a qualquer outra alma viva.

Por um instante, ela cobriu o rosto quando um soluço de choro escapou. Então, ergueu o olhar para Dane, seus olhos vermelhos, inchados e tão cheios de tristeza que era como se Eliza já estivesse morta. Como Gracie suspeitava de que ela estivesse... ou logo estaria.

— Quem é *ele*, Dane? — sussurrou ela.

— Precisamos encontrá-la. Já — disse Beau inexpressivamente.

Isaac e Capshaw assentiram firmemente. Os outros logo acrescentaram suas veementes promessas de fazer o que fosse necessário para trazer Eliza de volta para casa. Viva.

— Estou com um homem monitorando Eliza — falou Dane, rezando para que não fosse mentira. Rezando para que seus instintos a respeito de Wade Sterling não o tivessem guiado na direção errada e para que a tênue linha entre o preto e o branco que Sterling trilhava lhe permitisse liberdades que aqueles que seguiam as regras não tinham. E para que, naquele exato instante, ele ainda estivesse a segui-la o tempo inteiro. Deus do céu, que Sterling estivesse atrás dela!

— O quê?!

Ele não soube quem dissera aquilo, pois parecera ter vindo de todas as direções. Houve olhares confusos, acusatórios, aliviados.

— Eu sabia que estava tudo errado naquilo — resmungou Dane para si mesmo. — Droga, eu *sabia* que não era nada bom. Só nunca pensei que fosse *tão* ruim. Eu tinha que protegê-la, mas não podia deixar que ela soubesse disso, porque perderia a confiança dela. Todos nós a perderíamos e, *merda*, é justamente isso que pode acontecer de qualquer forma!

— Mas estamos todos aqui — falou Zack, claramente perplexo. — Quem você colocou atrás dela se estamos todos aqui?

Depois de Dane, Zack era a pessoa mais próxima de Eliza, e estava claro que ele não estava apenas confuso, mas também com raiva por não ter sido posto a par de algo que estava acontecendo com ela, de alguma preocupação e, sem dúvida, do fato de que Dane destacara um homem para segui-la. Um homem que não o próprio Zack.

— Por que você não me pôs para segui-la? — exigiu saber Isaac com um tom irritado. — Não tenho esposa e nem qualquer outro compromisso. Eliza é importante para todos nós, e você colocou alguém de fora da DSS para segui-la? O que passou pela sua cabeça?

Isaac tendia a ser tranquilo, mas ele ficava totalmente mal-humorado quando o assunto era a proteção das mulheres da DSS, incluindo Eliza. Ele tinha um senso protetor gigantesco, e, no momento, seu rosto estava marcado pela fúria... e pela preocupação. Aquele homem grande era reservado e não falava muito de si, mas era absoluto em sua lealdade às pessoas que ele jurara defender.

— Wade Sterling — falou Dane soturnamente.

— Como assim?! — urraram Isaac e Beau.

O recinto explodiu novamente, a raiva fazendo as paredes vibrarem. Mas Gracie pareceu aliviada e, pela primeira vez, um brilho de esperança surgiu em seus olhos.

— Preciso dar um telefonema. *Agora* — disparou Dane, pegando o celular enquanto falava.

E, durante todo tempo enquanto abria o contato de Sterling e levava o telefone à orelha, ele rezou em silêncio.

Ele devia ter feito o que seu instinto lhe dissera para fazer e a travado ali, jamais permitindo que ele ou a DSS a perdessem de vista. Ele nunca devia ter sentido tanto medo de perder a confiança, a lealdade e a amizade de Eliza, o amor dela, a ponto de recuar e chamar Sterling. Porque, mesmo que ela ficasse louca da vida, pedisse demissão e nunca mais falasse com ele, ao menos ela estaria viva para odiá-lo.

onze

Wade nunca se sentira tão aliviado por ver o olhar irritado, amotinado e beligerante de Eliza, que o direcionava para ele do outro lado da pequena mesa de café da manhã num local seguro a duas horas de Calvary. O punho dela estava algemado numa das pernas da mesa, o que significava que ela estava sentada mais para a beira, em vez de centralizada. E, como ele estava centralizado, eles estavam ligeiramente desencontrados no ângulo.

— Coma — ordenou ele, num tom que sabia que a deixaria irritada.

Se ele continuasse a deixá-la com raiva, talvez as chances de ela perder o controle novamente e chorar fossem menores, e isso a manteria concentrada nele, em vez de no inferno particular com o qual ela estava lidando. Além disso, se ela desmoronasse e começasse a chorar novamente, ele não tinha certeza de que ele próprio não perderia totalmente o controle. E agora, mais do que nunca, ele precisava manter o controle, pois não perderia aquela mulher feroz, embora infinitamente frágil, que lhe lançava um olhar mortífero naquele instante.

— Você está adiando o inevitável, Eliza — disse ele com uma irritação que ele nem sequer tentou esconder. — Se quiser ficar sentada aqui para vermos quem faz a cara mais feia um para o outro durante a noite inteira, tenho todo o tempo do mundo, mas você vai comer, e nós vamos conversar. E, depois, você vai dormir um pouco.

Ela baixou o olhar para o monte de comida no prato que ele pusera diante dela, e Wade conseguiu ver a fome que a acometia. Maldita mulher teimosa. Mesmo assim, isso ainda era melhor do que a alternativa. Ela nos braços dele, chorando com uma desesperança de partir o coração que ele nunca testemunhara em ninguém, muito menos nela.

— Você tem trinta segundos para atacar o prato antes que eu assuma o comando e dê a comida na sua boca. A escolha é sua.

A fúria fulgurou nos olhos dela, mas não do tipo bom de fúria que dizia a ele que ela estava sendo a Eliza que ele conhecia. Era uma fúria impotente, desesperançada, e Wade detestava fazer aquilo com ela. Ela odiava o fato de ter perdido seu antigo e impenetrável controle. Ele detestava ter sido obrigado a retirar isso dela. Detestava tirar as escolhas dela, pois o resultado era uma Eliza subjugada e derrotada, e não a mulher ardente, poderosa e destemida que era capaz de se virar em qualquer situação.

Provavelmente, ela achava que ele gostava daquilo. Que estava se divertindo. Provavelmente, ela se sentia loucamente humilhada por ele estar em vantagem e ela estar vulnerável. Ela estava totalmente enganada. Wade se sentia do pior tipo de canalha possível passando por cima dela como fizera. Ele gostava do espírito dela, de seu fogo, de sua confiança, de sua força. Gostava muito.

Ela fez uma expressão de raiva para ele pela última vez antes de pegar o garfo com a mão livre e começar a comer. Um fraco rubor subiu pelo pescoço dela enquanto ela olhava para a carne que ele cortara em pequenos pedaços para que ela pudesse comer com uma das mãos. Então, Eliza ergueu o queixo, e Wade não gostou nada do que viu nos olhos dela.

— Está se divertindo com isso? — perguntou ela em voz baixa. — Com a oportunidade de me derrubar do meu pedestal? De mostrar quem manda?

A resposta dele foi automática e explosiva.

— De jeito nenhum!

Ele soltou um palavrão e levou a mão à própria nuca, massageando-a de forma cansada. Ela não era a única que precisava de descanso. Ele não dormia desde a noite em que ela o deixara de bunda no chão da garagem dela antes de fugir a toda.

— Acha que eu gosto de ver você chorar, Eliza? Acha que eu gosto de imaginar você ferida, torturada ou morta? Acha que me diverti ficando preocupado feito louco porque não conseguia encontrar você e estava desesperado, achando que eu chegaria tarde demais? Acha que eu gosto de ver você desmoronar quando você é a porra da mulher mais forte que já conheci?

Um leve choque surgiu nos olhos dela. A mão de Eliza parou no meio do caminho entre o prato e a boca, a garfada caindo sobre a mesa.

— Coma — rosnou ele. — Temos muito a conversar, mas só vamos fazer isso depois que você limpar esse prato todo.

Surpreendentemente, ela obedeceu, concentrando-se subitamente na comida. E, quando ela começou a comer, as suspeitas dele se confirmaram; fazia tempo demais desde que ela tivera a última refeição decente. Ela comeu rápida e vorazmente, mas o que o incomodou foi o fato de ela não ter olhado em seus olhos nem mesmo uma vez.

Eliza já havia quase terminado o prato que fora preparado com comida suficiente para três refeições quando ela baixou lentamente o garfo e, de forma igualmente lenta, ergueu o olhar para o dele pela primeira vez desde sua explosão.

— Quero saber uma coisa — disse ela com uma voz que não continha raiva, desprezo e nem medo. Seu olhar estava inquisitivo enquanto ela o observava. Como se ela estivesse tentando interpretá-lo ou decifrar algum grande mistério.

Apesar de ter decretado que não falaria ainda, ele retribuiu o olhar de Eliza.

— O quê?

— Se você está tão preocupado com o meu bem-estar, por que me trouxe para cá, sem as minhas coisas, me deixando indefesa e sem nenhum meio de te proteger ou me proteger?

Os lábios dele se contraíram, e seus olhos se semicerraram. Ele conteve seu mau humor, a raiva e a frustração que tinham surgido no instante em que ela começara a falar novamente em protegê-lo.

— Em primeiro lugar, suas coisas estão aqui — disse ele, observando o repentino arco que as sobrancelhas dela formaram e as rugas que surgiram na testa dela quando a expressão de Eliza ficou perplexa. — Em segundo, preste bastante atenção, Eliza, porque você precisa entender isso, e precisa entender imediatamente. Você não vai me proteger. Você não vai se colocar na minha frente. Você não vai levar nada por mim. Sou eu que vou proteger você. Sou eu que vou manter você em segurança.

Por um instante, ele pôde jurar ter visto um pequenino lampejo de alívio e um relaxamento quase imperceptível dos ombros dela, como se, durante aquele único segundo, ela tivesse ponderado a veracidade das palavras dele e considerado a ideia de ter a proteção dele... e *gostado* disso. Contudo, aquilo desapareceu rapidamente demais para que ele tivesse certeza, e Wade também teve ciência de que aquilo podia ter sido apenas ele desejando algo impossível. Ele não tinha pensamentos desse tipo desde os 4 anos de idade, quando quisera poder ter tudo que as crianças normais tinham. Coisas como comida regularmente na mesa, e não batatas fritas velhas encontradas num saco numa lixeira. Roupas variadas. Não roupas que coubessem nele ou roupas da estação. Quaisquer roupas teriam sido bem-recebidas, em vez de ter que recorrer a roubar roupas que nem mesmo centros de caridade consideravam adequadas para serem distribuídas e que acabam indo parar no lixo deles. E, acima de tudo, pais que se importassem, ou simplesmente nenhum pai. E, como Wade jamais tivera esperança de que os pais dele dessem a mínima, ele desejara a segunda opção.

Um breve lampejo de diversão, indesejado e nada digno das coisas com as quais ele estava lidando no momento, surgiu na cabeça dele. Provavelmente, fora a recordação de seu desejo por duas coisas às quais a maioria das pessoas não dava valor, comida e roupas, que despertara seu pensamento atual.

Eliza o considerava um babaca arrogante e, bem, ela não estava errada, mas ele não era o canalha desalmado que ela devia pensar. Com a imaginação hiperativa dela, era provável que ela o imaginasse devorando criancinhas ou bebendo o sangue delas. Wade se perguntou o que ela pensaria se soubesse que ele financiava diversas organizações beneficentes, a maioria das quais cuidava de crianças com pais de merda e vidas de merda, crianças a quem faltavam as coisas das quais ele próprio fora privado.

Wade se obrigou a retornar ao assunto em questão e ao fato de que Eliza ainda o olhava com olhos confusos e anuviados pelo cansaço.

— Vamos ver se eu entendi direito — disse ela com a voz mais suave que já usara com ele numa conversa em que não estivesse vulnerável, desmoronando ou chorando. — Você me tirou algemada do lugar onde eu estava. Mas trouxe minhas armas...

— Seu arsenal, você quer dizer — interrompeu ele secamente.

Ela levantou a mão livre, ainda a olhá-lo fixamente com aquela mesma expressão questionadora.

— Você trouxe minhas armas. Mas não tem a menor intenção de me deixar usá-las, o que me deixa indefesa, assim como você. Você diz que eu sou a mulher mais forte que você já conheceu, mas, em seguida, diz que eu não vou proteger você jamais, que nunca vou me colocar na sua frente, que nunca vou levar nada no seu lugar e que vai ser você quem vai me proteger, e tudo isso enquanto eu estou novamente algemada, desarmada, enquanto somos as únicas pessoas aqui, seja lá onde "aqui" for, e você não está armado. Agora, dados esses fatos, por que raios eu acreditaria numa única palavra do que você está dizendo se nada do que eu vi dá qualquer credibilidade às suas afirmações?

Ela se preparou visivelmente. Wade a viu ficar tensa, pois ela achava que o deixara irritado. Por outro lado, Eliza tinha bastante prática nisso. Portanto, ele achou que ela não tinha culpa de supor equivocadamente desta vez.

Durante a última hora, ele falara mais do que costumava falar ao longo de dias, e estava claro que nada do que ele estava dizendo estava sendo compreendido por ela. Ele pegou seu celular, apertou um botão e, em seguida, falou:

— Deixe dois de prontidão. O resto pode vir até mim, e não deixem de trazer tudo.

A expressão de confusão dela se aprofundou, e Eliza enrugou o nariz enquanto olhava de forma ainda mais intensa. Ela já o olhara antes, mas não daquele jeito. Como se estivesse de fato tentando entendê-lo. Ela achava que o conhecia, ou que sabia de tudo que havia para saber a respeito dele, e, dentro da mente dela, Wade mudara abruptamente as regras.

Ele se levantou, abrindo a jaqueta que usava, que tinha placas de Kevlar entre a camada externa e o forro. Não era a proteção completa que um colete oferecia, era mais fina, mas bloquearia a maioria das balas de média a longa distância, e não estava óbvio que ele estava protegido.

Quando ele abriu ainda mais a jaqueta, as duas pistolas guardadas uma em cada lado de suas costelas, onde a jaqueta oferecia mais em termos de disfarce, ficaram à mostra. Ele se virou, levantando a jaqueta para expor uma terceira arma na cintura de sua calça, que tinha um coldre embutido para acomodar a pistola. Em cada lado do quadril, havia duas lâminas, uma de corte serrilhado, projetada para causar o máximo de estrago, e outra menor, uma faca leve que poderia ser lançada com precisão fatal e atravessar o peito, ou qualquer outra região vital, de um homem, ou que poderia ser usada em combate corpo a corpo, pois seu tamanho e seu design arrojado tornavam fácil deixá-la invisível na situação certa.

Ele apoiou a perna na cadeira da qual acabara de se levantar e levantou a perna da calça para revelar mais duas pistolas na parte interna, entre o tornozelo e o joelho. Então, fez o mesmo com a outra perna, mostrando armas iguais.

A calça dele era folgada e projetada para parecer que não tinha bolsos. Em vez disso, ela continha abas que se abriam do joelho ao quadril, e ele as abriu para revelar uma variedade de explosivos que, sem dúvida, impressionariam Eliza, já que o equipamento dele não podia ser conseguido fora das forças armadas, coisas que nem mesmo pessoas que não tivessem acesso de nível máximo sabiam que existiam.

Quando ele terminou sua demonstração, a porta da frente se abriu, e Wade se virou, gesticulando para os homens que entravam em fila indiana. Ele percebeu os olhos de Eliza se arregalando enquanto ela os observava. Sim, ela estava impressionada. E também estava se dando conta de que não estava lidando com o homem que ela pensava.

O arsenal dele superava o dela, pois ele se certificara disso antes de procurá-la do outro lado do país. Ele sabia que precisaria ser convincente e que, mesmo assim, dificilmente Eliza lhe concederia a vitória. "O seu é maior e melhor do que o meu; então, eu desisto, e você pode me proteger."

Ele quase fez um som de desdém ao pensar naquilo. Era divertido, embora nada realista. No entanto, sabendo que ele conhecia um pouco da forma como ela pensava, a reação de Eliza não o surpreendeu.

Os olhos dela se semicerraram quando seu olhar se voltou novamente para Wade e ela fez uma careta.

— E agora? Vocês vão todos colocar o pinto para fora para verem qual é o maior?

Ele sorriu preguiçosamente para ela, recusando-se a morder a tosca isca que ela lançara.

— Você logo vai conhecer o tamanho do meu.

— Deus do céu, como você é babaca — sussurrou ela por entre os dentes cerrados.

E quase pareceu a Eliza dele. Tanto que Wade sentiu um inesperado choque de alívio e outra coisa completamente diferente.

Algo terno. Algo que lhe deu uma sensação boa quando tudo que ele sentira ao longo da última semana tinham sido coisas horríveis. E isso tornou difícil o que ele precisaria fazer em seguida. Pois eles já tinham desperdiçado tempo demais desde que ele a encontrara naquela casa horrível onde ela estivera hospedada, um lugar tão malcuidado e indefensável que nem mesmo o arsenal dela ajudaria se acontecessem coisas mais pesadas ali, e ele já sabia que fosse lá no que Eliza estivesse envolvida, era algo *pesado*.

E ficou claro que ela havia sentido a mudança de humor e intenção dele, pois Eliza empalideceu, e toda a sua raiva se esvaiu, deixando apenas um absoluto vazio que piorou ainda mais o péssimo humor dele.

Wade dispensou seus homens com um único gesto e, quando eles saíram para retornarem a seus postos, ele se voltou novamente para a mesa para libertar Eliza. A mão algemada dela estava fechada tão firmemente em torno do pé da mesa que as pontas de seus dedos estavam brancas. E, quando ele destrancou delicadamente a trava e a mão dela pendeu, ele a segurou, sentiu-a tremendo em sua pegada e a segurou com mais força.

Antes mesmo de Wade dizer algo, ela fechou os olhos, o que deixou as sombras abaixo deles ainda mais destacadas, o que, por sua vez, fez Eliza parecer ainda mais vulnerável. Wade detestou tudo aquilo.

— Eliza...

Ele foi interrompido por seu celular tocando e baixou o olhar, erguendo do bolso apenas o suficiente para ver de quem era a chamada.

Merda. De jeito nenhum. Era Dane quem estava ligando. Depois de Wade ter lhe dito para recuar, que seria ele quem mandaria ali. Dane o *deixara* no comando quando telefonara para ele, e essas regras não mudariam agora. Ele apertou o botão para recusar a chamada, enviando-a para o correio de voz e guardando o celular novamente no bolso. Então, sua pegada na mão de Eliza, que havia se afrouxado levemente quando ele fora distraído pela ligação, ficou novamente firme, e ele direcionou toda a força de seu olhar para ela.

— Eliza, está na hora de conversarmos — disse ele num tom que informava que ele estava falando muito sério.

Desta vez, ele não reagiu ao ver o medo e as sombras que surgiram imediatamente nos olhos dela. Ele estava preparado para eles. O que não tornou menos difícil testemunhá-los.

O telefone dele tocou novamente. Desta vez, indicando uma mensagem de texto.

— Ah, só pode ser sacanagem... — rosnou ele.

Mantendo uma firme pegada na mão dela, percebendo como ela parecia pequena em sua própria mão, muito maior, Wade pegou novamente seu celular, sabendo que não podia se dar o luxo de ignorar nenhum telefonema ou mensagem de texto. Ou ao menos de saber se ele precisava responder.

Ele puxou o telefone e, ao ler o texto, seu sangue gelou.

— Ah, só pode *mesmo* ser sacanagem — repetiu ele, sua pulsação acelerando.

Situação crítica. Contato assim que possível.

E só. Nada mais, o que significava que havia detalhes e que não eram nada bons.

Com um suspiro, ele apertou a mão de Eliza e a levou de volta para a algema, prendendo mais uma vez o punho dela à mesa.

— Preciso dar um telefonema, querida — disse ele suavemente, olhando-a de forma delicada. — Conversamos quando eu voltar. Termine de comer. Vou pedir para um dos meus homens entrar. Tem sobremesa também.

Ele acariciou a mão algemada, tranquilizando-a e se certificando de que ela não estivesse desconfortável.

— Não vai demorar. Depois, você vai ter a mim *e* a minha atenção total.

O olhar perplexo dela disse a Wade que ela notara o subentendido na fala dele. Ele quis dizer que ela não teria apenas a atenção dele. Que ela também o teria. Eram duas coisas bem distintas.

doze

— ACHEI QUE EU TIVESSE deixado claro que era eu quem ligava para você. Você não me liga — falou Wade, sua voz fria o suficiente para baixar a temperatura lá de fora mais uns dez graus, e já estava incrivelmente frio e chuviscando.

Ele saíra da casa, sem querer correr o risco de que Eliza ouvisse o que seria, provavelmente, uma conversa desagradável com o precioso líder da equipe dela. Ou parceiro. Fosse lá que merda eles fossem um para o outro.

— Diga que você está com Eliza — disse Dane de forma curta. — Não me venha com sacanagem, Wade. Diga que está com ela.

Wade piscou os olhos ao ouvir o aterrorizante medo na voz do outro homem. Da primeira vez que ele ligara, Dane soara apenas preocupado. O que acontecera para alterar aquele status para o terror que havia agora no tom de Dane? Dane soava como se estivesse à beira de enlouquecer. Bem, com ele, seriam dois nessa situação.

— Droga, Sterling, tem coisas que você não sabe — rosnou Dane. — Agora não é a hora de medirmos forças. Diga que Eliza está com você.

— Sim. No momento, ela está algemada à mesa à qual acabei de obrigá-la a se sentar e fazer o que, provavelmente, deve ser a primeira refeição dela em dias, talvez semanas.

— Graças a Deus — sussurrou Dane, e Wade praticamente conseguiu enxergar o homem desabando de alívio.

— Ela está em segurança. Protegida. Era só isso que você queria saber?

— O cacete que era — explodiu Dane. — Merda. Merda! Temos uma porra de um problema imenso.

Dane ficou em silêncio, como se estivesse valentemente tentando se recompor, e Wade franziu a testa para a explosão frenética, descontrolada e completamente fora do feitio do líder da DSS. A testa franzida se transformou numa feroz expressão de irritação, pois havia muitas coisas das quais ele não estava gostando naquela conversa telefônica não programada.

Dane estava claramente perdendo o controle, louco de preocupação, mas foi essa segunda coisa que deixou Wade em alerta total. *Temos uma porra de um problema imenso.* Um medo frio e absoluto vibrou em cada terminação nervosa dele, até deixá-lo lutando contra a mesma coisa que Dane Elliot estava.

— Já que você não parece disposto a dizer nada no momento, talvez você possa começar pela mensagem de texto misteriosa que enviou, dizendo "situação crítica" — disparou Wade. — Preciso saber com o que estou lidando aqui, porque Eliza não está cooperando muito. Então, se você tem informações, especialmente informações que a mantenham viva, você precisa começar a falar, e logo, porra. As reservas de Eliza já terminaram. Aliás, já terminaram faz tempo. Não que você ou alguém mais tenha percebido — disse ele com uma voz cheia de desprezo. — No momento, ela está algemada a uma mesa porque foi o único jeito que encontrei para obrigá-la a comer. Ela está destruída, Dane. Imagine a pior imagem de Eliza desmoronando e se quebrando em um milhão de pedaços, multiplique isso por cem, e aí você vai começar a chegar perto do estado mental atual dela. Agora, preciso ter uma conversa seríssima com ela para poder saber o que a está deixando com tanto medo quando ela nunca teve um pingo de medo de nada.

Ele ouviu Dane inspirar profundamente. Quando Dane, falou, suas palavras estavam trêmulas, e, subitamente, ele soou como um homem de 100 anos de idade.

— Ela está com tanto medo assim? — sussurrou Dane. — Você disse que ela desmoronou?

— Você não faz ideia — falou Wade friamente. — Agora, comece a falar.

— Jesus, ela está em algum tipo de missão suicida — disse Dane com a voz embargada.

Então, ele falou das ríspidas e tensas frases e tudo mais que havia na carta de Eliza. Só que Wade não quis permitir que ele descrevesse o que Eliza escrevera. Aquilo era importante demais. Ele não podia acreditar na descrição tendenciosa de Dane. Por isso, Wade o fez ler a carta ao pé da letra.

Ele fechou os olhos e soltou um feroz palavrão, extravasando toda a sua raiva, seu medo e seu tormento. Quando ele falou novamente com Dane, não havia mais defesa em sua voz. Nenhum reconhecimento de que Dane e os outros colegas de trabalho de Eliza tinham qualquer direito a terem medo, a intervirem, a terem qualquer tipo de controle da situação. Era Wade quem mandava ali.

— Mantenha seus homens aí, Elliot — rosnou Wade. — Não mande um bando de agentes meia-boca e irritados para esta situação. Não com a vida de Eliza em jogo.

— Ela é nossa — falou Dane ferozmente. — Acha mesmo que vamos ficar parados aqui sem fazer nada?

— Ela é minha — devolveu Wade com um tom violento e irritado. — Você precisa entender isso e precisa absorver essa informação. Agora mesmo, porra.

— Se algo acontecer a Lizzie, você não vai ter onde se esconder. Vou dedicar o resto da minha vida a caçar e destruir você com as minhas próprias mãos.

— Não vai acontecer nada com Eliza. Em segundo lugar, fique à vontade para tentar e boa sorte. — Wade fez uma pausa. Então, acrescentou tranquilamente: — Se algo acontecer com ela, de nada vai adiantar você me caçar, porque eu mesmo vou resolver esse problema.

Depois de um longo momento, e de forma igualmente tranquila, Dane respondeu:

— Então, é assim.

— É exatamente assim — disse Wade rispidamente.

Ele expulsou a fervente emoção para retirar de sua cabeça as imagens indesejáveis de algo terrível acontecendo à mulher que ele algemara dentro da casa.

— Mantenha seus homens aí e você mesmo fique aí por pelo menos 24 horas — falou Wade, irritado. — Preciso de tempo para conseguir que Eliza me conte essa história e para preparar minha ação. Depois dessas 24 horas, reúna sua equipe, tenha certeza de que eles saibam o que está em jogo e garanta que eles estejam com a cabeça no lugar. Depois, venham para Calvary, Oregon, que foi onde eu a encontrei, e comecem a investigar discretamente para verem o que conseguem descobrir. Enquanto isso, vou plantar algumas sementes. Deixar claro que Eliza estava lá e que foi embora comigo. E não vou dificultar que me encontrem.

— Jesus — resmungou Dane. — Você vai usá-la como uma merda de isca?

— Não, claro que não vou! — urrou Wade. — Eu vou me usar como isca. Ela já deixou claro para você e para mim que não está preocupada com ela mesma. Está preocupada com todas as pessoas com as quais ela está associada. Seja lá que merda esteja acontecendo com ela, ela sabe o suficiente a respeito dessa ameaça para saber que não vai ser o alvo. E é por isso que ela está nessa maldita missão suicida. Ela vai se sacrificar por todos que importam para ela. Você não acha que, se ela fosse o alvo, se temesse por si mesma, ela teria o bom senso de contar isso a você para que a equipe dela pudesse protegê-la? Qual é, Elliot. Você trabalha com ela. Você a chama de amiga. Ela não é burra. Quando foi que ela já foi burra? Ela não está temendo por ela mesma. Ela está aterrorizada achando que todos que ela ama vão morrer. Vou me expor como um alvo fácil para atrair esse desgraçado até mim. E Eliza nem vai ter a oportunidade de sofrer no meu lugar.

— Entendi — falou Dane rapidamente. — Não gostei, mas entendi. Entramos em contato quando tivermos mais informações. Eu agradeceria se você fizesse o mesmo.

— Quando eu souber de algo, aviso a você.

Com aquilo, Wade encerrou o telefonema e ficou parado ali durante vários segundos, recompondo-se para o obstáculo mais difícil até então. Confrontar Eliza. Descobrir com que horrendos demônios ela convivia fazia tanto tempo. E por que ela nunca os compartilhara com ninguém.

treze

Em silêncio, Wade voltou à mesa onde tinha deixado Eliza algemada e a encontrou olhando aparentemente para o nada, seu olhar fixo em algum ponto distante. De início, ela não percebeu a presença dele e, quando finalmente a percebeu, erguendo seu olhar na direção do dele, a tristeza naqueles olhos, normalmente vibrantes e provocantes, apertou o coração dele.

Wade relembrou a carta que Dane lera. Palavras escritas por Eliza. Aquela não era uma mulher em busca de absolvição. Ela já condenara a si mesma e se considerava além de qualquer redenção para os pecados que carregava, fossem lá quais fossem. E também não era uma mulher em busca de vingança. Ela não estava com raiva suficiente. E nem era fria o suficiente para estar planejando uma vingança.

Ele já a vira em seu modo vingança, quando Eliza ficara tão determinada a ir atrás dos desgraçados que a tinham torturado e tornado as vidas de Ramie, Ari e Gracie um inferno para acabar com eles de uma vez por todas. Aquela era uma mulher de luto pelas pessoas que ela já se resignara a perder, não porque elas morreriam, mas porque ela própria as perderia.

O que significava que ela não tinha nenhuma ilusão de que sobreviveria à sua tentativa de fazer justiça contra alguém que fugira ou ao castigo por ter matado um homem.

O fato de Dane ter chamado aquilo de missão suicida era assustadoramente preciso.

Dando o melhor de si para não sucumbir ao gelo que invadia suas veias, deixando seu sangue lento e prejudicando seu tempo de reação, ele foi até ela e se ajoelhou para poder soltar a algema do punho dela. Quando ele achou que Eliza puxaria a mão para longe dele, Wade segurou o punho dela, girando-o para poder inspecionar a sua pele.

Soltando um palavrão ao ver as fracas marcas vermelhas, ele deu um delicado beijo no estrago que causara.

— Desculpe. Não era a minha intenção machucar você.

Ela recolheu a mão com força, como se ele a tivesse queimado, segurando o punho junto ao peito, cobrindo-o com a outra mão de forma protetora. O choque fez os olhos dela se arregalarem enquanto ela o olhava fixamente, claramente perplexa com o gesto de ternura.

— Vamos para um lugar onde tenhamos mais privacidade — disse ele, ajudando-a a se levantar.

Ele a direcionou a um dos quartos, um que não tinha janelas para a parte externa, e trancou a porta depois de entrarem, logo depois de acender as luzes. Ela olhou à volta desesperadamente, como se estivesse avaliando suas opções de fuga. Então, seus ombros desabaram quando percebeu que não havia nenhuma.

— Está na hora de me contar o que está havendo, Eliza. Quero a história inteira. Tudo.

Ela se virou de costas para ele, mas não antes de Wade ter visto o pânico fulgurando nos olhos dela. Eliza pôs o máximo de distância possível entre eles, mas o quarto era pequeno, e o tamanho dele o dominava... e a dominava.

Ele cruzou os braços, posicionando-os diante de seu peito, recostando-se na porta trancada como se quisesse deixar ainda mais claro que ela não tinha como escapar. Não outra vez. Nunca mais.

Os dentes dela se cravaram no lábio inferior, e Wade precisou de todas as suas forças para não ir até Eliza e afagar com o polegar o lábio dela antes que ela o fizesse sangrar.

— Eliza? — falou ele, o prolongado silêncio dela apenas aumentando a apreensão que já o envolvia como uma teimosa hera.

Ela estremeceu violentamente e se fechou, deixando-o de fora. Ela fechou os olhos e se virou de costas, optando por fixar seu olhar na parede vazia.

— Eliza — disse ele num aviso. — Minha paciência está no limite. Não me provoque agora.

Ela se virou novamente, os olhos selvagens, as mãos cerradas firmemente em punhos dos lados do corpo. O rosnado de fúria dela fez um surto de desejo atingi-lo como um maremoto. Ali estava ela. A Eliza dele. O alívio dele foi pleno enquanto ele via a fúria dela entrar em chamas.

— Você deve se divertir muito me dizendo para não te provocar — disse ela, irada. — Você ficou louco? Eu não pedi para estar aqui. Não pedi para que você me caçasse e certamente não pedi para você me algemar a esta porra de mesa e me mandar comer como uma criança de 2 anos desobediente que não pode se levantar da mesa de jantar até limpar o prato.

Ele deu de ombros.

— Se a carapuça serviu...

Eliza lhe lançou um olhar que, provavelmente, faria o membro dele murchar se já não estivesse tão ereto por causa ela. A versão submissa e acabada de Eliza não era uma boa imagem para ela. Jamais seria. Mas a Eliza feroz, irritada, magnífica, enfurecida era uma visão que seria capaz de fazê-lo ter um orgasmo imediatamente.

— Saia da minha vida, Sterling — sussurrou ela com irritação. — Pare de interferir em merdas que não são da sua conta! Se eu quisesse o seu envolvimento nisso, teria avisado. Como eu claramente não fiz isso e me lembro com igual clareza de ter dito a você algumas noites atrás para ficar longe de mim, devia estar bem claro para você que eu não te quero aqui.

— Eu nunca disse que achava que você me queria aqui, Eliza. Você pode não me querer aqui, pode não querer meu envolvimento, mas você precisa de mim, e isso é o que mais te irrita no momento. Isso está claro? Já que, claramente, você parece achar que usar a palavra *claramente* o suficiente vai deixar claro para mim que você está com tudo sob controle, que não está encrencada, e que consegue se virar. Mas, depois da conversa que acabei de ter com Dane, não vou a lugar nenhum. Então, comece a falar e pare de adiar o inevitável. O que, a propósito, sou eu. Aqui. Envolvido. Sem ir embora. Agora, estamos claros?

Ele parou de falar quando ela ficou totalmente branca, seus olhos tão grandes e magoados em contraste com seu rosto absolutamente pálido que, por um instante, Wade não conseguiu respirar. Ela estava à beira de desmaiar, e ele se atirou na direção dela, certo de que ela cairia no chão no instante seguinte.

Contudo, a explosão dela o fez ficar paralisado no meio de sua ação. As palavras dela o atingiram com a força de uma bomba, um calafrio percorrendo o corpo dele até deixar seus joelhos bambos, fazendo Wade se perguntar se não seria ele quem acabaria no chão.

— Ele as matou! — As palavras saíram num berro que o fez se contrair. — Ele assassinou aquelas mulheres do jeito mais horrendo imaginável, e eu ajudei! Eu as matei! Ajudei a matá-las. Tenho tanto sangue nas mãos que elas nunca mais vão ficar limpas, Wade. Nunca mais!

Wade achara que nada mais o chocaria em toda aquela situação. Deus! Ele estava mais do que perplexo. Não havia qualquer possibilidade de que Eliza jamais tivesse matado alguém a sangue-frio. Qualquer baixa que ela já tivesse causado só poderia ter sido em nome da justiça.

Contudo, bastava olhar para ela para ver que ela se considerava tão culpada quanto o monstro pelo qual ela assumia responsabilidade.

Um gemido angustiado escapou da garganta de Eliza, e ela deslizou, ficando de joelhos. Enterrou o rosto nas mãos ao se curvar, formando a menor e mais contraída bola possível, balançando para frente e para trás. Então, o choro se libertou. Todo o corpo dela se movimentou com a força de seu choro de partir o coração.

Para Wade, já bastava. Ele estendeu as mãos para baixo e a puxou para cima, para seus braços, abraçando-a firmemente junto a seu corpo. Inclinando o queixo dela para cima, para poder ter acesso, ele afastou com beijos a aparentemente infinita trilha de lágrimas prateadas. Ele acariciou com os lábios a têmpora dela e, em seguida, fez chover beijos nas faces molhadas de Eliza e, finalmente nos lábios dela.

Ela ficou totalmente paralisada nos braços dele, como um animal pequeno e assustado sob o domínio de um predador muito maior, mas ela não resistiu a ele. Wade beijou novamente os lábios dela, bem de leve, convencendo delicadamente a boca de Eliza, tocando levemente com a língua nos cantos dos lábios dela e, em seguida, sobre os fartos lábios que o enlouqueciam toda vez que ele imaginava aquela boca perfeita em torno de seus lábios.

— Respire — sussurrou ele junto à boca de Eliza, impulsionando mais ar para dentro.

Quando ela obedeceu, sua respiração escapou num suspiro, dando a Wade a abertura que ele vinha esperando. Ele se aproveitou rapidamente e mergulhou dentro dela, quase grunhindo com a doçura da boca de Eliza, com os movimentos da língua dela sobre a dele. Tão leves e delicados, como o toque das asas de uma borboleta.

Ele aprofundou o beijo, precisando dele... dela... mais do que precisava respirar, como ele instruíra para que ela fizesse. E Wade continuou aprofundando o beijo até provar cada parte da boca de Eliza. Ela se derreteu junto a ele, como se a força dela tivesse sido totalmente sugada e ele fosse a única barreira dela contra o mundo, sua única proteção, o abrigo que ela estava buscando.

Ele nunca havia sentido nada tão doce quanto a suave aceitação dela.

As mãos de Eliza tremiam entre os corpos deles quando ela as ergueu lentamente, deslizando os dedos sobre o peito dele para fechá-los sobre a camisa de Wade, formando punhos cerrados enquanto o segurava.

— Isso mesmo, Eliza. Não solte. Estou com você. Não vou mais soltar. Eu juro.

Como se algo ferozmente primitivo dentro dela tivesse sido libertado com a suave promessa dele, Eliza começou a se movimentar urgentemente junto a ele, ardente, selvagem, totalmente diferente do que a imaginação dele poderia ter conjurado, e ele passara boa parte de seu tempo tendo fantasias, pensando como ela seria magnífica.

Para a surpresa e a satisfação dele, ela assumiu o controle do beijo, empurrando-o para trás até deixá-lo mais uma vez pressionado contra a porta trancada. A língua dela, tão quente e deliciosa, lambeu delicadamente os contornos da boca dele antes de encontrar e duelar com a ponta da dele numa dança muito antiga.

Ela o beijou com uma ferocidade e um desespero que Wade conseguiu não apenas sentir, mas provar. Ele se entregou a ela, permitindo a Eliza aquele momento para que ela se deleitasse com seu controle quando todo o mundo dela fora virado de ponta-cabeça.

Ele inspirou fundo quando ela deslizou os lábios da boca dele até seu maxilar. Então, mordiscando o lóbulo da orelha dele antes de descer ainda mais e passar os dentes na lateral do pescoço dele, ela o mordeu fortemente, fazendo Wade rosnar profundamente em sua garganta.

Os dedos de Eliza se afrouxaram, libertando a camisa dela, e suas mãos deslizaram pelo peito dele, descendo, levantando a camisa de Wade e deslizando as palmas sobre o rígido abdômen e, em seguida, pelo peito antes de viajarem novamente num caminho descendente; desta vez, indo muito mais baixo.

Ela mergulhou no cós da calça dele, seus dedos o encontrando quente e intumescido, empurrando com crescente urgência a braguilha. Ela mexeu atabalhoadamente no botão, e, em seguida, Wade ouviu o som arranhado de seu zíper, seu membro despontando em seguida, libertado, para fora na direção da pegada dela, que já esperava.

Jesus, aquilo era como encontrar o caminho de casa. O suor surgiu na testa dela, e suas respirações ficaram mais aceleradas enquanto ele se esforçava para sugar mais ar para dentro. Ele nunca sentira nada tão bom quanto os dedos dela envolvendo sua ereção.

— Transe comigo, Sterling — sussurrou ela, uma súplica. — Quero que você me possua com força e rápido. Que me faça esquecer. Só por enquanto, me faça esquecer.

Wade envolveu delicadamente ambos os punhos dela com seus dedos, interrompendo os movimentos dela em toda a sua rígida extensão. Então, ele afastou as mãos dela, erguendo-as para pressionar as palmas em seu próprio peito.

— Eliza, pare — disse ele em voz baixa. — Respire para mim, querida. Respire fundo e pare por um instante.

Os olhos dela ficaram apáticos, as sombras se alongando enquanto a vergonha adentrava seu lindo e expressivo olhar. Ela virou o rosto para o outro lado, deixando apenas uma das faces no campo de visão dele, seus olhos se fechando enquanto uma fina gotícula de umidade escorria por seu rosto.

— Desculpe — sussurrou ela, tão fraco que Wade quase não conseguiu ouvir. — Você não tem culpa de não querer ser corrompido por mim.

Wade soltou um selvagem palavrão. Então, soltou ainda mais palavrões por ela acreditar, mesmo por um segundo, que ela era uma pessoa corrompida. Que ele não a queria. Quando ele estava quase cego de desejo por ela.

Ela abriu a boca para falar novamente, mas ele estendeu a mão até o queixo dela e o virou, deixando-a totalmente de frente para ele mais uma vez.

— Cale a boca — disse ele ferozmente.

Então, beijou-a com a mesma ferocidade de sua explosão para evitar novas palavras vindas dela. Palavras que já o tinham dilacerado como a mais afiada das lâminas.

Os dedos dele se firmaram em torno do queixo dela, e ele passou suavemente seu polegar sobre os lábios inchados de Eliza quando finalmente afastou sua boca da dela. Embora ela estivesse de frente para ele, seu olhar estava voltado para baixo, recusando-se a encontrar o de Wade.

— Olhe para mim, Eliza.

Ela fechou os olhos, suas narinas tremendo.

— Olhe para mim.

As pálpebras dela estremeceram, lágrimas não vertidas se acumulando como pedras preciosas em seus cílios.

— Não vou transar com você. Vou fazer amor com você. Vou mostrar como você é linda para mim.

— Não sou linda — disse ela com uma voz cheia de dor. — Meu Deus, Wade. Você não faz ideia de como sou horrível. Por dentro. Minha alma é tão negra... morta.

Cada palavra que saía dela o dilacerava até a alma. Ele não aguentaria ouvir nem mais uma delas. Wade a silenciou mais uma vez com um beijo.

Ele assumiu o comando, não lhe dando chance de falar, de condenar a si mesma ainda mais perante seus próprios olhos. Sem abandonar o sedoso calor da boca de Eliza durante os poucos segundos que ele levaria para tirar as roupas dela, Wade manteve sua boca fundida à dela e mexeu de forma desajeitada na camisa dela, abrindo o jeans, empurrando-o para baixo, deixando-o embolado nos joelhos dela por ora.

Enquanto ele abria o sutiã e usava os dedos para empurrar as finas alças pelos ombros dela abaixo, ele sussurrou dentro da boca de Eliza:

— Vou deixar sua doce boca só pelo tempo necessário para deixar você totalmente nua, mas não quero ouvir nem uma palavra saindo dela, a menos que seja você dizendo meu nome.

A única resposta dela foi um leve e soluçante som de sua respiração quando ela inspirou fundo.

Movendo-se rapidamente, ele pegou as mãos dela e colocou uma sobre cada um de seus próprios ombros para que ela se segurasse nele enquanto ele tirava os sapatos, as meias e, em seguida, o jeans dela, deixando-a de pé diante dele apenas de calcinha de seda.

— Passei incontáveis noites insones sonhando com isso — murmurou ele.

Uma leve cor tomou as faces dela, subindo de seu pescoço. Ela o olhou fixamente, claramente incrédula, mas também havia um lampejo de... culpa. Como se ela tivesse sido flagrada em algo que ela preferiria morrer a revelar. Ele sorriu.

— Você também, não é?

— Wade...

— Gosto de ouvir meu nome nos seus lábios. Até alguns dias atrás, você nunca tinha me chamado pelo meu primeiro nome. Só pelo sobrenome.

Sem dar a ela a oportunidade de responder, ele a puxou novamente para junto de seu corpo, deslizando os polegares pelas laterais do corpo dela para prendê-los no elástico de renda da calcinha dela. Ele empurrou apenas o suficiente para, ao soltar, a peça cair pelo resto do caminho das esbeltas pernas dela, finalmente deixando Eliza completamente nua.

O ousado olhar dele absorveu cada delicioso centímetro dela, desde seu bagunçado cabelo loiro até os sedosos pelos dourados entre as pernas dela. Os seios de Eliza eram pura perfeição. Delicadamente arredondados e com o balanço exato para encher a boca de um homem de saliva, mas eles, assim como o resto do corpo dela, eram tonificados, definidos... lindos. Eles combinavam com o resto da silhueta dela. Não eram musculosos e nem planos a ponto de serem placas amorfas apenas com mamilos para diferenciá-los do resto do corpo dela.

Os quadris dela eram hipnoticamente fartos, implorando pelas mãos de um homem para tocá-los, para os envolverem de forma possessiva enquanto ele penetrava tão profundamente nela a ponto de ambos enlouquecerem. E o bumbum dela. Aquele bumbum era de matar. Montes tonificados e deliciosos que também imploravam pelas mãos de um homem de várias maneiras.

Sabendo que, se ele não se mexesse, se não os levasse logo para a cama, ele não resistiria mais nem um minuto, Wade a ergueu nos braços, apoiando o queixo no alto da cabeça dela enquanto ia até a cama. Ele a colocou na cama, certificando-se de não desviar seu olhar do dela, de que seus olhos brilhassem de aprovação e desejo.

— Você é linda — disse ele roucamente, repetindo sua afirmação de antes.

Ele a beijou, só para o caso de ela negar aquilo novamente, e deslizou sua língua para dentro; desta vez, deixando de lado a bem-humorada provocação de antes. Ele entrou e saiu com a língua, movimentos prazerosos, dando a Eliza uma prova do que estava por vir.

Relutantemente, ele recuou para poder tirar as próprias roupas em tempo recorde. Ao voltar até ela, ele a viu a olhá-lo fixamente, uma apreciação feminina em seus olhos de safira.

Ele estava acostumado a mulheres que gostavam do corpo dele e às diversas maneiras criativas com as quais elas expressavam essa aprovação. Contudo, vindo de Eliza, isso era uma experiência totalmente nova. Uma que não o deixava tão confiante em si mesmo. No entanto, fazer amor com uma mulher e fazer do jeito certo nunca fora tão importante quanto naquele momento. Com aquela mulher.

Ele se deitou ao lado dela, de lado. Então, virou-a de frente para si. As pernas deles se entrelaçaram juntas, e uma das mãos de Wade subiu pela extensão da perna dela, passando pela curva do quadril, acompanhando o vinco da cintura e, então, subindo para envolver o seio. Ele passou o polegar sobre o firme pico, convencendo-o a ficar ainda mais rígido antes de finalmente continuar sua jornada ascendente.

Ela emitiu um pequeno suspiro e se virou ligeiramente na direção do toque dele quando ele tocou e começou a acariciar o rosto dela. Quase como se ela estivesse desfrutando de algo tão simples como o toque dele. Da suave tranquilidade que Wade estava se esforçando tanto para dar a ela.

— Seu rosto é lindo — sussurrou ele. — Seus olhos. Sua boca — acrescentou ele, esticando o polegar para fora para mergulhar no cabelo dela, entrelaçando os dedos profundamente nas mechas. — Seu cabelo parece seda. Eu podia me perder nele. No cheiro dele.

Ela fez um pequeno som de tristeza quando ele permitiu que sua mão se afastasse do rosto dela, mas o som se transformou em outro suspiro de contentamento quando, mais uma vez, Wade envolveu o seio dela, brincando com a ponta intumescida.

— Seus seios são tão perfeitos, e os seus mamilos têm um tom rosado que me deixa salivando. Já tive fantasias pensando em passar uma noite inteira sem fazer nada além de chupá-los e lambê-los.

A cor floresceu novamente nas faces dela, e seus olhos ficaram nublados, como se ela estivesse entrando num mundo diferente. Um mundo dos sonhos. Mas Wade já estava nele.

— Mas não são essas coisas que deixam você linda, Eliza — falou ele, seu tom ficando mais sério.

O olhar dele analisou o dela, buscando algum sinal de que ela entendia o que ele estava dizendo. Ou ao menos entendia o que ele não estava dizendo.

— Aparência, atributos físicos, beleza física nunca continuam os mesmos ao longo da vida de uma pessoa. Eles não são o que importa, e não são o que torna você bonita.

Ele tocou a têmpora dela, movimentando levemente o dedo.

— Sua mente é linda. É afiada, inteligente. Um dos seus grandes atributos. Você é engraçada, perspicaz, sabe sempre a coisa certa a dizer, sempre tem a resposta para qualquer problema.

Ele baixou a mão e a espalmou sobre o peito dela, apoiando-a entre os seios de Eliza.

— Isto... É isto que faz de você a mulher mais linda que já conheci. Seu coração, Eliza.

A forte inspiração dela ecoou, suas narinas se inflando, lágrimas cintilando fortemente sob a luz.

— Você é terna, engraçada, bondosa, solidária, leal. Você defende o que é certo.

Os lábios dela começaram a tremer, e ainda mais umidade se acumulou naqueles olhos azuis. Eliza balançou a cabeça, mas não desobedeceu às ordens dele de não dizer nada.

Wade assentiu.

— Mas também não reclamo de jeito nenhum da imagem do que tenho nos meus braços. Só que você também é linda onde mais importa. Por dentro. E isso é raro e muito precioso. Você é *rara*. Você é *preciosa*. E, se acha que vou deixar que você jogue no lixo algo raro e precioso só porque você pensa que fez algo do qual nem mesmo é capaz, você está completamente louca.

Ela já não estava mais nem olhando nos olhos dele, de tão grande que era a vergonha refletida nos dela. Então, ela fechou os olhos e inspirou fundo, trêmula, terminando num soluço de choro.

— Deixe sair, Eliza — disse ele suavemente. — Você não precisa carregar seu fardo sozinha. Não mais. Deixe sair, querida. Estou bem aqui. Não vou a lugar nenhum. Pode entregar seu fardo e você mesma a mim.

catorze

Eliza não conseguia respirar. Seu coração estava prestes a explodir de seu peito. Era simplesmente demais para ela absorver e processar tudo de uma vez. Ela estava deitada nos braços de Wade. Wade dissera que ela era linda, várias vezes. Wade queria fazer amor com ela, porque a achava especial.

Rara e preciosa.

Você defende o que é certo.

As palavras dele criavam uma ardente trilha de ácido pela mente dela, marcando um caminho diretamente até a alma destruída e já escurecida dela. Se ela defendesse o que era certo, nenhuma daquelas mulheres jamais teria sido tocada pelo mal de Thomas.

Contudo, o que mais fizera o coração dela se apertar fora o tranquilo pedido para que ela largasse seu fardo e o compartilhasse com ele.

Quem dera fosse tão simples assim. Quem dera!

Lágrimas arderam nos olhos inchados dela. No entanto, ela já vertera lágrimas demais e quebrara sua promessa por incontáveis vezes. A promessa de nunca mais permitir que alguém a visse chorar. Desde que Wade entrara com tudo na casa alugada em Calvary, tudo que Eliza fizera fora chorar.

— Eliza — disse Wade delicadamente, inclinando o queixo dela para cima com um dos nós dos dedos.

Ela não conseguia olhá-lo. Não tinha forças para olhá-lo.

Então, como se entendesse como ela estava prestes a perder totalmente a compostura, ele simplesmente baixou sua boca e a pressionou junto à dela num beijo que foi tão lindo quanto ele não parava de afirmar que ela era.

— Vou fazer amor com você, Eliza — disse ele, as palavras trovejando, vibrando em seu peito. — Quero você comigo, querida. Diga que está comigo.

Ela fechou os olhos, porque, apenas por um momento, ela poderia fingir. Ela precisava fingir. Por alguns instantes, ela queria tocar algo avassaladoramente lindo e emocionante.

— Estou com você — sussurrou ela.

Imediatamente, os beijos dele se tornaram mais possessivos, dominantes. Agressivos. Calafrios de excitação e desejo explodiram, mas a última coisa que Eliza sentia era frio. Ela passara tanto tempo existindo no gelo e, agora, era como se, subitamente, ela tivesse sido posta sob os raios do sol depois de um longo e cruel inverno.

Ela já passara noites insones fantasiando, imaginando-se nos braços de Wade? Eliza era honesta o suficiente consigo mesma para admitir que sim. Ele era um espécime deslumbrante de macho alfa. Quando ela não estava se esforçando ao máximo para alfinetá-lo, um mecanismo de autodefesa que ela utilizara com ele desde o início, ela ficava completamente trêmula com a maneira como ele a olhava, com um franco senso de posse nos olhos.

Mesmo quando ele parecia sentir o mesmo a respeito dela, ou seja, basicamente nada, e agia como se ela não passasse de uma pedra no sapato dele, ele ainda agira para protegê-la. Agira como se o que acontecesse com ela lhe importasse. Ele havia ficado furioso depois que ela fora raptada e torturada. Não apenas furioso. Doente de preocupação. Por ela. Fora ele quem a segurara, aninhada em seus braços depois de tudo até que ela se desse conta de quem a abraçava e pusesse rapidamente o máximo de distância possível entre eles. Outra coisa que ela fazia com frequência perto dele.

Então, ele insistindo em acompanhá-la, em acompanhar a equipe dele no ataque, sua fúria por ela ter ido. O fato de ele ter levado um tiro que fora direcionado a ela. Eliza estremeceu novamente quando os lábios dele se fecharam em torno de um dos mamilos, e ela fechou os olhos, deixando de lado esses confusos pensamentos e recordações. Eles não tinham espaço naquele momento, naquele lugar.

Como se para confirmar cada palavra do que ele lhe dissera, lindas palavras que faziam os olhos dela arderem com as lágrimas, ele encheu de beijos cada centímetro do corpo de Eliza, quase como se estivesse determinado a lhe provar como ele a achava linda. Ele pensaria o mesmo quando soubesse de toda a verdade?

Eliza balançou a cabeça numa silenciosa negação. Ela não pensaria nisso agora. Não suportaria ver os olhos dele a condená-la, ele recuando, o julgamento brilhando naqueles olhos escuros. Por ora, ela queria apenas ele. Ele a amá-la. Nada mais importava além daquele momento, pois, quando ele terminasse, a verdade seria revelada e, mais uma vez, ela ficaria sozinha para lidar com seus demônios da única maneira como sabia lidar.

— Querida, você não está comigo.

A voz levemente censuradora de Wade penetrou os pensamentos dela, e Eliza baixou o olhar para onde a palma dele se estendia de forma possessiva sobre o abdômen dela, a cabeça dele erguida de forma que ele pudesse olhar nos olhos dela.

— Estou com você — sussurrou ela. — Por favor, Wade. Eu preciso disso... Preciso de você. Por favor.

Algo despertou nos olhos dele, algo sombrio e primitivo, quase como se a confissão dela tivesse selado seu destino. Arrepios surgiram e dançaram pelo corpo dela quando a mão dele deslizou para cima, sobre a barriga de Eliza, para envolver um dos seios, pesando o pequeno monte em sua palma. O polegar dele acariciou sensualmente o mamilo, fazendo-o ficar completamente rígido, pontudo, tenso, implorando pela boca dele.

Aceitando o convite, ele baixou a cabeça e fechou a boca em torno do mamilo dela, criando um vácuo enquanto sugava firmemente a ponta entre seus dentes. Ela fechou os olhos, arqueando-se impotentemente para cima, querendo mais, precisando de muito mais.

— Sonhei tantas vezes com isso — murmurou ele enquanto dava delicados beijos em torno da elevação do seio dela antes de ir para o outro, dispensando-lhe igual atenção. — Sabia que, se acontecesse um dia, tudo estaria definido. Sabia que, quando eu tivesse você, você seria minha e, acima de tudo, eu seria seu. Eu pertenço a você. Você precisa enxergar a realidade, Eliza. Precisa entender o significado disso. Agora, você é minha, e eu não vou abrir mão de você. E o que é meu, eu protejo até meu último suspiro. Você não está sozinha. Não mais. Nunca mais. Agora, você tem a mim e não vai mais lutar suas batalhas sem mim.

— Wade — protestou ela, impotente, dominada pela enormidade de tudo que ele havia acabado de confessar. — Você não pode fazer isso. Não entende.

O olhar dele ficou mais sério, mas havia uma imensa ternura naqueles olhos escuros quando ele baixou a cabeça e lambeu a solitária trilha de lágrimas que havia escapado pelo rosto dela.

— O que eu entendo é que não vou permitir de jeito nenhum que você chore mais uma lágrima quando eu não estiver presente para te abraçar e dizer que tudo vai ficar bem. Você nunca mais vai chorar sozinha, Eliza. Não vai mais chorar de jeito nenhum se depender de mim. Suas lágrimas estão me torturando, querida. Não aguento ver você chorar. É a maior sensação de impotência do mundo. Nem que seja a última coisa que eu faça, nunca mais vou dar a você nenhum motivo para chorar. E vou matar qualquer um que ponha lágrimas nos seus olhos.

Ela fechou os olhos, sabendo que, se não se recompusesse, acabaria se debulhando em lágrimas que, dessa vez, não cessariam. Ela não conseguiria fazer com que cessassem.

— Faça amor comigo — sussurrou ela, pedindo pela primeira vez que ele fizesse amor com ela e não apenas sexo.

Por dentro, Eliza se retraiu em sofrimento ao pensar na maneira como se referira àquilo. Como se ela o considerasse algum tipo de máquina desprovida de emoções. Fora uma ofensa, uma ofensa que ela não tivera a intenção de fazer. Fora a ela própria quem ela estivera tentando convencer de que era apenas sexo e nada mais. Nada mais profundo ou mais pessoal.

A autopreservação estava incutida nela. Fora a única coisa que ela conhecera desde que partira de Calvary tantos anos antes.

Wade tomou o rosto dela nas mãos ao rolar por cima dela, seu corpo rígido e musculoso cobrindo o dela, seu calor penetrando profundamente os ossos dela, aquecendo-a como nada mais seria capaz de fazer. Ele a beijou de forma longa e demorada, sua língua a lambendo tão lentamente, como se ele estivesse tentando guardar o sabor e a sensação dela na memória. Ela estava fazendo o mesmo, pois, depois daquela única vez, ele iria embora. Ela nunca mais o veria. E a lembrança do ato de amor dele seria tudo que ela teria consigo para se apegar nos dias que viriam.

— Preciso pegar um preservativo, querida — sussurrou ele junto aos lábios dela. — Não se mexa.

Ela o viu rolar para longe, curvar-se e retirar um preservativo do bolso do jeans, que estava no chão. Então, ele retornou, deslizando novamente sobre ela, seu joelho afastando as coxas dela para ele.

Rapidamente, ele colocou o preservativo. Então, ergueu os quadris, uma das mãos segurando a cintura dela, enquanto a outra se entrelaçava no cabelo de Eliza, segurando a sua cabeça para que seus olhares se encontrassem.

— Quero que você me veja, Eliza. Só eu. Não desvie o olhar. Quero seus olhos nos meus enquanto faço amor com você.

As pálpebras dela estremeceram, a tentação de fechar os olhos ficando forte, pois algumas verdades eram difíceis de serem aceitas, e, subitamente, ela se sentiu tímida e muito insegura. Ele pareceu perceber as emoções conflitantes que a percorriam loucamente. Sua expressão ficou mais delicada, suave. O peito de Eliza se apertou até chegar a doer por vê-lo a olhá-la com tamanha ternura nos olhos.

Ela arfou quando ele sondou sua entrada, a ponta arredondada do pênis dele pressionando a maciez dela. Ele não a dominou pela força e nem simplesmente a penetrou fortemente. De forma muito lenta, com infinita paciência e cuidado, ele começou a avançar lentamente.

O esforço estava claro no rosto dele, as linhas aparecendo, seu maxilar se contraindo fortemente. Eliza sabia que estava sendo difícil para ele manter o controle. Contudo, ele estava sendo altruísta, tendo consideração. Aquilo era por ela, e Eliza sabia disso.

Ela passou levemente a mão pelas rústicas linhas do rosto dele, o primeiro gesto de ternura e intimidade que ela dispensara a ele. Wade ficou totalmente paralisado, olhando-a fixamente, enquanto sua respiração passava instavelmente por entre seus lábios.

— Faça amor comigo — sussurrou ela novamente. — Não se contenha. Você não vai me machucar, Wade. Você jamais me machucaria. Por favor, preciso de você dentro de mim. Estou com tanto frio. Passei tanto tempo sentindo esse frio. Preciso do seu calor e da sua força.

— Você sempre os terá — prometeu ele, baixando seu corpo para que mais de seu peso a cobrisse.

Ele avançou de maneira mais determinada desta vez, e Eliza arfou novamente quando ele parou. Os olhos dela se arregalaram, e ela olhou loucamente para baixo, para ele, enquanto seu corpo fervilhava de puro deleite.

— Por que parou? — perguntou ela, arfante. — Você não colocou tudo.

Wade soltou um palavrão e fechou os olhos, baixando a cabeça para enterrá-la no pescoço de Eliza, onde ele respirou fundo várias vezes para se acalmar antes de responder. Então, ele ergueu a cabeça novamente e a beijou, possuindo a boca de Eliza numa selvagem tempestade de paixão.

— Você é tão apertada — rosnou ele. — Meu Deus, querida. Não sei se você aguenta mais do que isso e não quero te machucar. Nunca vou te machucar. Você entende isso?

Ela se movimentou, levantando as pernas para envolver a cintura dele. Eliza arqueou o corpo, deslizando para baixo, para que o ângulo de penetração ficasse melhor. Em seguida, ela ergueu o corpo, mordendo os lábios ao ser atingida pelas sensuais sensações que vinham de várias direções diferentes.

— Querida, não — protestou ele. — Você não precisa fazer isso.

Ela sorriu.

— Preciso, sim. Preciso de você por inteiro, Wade. Vá até o final. Eu aguento. Você não vai me machucar. Mas, por favor, eu preciso de você inteiro.

Ele grunhiu e fechou os olhos, o suor se formando em sua testa. Eliza ergueu novamente o corpo e passou a língua pelo mamilo dele, mordiscando em seguida.

Ele ficou ainda mais intumescido dentro dela e soltou outro palavrão.

— Jesus, olhe o que você faz comigo, Eliza. Nunca fiquei tão excitado em toda a minha vida. Desse jeito, não vou aguentar até pôr tudo dentro de você.

Ela sorriu novamente e ergueu os quadris, não dando a Wade nenhuma escolha que não fosse afundar ainda mais ou se retirar completamente de dentro dela.

Uma das mãos dele deslizou entre eles, e seu polegar mergulhou entre as coxas de Eliza para acariciar o clitóris dela. Ela gemeu, sua respiração acelerando. Os mamilos dela ficaram rígidos, seus seios se erguendo na expectativa, e ela se contraiu ardentemente, molhada, em torno da ereção dele.

Ele emitiu um rosnado de satisfação.

— Isso, querida. Você acabou de ficar tão quente e molhada comigo. Isso mesmo. Agora, já posso me mexer.

Graças a Deus.

Ele recuou, e Eliza choramingou em protesto, mas Wade a calou com sua boca num beijo carnal e possessivo que a deixou completamente sem ar. Então, ele investiu à frente, e ela gemeu alto, seus braços e pernas o envolvendo com força, segurando-o como se a vida dela dependesse disso.

— Tudo bem com você? — sussurrou ele.

— Deus, sim. Por favor, não pare.

Ela sabia que estava suplicando, que já perdera tanto o controle que nem sequer sabia metade do que saía de sua boca, mas não se importava. Ele era a âncora dela, a única coisa sólida e tangível do mundo dela à qual se apegar. E foi o que ela fez. Ela o segurou junto a si, absorvendo o sabor e a sensação dele, memorizando cada centímetro de seu corpo.

Ele já estava se movimentando mais rápido, com mais força, suas investidas fazendo o corpo dela tremer, fazendo ambos subirem e descerem pela cama. Durante todo o tempo, o olhar dele permaneceu fixo no dela, seus olhos penetrando até a alma de Eliza.

Ela precisaria ser cega para não enxergar o sentimento de posse total que os olhos dele berravam. A posse no toque, em cada carícia dele, na maneira como ele penetrava o corpo dela o mais fundo possível, como se quisesse apagar a lembrança de todos os outros homens que já tinham estado ali antes.

Naquele momento, apenas ele existia. Apenas Wade. O passado não importava. O futuro não importava. Apenas o agora e a absoluta perfeição de estar nos braços dele, de fazer amor com ele.

Ele baixou a cabeça por tempo suficiente para mordiscar e morder o pescoço dela, marcando-a. Então, desceu ainda mais com a boca para capturar o mamilo de Eliza e o sugou com força, acompanhando o ritmo de suas investidas.

— Segure-se em mim, querida — falou ele. — Não solte. Vamos juntos. Estou perto.

— Também estou — sussurrou ela. — Quero você junto comigo.

— Eu vou estar aqui.

Foi uma promessa feita com palavras discretas, mas com um gigantesco significado. Se ao menos ela pudesse aceitar essa promessa que ele lhe dava e guardá-la em seu coração... Se ao menos ela pudesse permitir que ele chegasse, assumisse o comando e a protegesse, como estava tão determinado a fazer...

— Você está se afastando — murmurou Wade, a preocupação lampejando em seus olhos.

— Estou aqui — negou ela.

Ele a puxou e a esmagou junto a si, seus braços como tiras de aço em torno dela. Tão fortes e reconfortantes! Ela se apoiou nele naquele momento, quando em nenhuma outra ocasião pudera fazer isso. Apenas por um curto instante, ela se permitiu a fantasia de depender daquele homem para ficar em segurança.

O orgasmo dela se intensificou, crescendo cada vez mais, como uma onda que chegava do oceano. Ela foi nessa onda, deleitando-se com sua força. A cabeça de Eliza balançou para frente e para trás junto ao peito dele, enquanto Wade a abraçava fortemente, todo o seu corpo tenso como um arco.

Quase arrebentando. Quase...

Então, a onda arrebentou, e foi glorioso. Lindo. Selvagem. O orgasmo mais intenso da vida dela. O mais maravilhoso. Ela berrou junto ao pescoço dele e cravou suas unhas nos ombros de Wade, sabendo que, assim como ele a tinha marcado, ela também o marcaria.

Wade capturou a boca de Eliza, obrigando a cabeça dela a ficar parada, e suspirou dentro dela enquanto ambos voavam alto.

Depois de tudo, Eliza estava tremendo violentamente, enquanto Wade a abraçava e baixava seu próprio corpo até repousar sobre ela. A pulsação dela estava em disparada, e ela parecia completamente esgotada. Nua. Vulnerável. Ela nunca se sentira tão exposta como naquele momento.

Ele os rolou de lado, e Eliza sentiu a falta do reconfortante peso dele, a falta dele sendo uma parte tão íntima dela. Então, Wade saiu de dentro dela, e ela gemeu em protesto. Contudo, ele descartou o preservativo e, para o choque de Eliza, deslizou novamente para dentro dela, ainda rígido e tão quente! O choque de senti-lo dentro dela sem a barreira de látex foi avassalador. Eliza nunca sentira algo que se comparasse àquilo.

Mas ele não se mexeu. Apenas permaneceu ali, profundamente encravado dentro dela. Wade simplesmente não estava preparado para encerrar aquele momento. Eliza também não estava. Ela acariciou o peito dele com o rosto, enterrando-o na carne máscula dele, inspirando fundo e saboreando seu perfume.

A culpa a inundou, assim como a tristeza, e Eliza o segurou com ainda mais força, temendo desmoronar se o soltasse.

— Eliza? — perguntou ele em voz baixa.

Lágrimas arderam nos olhos dela, e ela piscou furiosamente para expulsá-las.

— Acabei de marcar você para morrer, Wade, e não aguento pensar em perdê-lo — disse ela, a voz embargada de tristeza.

A voz e o toque dele eram tão infinitamente delicados que fizeram os olhos de Eliza se encherem novamente de lágrimas. Ele acariciou o corpo dela e, depois, finalmente, sua mão repousou no rosto dela antes de ele inclinar a cabeça de Eliza para que ela olhasse em seus olhos.

— Não acha que está na hora de me contar o que está havendo? — perguntou ele suavemente.

quinze

Eliza ficou tensa e teria recuado, teria se afastado dos braços de Wade, mas ele firmou sua pegada nela para evitar a fuga. Ele já estava farto de vê-la colocando distância entre eles e, agora, quando ela estava deitada em seus braços depois de terem feito amor, ele não permitiria de jeito nenhum que ela criasse qualquer distância entre eles novamente.

A guarda dela tinha estado baixa quando fizeram amor. Ele conseguira ver tão claramente nos olhos dela as coisas que ela jamais queria que alguém visse. Dor, vulnerabilidade... medo. E tanta tristeza que Wade sentira a dor só de olhá-la. Seu coração latejava por aquela mulher. Aquela mulher linda, corajosa e destemida.

Ela havia passado tempo demais sendo a protetora. Eliza fizera disso o trabalho de sua vida. Sempre colocando os outros em primeiro lugar. Arriscando-se para que nenhum mal acontecesse a outras pessoas. Ela nunca tivera alguém disposto a fazer essas coisas por ela. Até então. Até Wade. Ele preferiria morrer a permitir que alguém fizesse mal a ela e certamente morreria antes de permitir que alguém a fizesse chorar novamente.

— Querida — sussurrou ele, vendo os olhos dela ficarem nublados e, em seguida, reluzentes de lágrimas quando ele murmurou o termo carinhoso. Como se ela importasse para ele. Ela não entendia que ela era a coisa mais importante do mundo para ele? Não, não entendia. Ainda não. Mas entenderia. — Deixe o seu fardo de lado. Está na hora de deixar alguém carregá-lo por você.

Ele já tinha dito aquilo antes, mas, desta vez, as palavras pareceram ser finalmente absorvidas por ela, surtindo efeito. Por um curto instante, houve uma fagulha de esperança e tanto anseio nos olhos dela que Wade apertou automaticamente seus braços em volta dela.

Ela *queria* ter o apoio dele. Ele vira isso nos olhos dela pouco antes de a derrota ser registrada neles e, com ela, a perda da esperança. Eliza acreditava mesmo que ninguém podia ajudá-la, mesmo que ela quisesse. Como fazê-la acreditar nele? Como fazê-la acreditar que não havia nada que ele não faria por ela, para aliviar a dor e a culpa em seus olhos, para expulsar de vez aquelas sombras escuras? Para acreditar que ele acabaria com qualquer ameaça a ela? Com qualquer coisa que lhe causasse tamanha tristeza, tamanho luto? Talvez ela nunca tivesse tido isso antes, mas tudo isso mudara no momento em que Wade pusera os olhos nela em sua galeria, e tudo que ele quisera fora beijá-la. E muito mais.

— Você fala como se fosse tão simples. Tão fácil — disse ela com um tom sufocado.

— Só é difícil se você tornar assim — falou ele suavemente.

Eliza fechou os olhos e suspirou, extremamente cansada. Como se o peso do mundo inteiro a estivesse esmagando, esgotando sua força vital. Entretanto, os olhos dela já estavam mortos. Desprovidos de vida. De esperança.

Ele a abraçou com mais firmeza, comunicando sem palavras que ele estava presente. Sólido. Real. E que não iria embora. Jamais.

— Ah, Deus, Wade. Nem sei por onde começar.

— Pelo começo — pediu ele. — Temos a noite toda, Eliza. Eu espero. Pode levar o tempo que for necessário. Estou aqui. E vou ouvir.

Lágrimas escorreram como fios de prata pelo rosto pálido e cansado dela. Ela pareceu implodir, derrotada, e, ao abrir novamente os olhos, uma apática resignação se tornou uma sombra naquele lindo olhar.

— Foi há dez anos — começou ela. — Eu tinha 16.

Ele sussurrou um palavrão. Durante dez anos, ela sofrera algo inimaginável, sem jamais compartilhar com ninguém o inferno que ela aguentara diariamente. Jesus, ela era apenas uma *criança* na época.

— Eu não tinha ninguém — continuou ela, hesitante. — Meus pais... Eu não cheguei a conhecê-los. Nem sei o que aconteceu com eles. Ninguém nunca me disse, ou talvez tenham me contado quando eu era nova demais para lembrar. Minhas lembranças mais antigas já são de quando eu estava dentro do sistema de adoções, sendo mandada de uma casa para a outra, sem nunca ter um lugar permanente onde morar e nem uma família de verdade. Eu não sofria abusos físicos. Simplesmente era... ignorada, como se não existisse, se é que isso faz sentido para você. Eu não era negligenciada no sentido de não ter comida e roupas. As necessidades básicas. Mas, desde bem nova, eu soube que eu era só um jeito de as famílias receberem um cheque do estado todos os meses e não tinha nenhuma ilusão de que as famílias que me acolhiam se importavam comigo. Eu nunca fui considerada uma filha ou uma irmã. E era isso que eu queria, que eu precisava, não de coisas materiais. Essas coisas não importavam para mim. Eu queria ser aceita... amada. Queria sentir que tinha o meu lugar no mundo e que fazia parte de algo lindo. Uma família.

— Deus — murmurou Wade, incapaz de fazer qualquer coisa que não fosse ouvir a horrorosa dor na voz dela.

— O máximo de tempo que passei com a mesma família foram dois anos. Eu era trocada de lugar com frequência. E nunca entendia o motivo. Nunca entendia por que ninguém nunca me queria. Eu era uma boa criança. Quieta. Obediente. Faria qualquer coisa para agradar, para que eles quisessem que eu ficasse. Mas, por mais que eu me esforçasse, nunca era o suficiente. Eles não davam atenção. Eu era ótima na escola, mas eles nunca reconheciam isso. Simplesmente não se importavam, e só fui perceber que nada do que eu fizesse seria bom o suficiente quando eu já tinha 15 anos. Eu não queria aquela vida até fazer 18 e sair do sistema.

— O que aconteceu quando você tinha 15 anos? — perguntou Wade em voz baixa.

— Fui embora — disse ela simplesmente, como se fosse a coisa mais natural do mundo uma menina de 15 anos simplesmente ir embora, sem nenhum meio de se sustentar, sem dinheiro, sem comida.

Santo Deus. Pensar em Eliza aos 15 anos, sem nada, sem ninguém, tendo que se virar sozinha no mundo deixou Wade enojado até a alma.

— O que você fez?

— Consegui um emprego em meio expediente para poder concluir o ensino médio. Eu trabalhava à noite e, durante o dia, ficava na biblioteca local fazendo cursos online. Como eu disse, eu sempre tinha sido boa na escola. Por isso, consegui meu diploma pouco antes de fazer 16 anos. Aí, vim de carona até Calvary. Foi só até aqui que minha carona pôde me trazer, e me pareceu um bom lugar. Consegui encontrar trabalho numa lanchonete local e até um quarto numa pensão de uma senhora. O aluguel era barato, e a pensão dava o café da manhã. Eu fazia o resto das refeições na lanchonete.

Ela inspirou fundo, trêmula, parando por um instante, aparentemente perdida em meio ao tormento de seu passado.

— Ele apareceu numa noite. T-Thomas — disse ela, gaguejando o nome dele. — Ele era mais velho, devia ter 20 e poucos anos. Bonito, mas quieto. Havia algo nele que, na época, eu não consegui identificar o que era. Ele sempre pedia para ficar do lado que eu atendia, sempre tinha um sorriso amistoso para mim e deixava ótimas gorjetas.

— Aposto que sim — falou Wade de forma ameaçadora, já não gostando do rumo que aquela história estava tomando.

Dezesseis anos, e um babaca que era pelo menos 12 anos mais velho, velho o suficiente para ter noção das coisas, cultivara uma criança inocente cujo único crime fora querer ser amada.

— Uma noite, saí da lanchonete depois das duas da manhã. Eu tinha feito turno duplo e estava morta de cansaço. Não tinha carro. Não tinha nem habilitação. Por isso, eu ia a pé para todos os lugares, e, como era uma cidade pequena, isso não era um grande problema. Dois arruaceiros começaram a me assediar, e, quando eu os ignorei, as coisas ficaram feias.

Wade inspirou fundo.

— Feias como?

— Antes de a situação perder o controle, Thomas apareceu do nada. Ele não era nenhum valentão, nem do tipo intimidador, mas, por algum motivo, os moleques morreram de medo dele. Ele avisou para que eles ficassem longe de mim, disse que eu estava sob a proteção dele e que qualquer um que encostasse em mim ia se entender com ele.

Os lábios de Wade se contraíram. Que herói. Um marmanjo que devia saber perfeitamente bem que não era certo se envolver com uma menina vulnerável de 16 anos.

— Ele me acompanhou até em casa, e passou a fazer isso todas as noites depois daquela. Ele ia à lanchonete todos os dias em que eu trabalhava. Eu achava aquilo loucamente romântico — admitiu Eliza, corando. — Para uma menina de 16 anos que nunca tinha sido amada, que nunca tinha tido ninguém que se importava com ela, Thomas era tudo com que eu tinha sonhado. Ele parecia saber todos os meus desejos secretos, as coisas pelas quais eu ansiava, e fazia tudo isso acontecer. Só fui perceber *como* ele conseguia me manipular tão facilmente quando já era tarde demais — sussurrou ela.

— Como assim? — perguntou Wade em voz baixa.

Ela fechou os olhos.

— A maioria das pessoas me acharia louca, mas ao menos você não deve ter nenhuma dificuldade de acreditar em mim, já que sabe perfeitamente bem o que Tori, Ramie, Ari e Gracie são capazes de fazer.

Um desconfortável pressentimento subiu pela espinha de Wade.

— Ele é paranormal — falou ela francamente. — Consegue enxergar dentro da mente de uma pessoa e tirar de lá cada pensamento secreto que ela já teve. Ainda pior, ele não só tem a capacidade de ler mentes, praticamente como Gracie, mas também consegue manipular as pessoas para que façam as vontades dele. Ele consegue plantar uma sugestão ou um impulso dentro delas, que ficam impotentes para fazerem qualquer coisa que não seja obedecer.

Os olhos de Wade se semicerraram.

— Foi isso que ele fez com você, Eliza? Você estava sob o controle dele?

Ela pareceu estar novamente à beira das lágrimas. Seus olhos foram dominados por uma inconfundível culpa.

— Ele não precisou fazer isso — disse ela, a amargura marcando cada palavra. — Eu teria feito qualquer coisa por ele, eu *fiz* tudo por ele.

— Você não matou aquelas mulheres — falou Wade de forma veemente.

Desta vez, as lágrimas não apenas se acumularam, mas caíram em infinitas trilhas pelo rosto dela.

— Matei, sim, Wade. *Matei.*

Wade balançou a cabeça.

— De jeito nenhum. Você nunca vai me convencer de que matou alguém, muito menos mulheres inocentes.

— Thomas era... é obcecado por mim. Duvido que os anos dele na cadeia tenham aliviado essa obsessão. Provavelmente, ela só cresceu. Ele me amava, ou melhor, sentia por mim uma versão própria, doentia e deturpada do amor, e eu acreditava nele. Deus, eu acreditava nele. Ainda pior, eu *queria* acreditar. Não queria acreditar que ele era um monstro capaz de tamanho *mal*. Eu só queria ser... amada.

A voz dela falhou com a emoção, e Wade a abraçou com mais força.

— Ele era tão delicado e compreensivo comigo. Eu queria fazer amor com ele, queria que ele fosse o meu primeiro. Estava tão dominada por todo aquele romance. Mas ele me disse que eu era jovem demais, que seria errado ele fazer amor comigo enquanto eu não fosse mais velha. Ele me disse que tínhamos todo o tempo do mundo e que ele esperaria eternamente. O que eu não percebi na época foi que, por causa do amor, da obsessão que ele tinha por mim, ele não conseguia cometer as doentias perversões dele comigo. Por isso, em vez de mim, ele escolhia outras mulheres. Eu era sagrada para ele. Seu precioso amor. Preciosa demais para ser tocada pelo mal dele. Por isso, outras mulheres sofreram mortes horríveis e dolorosas no meu lugar.

— Não, meu amor — falou Wade, sua voz latejando de tristeza e pesar pela horrível culpa que ela carregava consigo fazia tempo demais. Uma culpa que não era dela.

— Eu não sabia — disse ela dolorosamente. — Quando veio à tona a notícia depois do primeiro assassinato horrendo, a comunidade ficou chocada. Thomas ficou horrorizado e insistiu para que eu nunca mais fosse ou voltasse do trabalho sozinha. Ele ficava comigo o tempo inteiro. Ao menos era o que eu imaginava. Quando ele não estava comigo, estava estuprando e torturando aquelas coitadas, porque ele se recusava a me tocar sem delicadeza e ternura. Sem amor.

Ela quase engasgou ao dizer aquela última palavra, estremecendo violentamente como se aquilo a deixasse fisicamente nauseada.

Wade pressionou seus lábios na têmpora dela e os deixou ali, enquanto ela tremia em seus braços.

— Só comecei a suspeitar depois do terceiro assassinato. Mesmo assim, eu não conseguia me forçar a dar credibilidade à ideia de que Thomas pudesse ser responsável por cometer atrocidades tão condenáveis a outro ser humano. Não o meu Thomas. Ele era tão tranquilo. A encarnação do cavalheiro perfeito. Na cidade, todos gostavam dele e o respeitavam. Ele era filantropo. Sempre disposto a ajudar alguém necessitado. Mas aí...

Ela parou de falar quando um imenso soluço de choro a atingiu. Eliza enterrou o rosto no peito de Wade e o envolveu firmemente com os braços, segurando-o junto a si como se ele fosse a única coisa sólida do mundo à qual ela podia se apegar.

Ele esperou pacientemente, sem pressioná-la para que dissesse mais. Deixou-a chorar, abraçando-a e tranquilizando-a até que Eliza finalmente se acalmasse e retomasse sua história.

— Aí, um dia, eu pedi para sair cedo da lanchonete. Disse que estava me sentindo mal. Falei para Thomas que não estava passando bem, e ele pareceu muito preocupado. Ele levou sopa para mim na pensão, ficou me paparicando e me disse para ficar na cama e descansar. Eu esperei até ele sair e o segui.

Wade fechou os olhos. Mesmo aos 16 anos, Eliza já tivera um forte senso de justiça. Ela podia dizer o que bem entendesse sobre ter ficado cega de amor, por ter se apegado à negação, mas, se ela não tivesse querido saber a verdade, jamais teria buscado provas que confirmassem suas suspeitas.

— Ele tinha vários imóveis. Como eu disse, ele era um homem rico. Era dono de uma incorporadora imobiliária e era querido por todos da cidade. Ele tinha doado um abrigo à cidade e muito dinheiro para que ele fosse inaugurado e mantido. Ele me disse que tinha feito isso por minha causa. Porque jamais iria querer que uma criança tivesse a criação que eu tinha sido obrigada a enfrentar. Ele se esforçou tanto para perpetuar uma farsa bem-elaborada que chega a ser absurdo.

"Eu o segui até uma casa mais antiga que ele estava reformando. Tinha um porão de concreto reforçado totalmente intacto, com paredes à prova de som. Ah, Deus...", arfou ela, parando no meio da frase para enterrar mais uma vez o rosto no peito dele.

Wade acariciou o cabelo de Eliza, dando beijos no alto da cabeça dela enquanto murmurava suaves palavras de incentivo.

— Enquanto ele deixava uma equipe de construção trabalhando no resto da casa, ele mantinha mulheres presas no porão e as torturava, e se deleitava com o fato de que a salvação delas estava a poucos metros dali, mas que, mesmo assim, ninguém podia ouvi-las berrando. Quando eu vi...

— O que você viu, meu amor? — perguntou ele suavemente.

— O inferno — disse ela soturnamente. — Eu vi o inferno.

— O que aconteceu?

— Desci escondida pela escada que levava ao porão, e a primeira coisa de que me lembro é o cheiro. Sangue. Tanto sangue. E podridão. Carne humana em decomposição. Fiquei enjoada, mas sabia que tinha que ser forte, que não podia revelar minha presença.

— Menina inteligente — murmurou ele.

Ela o ignorou e prosseguiu, seus olhos fixos num ponto distante, perdidos dentro do pesadelo dela.

— Tinha sangue em todos os lugares. No chão, nas paredes... Parecia que ele tinha espalhado de propósito. Já havia uma mulher morta, mas ela estava praticamente irreconhecível como mulher ou até mesmo como ser humano. Ele a tinha torturado tanto que tudo que restava era... uma massa — disse ela, horrorizada. — Mas tinha uma que estava viva. Ele estava brincando com essa. E o que ele disse a ela... Meu Deus, nunca vou esquecer o que ele disse a ela pelo *resto* da minha vida.

Wade a apertou, mas permaneceu em silêncio.

— Ele pediu desculpas a ela. Disse que sentia muito, mas que jamais seria capaz de fazer aquelas coisas com o precioso amor dele. Que eu era perfeita e que ele jamais tocaria nela... em mim. Ele estava falando de *mim*, Wade! Disse que nunca tocaria em mim com algo que não fosse amor e ternura e, por isso, não tinha escolha a não ser saciar os desejos dele com outras mulheres. Mas ele disse a ela que não se preocupasse, porque ele não a manteria ali por muito mais tempo. Que o tormento dela terminaria naquele dia e que ela finalmente ficaria em paz. Então, ele pediu para que ela o perdoasse. Para que o perdoasse! Senti vontade de vomitar. De gritar. Eu queria salvá-la, mas tudo que eu fiz foi ficar parada ali, onde ele não podia me ver, tão horrorizada, tão aterrorizada e enojada que não conseguia me mexer.

"Ela o mandou para o inferno, disse que nunca o perdoaria. Que esperava que ele apodrecesse no inferno. Ele ficou tão furioso que a matou ali mesmo, na minha frente."

— Ah, querida — sussurrou Wade, seus olhos ardendo.

Ele enterrou o rosto no cabelo dela e a embalou delicadamente, para frente e para trás, abraçando-a, enquanto ela estremecia violentamente nos braços dele.

— Saí de lá o mais rápido que consegui e procurei a polícia. Eles chamaram o promotor público imediatamente e me interrogaram durante horas. Perguntaram se eu tinha certeza do que tinha visto. Como se eu pudesse esquecer... — Ela estremeceu. — Eu *nunca* vou esquecer. Ainda vejo aquelas imagens quando fecho os olhos à noite. Não passa um dia sem que eu me lembre.

— E o que aconteceu depois? — perguntou Wade.

— Eles o prenderam. A mulher morta que eu tinha visto já não estava mais lá, nem a mulher que ele tinha matado quando eu tinha ido lá, mas tinha sangue por toda parte, e eles encontraram DNA que correspondia ao das mulheres cujos corpos já tinham sido encontrados, e também DNA de corpos que ainda não tinham sido encontrados.

— Você precisou testemunhar — falou Wade soturnamente.

Ela assentiu.

— Foi horrível. A defesa fez com que eu parecesse uma adolescente carente de amor com uma fixação, uma obsessão, por Thomas que, quando foi rejeitada por ele por causa da idade, perpetrou uma vingança doentia contra ele. Mas tinha tantas provas que eles nem precisaram do meu depoimento como testemunha ocular. Ele foi condenado cinco vezes à prisão perpétua.

Wade enrugou a testa.

— Então, por que... — A voz dele desapareceu enquanto ele tentava entender tudo aquilo.

— Há algumas semanas, recebi um telefonema do promotor público que cuidou do caso — disse ela, amargurada. — Ele me falou que Thomas deve ter conseguido manipular algum dos policiais da investigação. O policial depôs sob juramento dizendo que tinha adulterado as provas para que o caso fosse decidido mais facilmente. Mas não havia necessidade disso, e sei que o investigador nunca fez nada disso, mas, se Thomas conseguiu mesmo se aproximar dele, ele teria se sentido compelido a fazer a vontade de Thomas, dizendo a verdade ou não. Por causa disso, a condenação de Thomas foi revogada, e ele vai ser libertado daqui a dois dias.

O sangue de Wade gelou. Agora, tudo estava começando a se encaixar e a fazer sentido. Por que Eliza cortara todas as relações com as pessoas que ela amava e por que ela estava numa verdadeira missão suicida.

Precisando de confirmação antes de tirar conclusões, embora, com o arsenal que ela estava carregando e o fato de que ela havia enviado o que era basicamente uma carta de despedida para Gracie e os outros, Wade sabia que não estava enganado em relação aos planos dela, ele levantou o queixo de Eliza para que ela fosse obrigada a olhar em seus olhos.

— O que exatamente você está fazendo aqui, Eliza? — perguntou ele numa voz perigosamente tranquila. — E o que quis dizer quando falou que tinha me marcado para morrer? E por que é tão importante que esse cara jamais fique sabendo da sua relação com as pessoas que são próximas de você em Houston? Por que você partiria sozinha, como partiu, sem ajuda, sem ninguém para protegê-la?

Ela fez um som de frustração.

— Porque ele vai matar todas as pessoas que eu amo. Qualquer pessoa que já tenha participado da minha vida. Ele é obcecado por mim e é irracionalmente ciumento. Ele não pensaria duas vezes antes de acabar com a raça de alguém que ele considerasse uma concorrência pelo meu afeto. Ele me quer só para ele. Quer ser a única pessoa na minha vida. Ele me quer completamente, absolutamente dependente dele em todos os aspectos.

Wade processou aquela afirmação por um instante. Por tudo que ela lhe dissera a respeito do tal Thomas, ele não achava tão difícil assim acreditar nisso. O cara era um escroto doentio, sem sombra de dúvida.

— Pensei que... — Ela perdeu a voz quando a tristeza dominou suas feições já abatidas. — Pensei que ele fosse passar o resto da vida na cadeia. Que eu estivesse livre e que eu pudesse recomeçar minha vida do zero. Você sabia que Eliza Cummings não é nem meu nome de batismo?

Wade soube que seu próprio rosto registrou o choque que ele estava sentindo.

— Eu o mudei legalmente. Não queria ter nada a ver com a vida que eu estava deixando para trás. Nenhuma lembrança. Não queria mais ser aquela pessoa. Por isso, recomecei do zero. Nome novo. Identidade nova. Passado novo. E apaguei tudo que veio antes. Achei que eu tivesse deixado tudo isso para trás. Que eu estivesse em segurança para ter uma vida normal de fato. Que eu pudesse fazer amigos. Amigos que me mostrassem o verdadeiro significado do amor e não aquela coisa doentia e deturpada que Thomas dizia ser amor. Se eu soubesse, se eu tivesse imaginado que ele pudesse ser libertado, eu jamais teria me permitido me aproximar de ninguém. Jamais teria posto em risco assim as pessoas que amo. Mas, agora, transformei todos vocês em alvos. Ele vai enxergar cada um de vocês como uma ameaça e vai atrás de todos, e não posso deixar isso acontecer, Wade. Não posso.

— Por isso, você decidiu acabar com ele primeiro — concluiu Wade, sua expressão soturna.

Ela engoliu em seco e assentiu.

— E ele saberia quem são as pessoas com quem você se importa e especialmente que eu fiz amor com você quando lesse a sua mente.

Um espasmo de dor atravessou as delicadas feições dela.

— Sim — sussurrou Eliza.

Ela a olhou com irritação.

— Chegou a passar pela sua cabeça ficar o mais longe possível dele? Nunca dar a ele essa oportunidade? Ele não encontraria você em Houston e, se encontrasse, seria destruído e não por você.

Ela empinou queixo, petulante, uma faísca iluminando seus olhos, dando a Wade a satisfação de ver os resquícios da Eliza que ele conhecia tão bem por trás da tristeza e da autorrecriminação.

— Não sou idiota, Wade.

— Então, pare de agir como se fosse.

Ela se levantou, afastando-se dele, olhando-o ferozmente. Wade sorriu, o que serviu apenas para aumentar a indignação dela.

— Eu não conseguiria seguir com a minha vida sabendo que ele estava livre, que mataria de novo. E ele vai matar, Wade. Ele vai matar. O sistema jurídico deixou aquelas mulheres na mão, e não vou permitir que ele se safe dessa. Tenho que acabar com ele por aquelas mulheres. Por mim. E pelas pessoas que amo. Não quero viver o resto da minha vida olhando sempre por cima do ombro, com medo de que ele venha me caçar, e ele vai fazer isso. Não quero ter medo de que ele vá atrás das pessoas que amo porque eu fui fraca demais para fazer o que precisava ser feito. Essa é minha única opção. O único jeito de eu conseguir olhar para mim mesma no espelho.

Não posso trazer aquelas mulheres de volta, mas, sem dúvida, posso garantir que nunca mais machuque outra. Por isso, vou estar lá quando ele sair. Ele não vai precisar me procurar, porque *eu* vou encontrá-lo. Depois, vou mandá-lo diretamente para o inferno, e vou junto. Se eu sobreviver a isso, não vou fugir. Não vou me esconder. Não vou nem mesmo me defender, porque vou ser incrivelmente culpada, e, se eu passar o resto da minha vida na cadeia, ao menos ele não vai mais ser uma ameaça para mulheres inocentes e nem para as pessoas que eu amo.

— E você não se acha rara e preciosa? — perguntou ele suavemente. — Não acha que defende o que é certo?

Ela desviou o olhar, mas Wade trouxe o queixo dela de volta, para que ela o olhasse.

— Você não vai fazer isso, Eliza. Não vai embarcar numa missão suicida para compensar pecados que nem são seus.

— Você não pode me impedir — rosnou ela.

Ele arqueou uma das sobrancelhas.

— Não?

— Não vou ser responsável por mais nenhuma morte!

Wade acariciou a face dela, tocando levemente o rosto de Eliza e, em seguida, passando o polegar pelos lábios dela, enquanto ela o olhava intensamente.

— Você não foi responsável.

Ele a beijou delicadamente, não um beijo apaixonado e avassalador. Não o beijo que ele estava louco para dar, assim como estava louco para fazer amor novamente com ela. Mas um beijo terno com a intenção de tranquilizá-la e reconfortá-la.

— Eliza, você pode confiar em mim — disse ele com absoluta sinceridade. — Você deve saber como meus sentimentos por você são fortes. Não pode ser tão cega assim.

Lágrimas cintilaram como diamantes nos cílios dela, enquanto Eliza o olhava fixamente, impotente.

— Confiar nos meus instintos foi justamente o que me meteu nessa confusão — disse ela, desesperada. — O que me fez ser dominada por Thomas. Não posso confiar em mim mesma, Wade. Não posso me dar o luxo de cometer esse erro de novo.

O olhar dele se abrandou, e Wade a acariciou levemente outra vez, ainda afagando o rosto dela e, em seguida, entrelaçando seus dedos no cabelo de Eliza, alisando as mechas que pendiam bagunçadas. Ela parecia faminta, como uma mulher que fizera amor de forma plena e que queria, precisava de mais. Tudo que Wade queria era dar isso a ela. Dar a si mesmo a ela. Várias vezes, até expulsar tudo que não fosse ele próprio, eles dois, da mente dela, até que nada mais importasse.

— Querida — sussurrou ele numa voz suave e amorosa da qual o próprio Wade não se imaginara capaz. Jamais, com ninguém, até então... até ela. Apenas ela. — Você tinha 16 anos de idade. Era só uma garota jovem e vulnerável que não tinha nada, não tinha ninguém. Você só queria ser amada. Isso não é crime. Todos querem amar e ser amados. Você não é mais aquela pessoa. Não é essa pessoa faz muito tempo. Você se transformou numa mulher excepcional com os melhores instintos e o caráter mais forte dentre todas as pessoas, homem ou mulher, que já conheci, e é por isso que eu te admiro tanto.

Ela pareceu perplexa com a confissão dele. Wade não sabia o que a deixara mais chocada, sua avaliação do caráter dela ou o fato de aquelas palavras terem vindo dele, um homem que, até pouco tempo atrás, não passara de um canalha controlador e de um completo babaca.

Não era de se admirar que ela tivesse tanta dificuldade de aceitar uma conversa tão franca quando, antes, ao que parecia, eles não suportavam ficar no mesmo lugar juntos. Eliza já teria se perguntado *por que* ele tinha tamanha animosidade por ela?

Desde o primeiro dia, Wade soubera que ela significava encrenca para ele. Soubera desde o início que ela mudaria tudo na vida dele, e ele não gostara nem um pouco disso. Ele resistira e negara bastante, mas não havia como contestar o fato de que ela era a mulher certa para ele. Ele se sentia atraído como se ela fosse um ímã, não querendo ficar preso na teia dela, mas também não tendo nenhuma droga de escolha nessa questão.

Wade Sterling, o próprio do lobo solitário, frio e despreocupado, insensível, completamente descontrolado por uma pequena e sedutora loira de olhos verdes. Ah, sim, Eliza era a fraqueza dele. Seu único ponto fraco.

— Você acha que sou idiota — protestou ela. — Acha que sou descuidada, burra, que estou tentando me matar. Você ficou irritado quando eu fui raptada, irritado por eu ter sido torturada e ficou louco de raiva quando eu quis ser incluída na equipe que acabou com os monstros que fizeram aquilo comigo. Como se eu fosse burra demais por querer vingança em cima dos desgraçados que me deixaram impotente, em vez de ficar assistindo de longe como uma lesada indefesa, enquanto meus colegas de trabalho, grandes e fortes, cuidavam do assunto para que a pobre e indefesa Eliza pudesse ficar quieta em casa, esperando que os outros buscassem uma vingança que, por direito, era minha. Agora, você fica aí dizendo que me admira? Isso é algum tipo de babaquice que você está dizendo só para me fazer aceitar o que você quer, para eu poder ficar afastada, bancar a inútil donzela em apuros e esperar que os outros façam meu trabalho sujo por mim?

— Você não ouviu absolutamente nada do que eu acabei de dizer, mulher? — rugiu ele. — Eu me importo com você. E me importo muito! Acha que fiquei irritado com *você* porque você foi raptada e sofreu uma porra de um afogamento simulado e só Deus sabe mais o que, já que você nunca contou exatamente tudo que sofreu? Acha que fiquei irritado com você porque você queria se vingar por conta própria na missão para destruí-los? Jesus, você é *mesmo* uma idiota.

Ela ficou de queixo caído e, em seguida, fechou a boca, e Wade pôs um dedo diante dos lábios dela antes que ela pudesse dizer algo mais. Ele se curvou para perto, fazendo os narizes deles quase se tocarem.

— Fiquei irritado porque alguém te levou. Fiquei irritado porque aqueles desgraçados puseram as mãos em você. Torturaram você. Machucaram você, e não havia nada que eu pudesse fazer para impedir. Não fiquei irritado por você ter querido participar da missão para destruí-los. Fiquei irritado porque você não estava em condições de ir a lugar nenhum a não ser para a cama, e fiquei louco de preocupação imaginando você sendo ferida ou morta porque tinha acabado de passar por um inferno e não tinha nada que participar de uma operação de alto risco. E fiquei extremamente irritado por você ter quase morrido porque uma bala disparada na sua direção podia ter atravessado esse seu pescoço lindo e, se ela tivesse te atingido, não haveria uma única coisa que alguém poderia fazer a não ser ver você sangrar até morrer. E, por fim, fiquei irritado porque você se recusou a tirar um tempo de folga depois de ser raptada e torturada e também depois que a operação foi concluída e tudo terminou. Você estava, e ainda está, esgotada faz muito tempo, e, agora, eu sei o motivo. Estou preocupado com você, Eliza. Estou louco de preocupação porque me importo muito com você e com o que acontece contigo. E, se eu puder evitar que algo mais aconteça, por Deus, é justamente o que eu vou fazer, mesmo que você não goste disso. Mesmo que me odeie. Porque ao menos você vai estar viva para me odiar.

Ele inspirou fundo para se acalmar, tentando recuperar o controle de suas turbulentas emoções. Os olhos dela estavam redondos e arregalados de absoluto choque. Talvez ele finalmente estivesse conseguindo fazê-la entender.

— Quanto a te admirar? Meu Deus... Você é a pessoa mais irritante, enlouquecedora, corajosa, tenaz e leal que já conheci em toda a minha vida. Os outros nem chegam aos seus pés. Acho que não existe mais ninguém como você neste mundo. E, por Deus, você é *minha*. Já tomei posse e não vou abrir mão de você. Então, pode ir superando qualquer problema que você tenha com isso, porque você vai ficar comigo, e eu não vou a lugar nenhum a não ser aonde você for. Fui claro?

Ele afastou o dedo da boca de Eliza, e os lábios dela se entreabriram e se escancaram em seguida, enquanto ela o olhava com perplexidade. A boca de Eliza abriu e fechou várias vezes, como se ela não conseguisse fazer sair o que queria dizer. Então, ela finalmente falou, suas palavras baixas, pouco mais que um sussurro, enquanto ela o olhava fixamente, emoções cruas e conflitantes refletidas em seus olhos.

— Você se *importa* comigo?

— Acho que já falei disso — disse ele secamente.

— Mas você me odeia. — A confusão surgiu na expressão dela, e Eliza balançou a cabeça para negar a verdade que estava bem debaixo do seu nariz. — Você não aguenta ficar no mesmo lugar que eu. Age como se eu fosse a *última* pessoa que você quer perto de você.

Ele suspirou, exasperado.

— E por que você acha isso, Eliza? Pense muito bem. Um homem que te odeia vai atrás de você quando você é raptada e torturada e te abraça para ter certeza de que está bem? Um homem que nem é funcionário da sua agência insiste em ser incluído na missão da qual você insistiu em participar porque quer garantir que você seja protegida e não se machuque? Um homem que te despreza leva uma porra de uma bala no seu lugar?

— Ah, meu Deus — arfou ela.

— *Agora*, ela entendeu — resmungou ele, revirando os olhos. — Juro por Deus que você é a mulher mais cabeça-dura e teimosa que existe, e o pior é que sinto uma atração absurda por cada parte de você e dessa sua cabeça teimosa. Você acha mesmo que fiz amor com você por pena? Ou, ainda pior, para arrancar informações de você? Tenho uma notícia para você, querida, eu teria te arrancado essa história sem fazer amor com você.

— Não sei o que dizer — falou ela, o desespero e a perplexidade pesados em sua voz.

Mais uma vez, Wade pôs os dedos nos lábios dela.

— Você não tem que dizer nada. Só entender. Entender que não está sozinha. Nunca mais vai estar. Que você não vai fazer isso sozinha. Você só vai confrontar aquele desgraçado e se sacrificar por mim, pelas pessoas que você ama ou por qualquer outra pessoa passando por cima do meu cadáver.

dezesseis

— Diga uma coisa — falou Wade em voz baixa.

O silêncio dominara o local após a explosão emocional de Eliza, e Wade parecera sentir que ela precisava de tempo para recompor seus pensamentos e processar a bomba que ele acabara de largar sobre ela. Ela ficara chocada quando ele declarara que tinha sentimentos por ela. Perplexa. Essa era a última coisa que ela esperava que ele admitisse.

Sem palavras, ela ergueu o olhar para ele, questionando. Ainda estava envolta solidamente pelos braços dele, emoldurada pela reconfortante segurança e calor do abraço. Por sua força. Ela não sabia ao certo se conseguiria aguentar mais daquelas confissões inesperadas dele e se preparou mentalmente para saber o que estava claramente ocupando os seus pensamentos.

Ele a observava intensamente, mas sem qualquer julgamento ou desgosto espelhado em seu escuro olhar. Por algum motivo, ela encontrou conforto nisso, já que não tinha mais de onde retirar essa tranquilidade.

— Você chegou a fazer sexo com Thomas? Você disse que queria, e que ele falou que você era muito nova, mas acabou fazendo?

Ela se sentiu pateticamente agradecida por ele não ter perguntado se ela fizera *amor* com Thomas. Especialmente agora, quando *Wade* tinha feito amor com ela. Quando havia lhe mostrado a diferença entre fazer sexo e fazer amor, mesmo que pensar nisso a deixasse assustada.

— Não — respondeu ela com uma voz triste e baixa.

— Você se arrepende disso? — perguntou ele, surpreso.

— Não! Deus do céu, não. Mas, Wade, eu *teria* feito. Eu queria. Achava que estava apaixonada por ele. Eu já tinha projetado todo o nosso futuro. Nós íamos consumar nosso relacionamento quando eu tivesse idade suficiente e estivesse pronta, de acordo com ele, mas eu faria sexo com ele tendo 18 anos ou não, e isso me envergonha. Eu estava imaginando um lar, amor, bebês, todas as coisas com que uma menina sonha quando foi privada da esperança de ter tudo isso.

— Você precisa parar de se responsabilizar por coisas que você sentia quando era uma criança — disse ele suavemente. — Quantos homens você teve na sua vida?

Ela piscou os olhos, sem saber ao certo aonde ele queria chegar com aquelas perguntas. O que ele estava tentando lhe dizer. Certamente ele não podia sentir ciúme de outros homens, ou melhor, do outro homem com o qual ela fizera sexo. Eliza preferia esquecer todo aquele vergonhoso episódio.

O calor ardeu em suas faces, e ela tentou desviar o olhar, mas Wade não permitiu. Ele simplesmente a olhou fixamente, sem julgamento, sem acusação nos olhos. Apenas uma paciente compreensão, como se ele simplesmente quisesse saber tudo que havia para saber a respeito dela. Seus segredos, coisas que ela não compartilhara com ninguém. Coisas que ele queria que ela compartilhasse com ele, que confiasse a ele.

— Só um — arfou ela. — E levei anos para juntar coragem. Anos para parar de me sentir culpada por eu estar, de certa forma, traindo um homem que não merecia de maneira nenhuma minha lealdade ou minha fidelidade, e também porque, depois dele, eu não confiei mais em mim, nos meus instintos, na minha escolha de homens. Porque, obviamente, meus instintos tinham estado todos errados. Deus, como fui burra!

— Pare — disse ele rispidamente. — Pare de uma vez, Eliza. Pare de se castigar pelo passado. Você não pode mudá-lo. Já está feito, acabou. Mas você pode mudar o futuro. Ele não está definido, por mais que você se recuse a acreditar nisso, por mais que você acredite que já definiu seu destino e que não tem escolha a não ser segui-lo até o fim. O seu fim. E eu não vou permitir isso. Nem agora e nem nunca.

— Por que você pergunta? — perguntou ela, defensiva. — Por que importa com quantos homens eu dormi?

— Importa porque, se você só fez sexo com um outro homem, eu gostaria de saber por que eu. Está claro que o sexo não é algo casual para você. Você só quis transar comigo para que eu fizesse você esquecer? Eu fui uma transa conveniente? Qualquer homem no lugar certo na hora certa teria servido? Ele teria deixado você satisfeita?

Ela o olhou com horror, envergonhadíssima por ele estar devolvendo as grosseiras palavras dela da mesma forma como ela as dissera a ele. Contudo, ela merecia exatamente isso depois da maneira como o tratara. Como se ele tivesse sido uma transa conveniente, como se ela o tivesse usado como uma espécie de muleta emocional. No entanto, não fora assim. Não com Wade, e Eliza não fazia a menor ideia de como explicar que fora diferente. O motivo pelo qual ele a fazia se sentir diferente. A maneira como ele a fazia se sentir a deixava assustada, fazia Eliza se sentir vulnerável e exposta, como se ele fosse a primeira pessoa que ela deixara passar por suas barreiras cuidadosamente erguidas. Ele *era* o primeiro.

Parecendo perceber a hesitação dela, Wade falou.

— Você significa algo para *mim*, Eliza. Só estou tentando entender se estou sozinho nisso ou se talvez, apenas talvez, você não seja tão imune a mim quanto quer que eu pense. Que talvez você tenha sentimentos por mim enterrados debaixo de toda essa animosidade que nós dois usamos como escudo para nos protegermos da verdade do que um significa para o outro.

Ela ficou paralisada, enfiando as mãos por baixo das cobertas para que ele não visse como ela estava tremendo demais. Como as palavras dele a deixavam ridiculamente empolgada e, ainda pior, como permitiam que ela tivesse o proibido conforto da esperança. Ele, porém, não foi enganado por isso. Wade não era um homem que era enganado com facilidade. Seus olhos se abrandaram com tanta ternura e compreensão que Eliza precisou de todas as suas forças para não mergulhar nos braços dele e se enterrar bem debaixo dela, escondendo-se do mundo. Para não se apoiar nele. Tomar emprestada sua força e sua invencibilidade, pois ela não se sentia nada invencível no momento.

— É tão difícil assim admitir que você sente alguma coisa, qualquer coisa, por mim? — perguntou ele com uma delicada paciência da qual Eliza não imaginara que ele fosse capaz.

Ela poderia jurar que estava ouvindo mágoa e incerteza na voz dele, mas isso era impossível. Wade era feito de pedra. Impenetrável e, por vezes, tão gelado que era capaz de fazê-la estremecer só com um olhar. E ele era extremamente confiante. Vestia a arrogância como as outras pessoas vestiam as roupas. Por que ele se *importaria* com o que ela sentia por ele? Por que ele estava agindo como se isso importasse, e por que ela sentia que tantas coisas dependiam de ela responder honestamente à pergunta dele e, se ela escolhesse errado, poderia perder mais do que jamais imaginara?

Porque ele se importava com ela.

Eliza ainda estava abalada com a confissão dele, pois ele não era um homem que expressava seus sentimentos e se expunha à rejeição, jamais. Como ela podia rejeitá-lo quando ele pusera tudo em risco por ela?

Ele expusera sua alma, e ela não lhe dera nada em troca. Nada mesmo. Nem mesmo sua confiança. Ele havia arriscado tudo para ir atrás dela. Arriscara sua vida ao se recusar a recuar e ir embora antes que Thomas descobrisse sua presença. E Wade não era o tipo de homem que se colocava numa posição de vulnerabilidade. Ele estava sempre envolto pelas sombras, de forma muito parecida com ela. Seu passado era nebuloso e questionável. Assim como seu presente. Entretanto, ele se abrira para ela de uma forma como Eliza nunca o imaginara se abrindo para nenhuma outra alma viva. Isso, mais que tudo, dizia que ela significava algo para ele. Não algo. Tudo.

— Eu sinto *demais*! — disse ela, quase gritando, as palavras se libertando com tudo antes que ela pudesse contê-las. — Pronto, está feliz? Está satisfeito? Já não arrancou pedaços suficientes de mim? Só vai parar quando não sobrar mais nada?

Ele a puxou firmemente para seus braços, ignorando os irritados protestos dela, suas tentativas de repeli-lo, sua resistência e suas lágrimas de impotente ira e frustração.

— Foi tão difícil assim? — perguntou ele, mal-humorado. — Querida, não quero desmontar você pouco a pouco. Não quero tirar tudo de você até que não sobre nada. Jamais, meu amor. Quero dar a você tudo que eu puder dar. Quero juntar todos esses pedaços para que você possa se sentir plena de novo. Para poder ser minha. Minha Eliza. Não essa sombra dela que está nos meus braços agora. Não vou sossegar enquanto eu não a tiver *inteira* de volta.

— Ela não existe — falou ela, triste. — Nunca existiu. Não é nem *real*. É um personagem que venho fazendo há anos, enquanto me escondo feito uma covarde de quem e do que eu sou na realidade.

— Não, querida — negou ele. — Você se tornou quem você não *devia* ser. E, só para você saber, você selou seu destino quando me disse que não me odiava e que se importava comigo. Quando pensou em me proteger porque sou importante para você. Não sou um homem paciente em sentido algum da palavra. A não ser quando o que está em jogo é algo que eu quero, algo pelo qual vale a pena esperar. Vou esperar eternamente se isso for necessário, mas você é minha, Eliza. *Minha.* E eu não desisto do que é meu sem lutar muito. Então, pode se preparar para uma porra de uma guerra. Já vou logo avisando que jogo sujo, não sou justo. Vou fazer tudo que for preciso para tornar você minha.

— Eu não sou sua! — disse ela, desesperada. — Não pertenço a ninguém.

Aquela última parte foi dita com uma pesada tristeza em seu coração. No passado, ela teria feito de tudo para pertencer a alguém. Para que cuidassem dela, para que a valorizassem, para que a amassem. Contudo, ela desistira desses sonhos exagerados e nada realistas uma eternidade atrás, pois eles não eram reais. Jamais se realizariam, por mais que ela desejasse.

O olhar dele percorreu ardentemente o corpo nu dela, um sentimento possessivo brilhando em seus olhos.

— Não? — perguntou ele numa voz perigosamente baixa que devia tê-la feito sair correndo da cama o mais rápido possível. No entanto, as tiras imaginárias de aço em torno do corpo dela a mantiveram firmemente ali. — Acho que talvez você precise de mais uma demonstração.

O pânico a percorreu. Contudo, antes que Eliza pudesse reagir àquela sensual afirmação dele e à reluzente determinação em seus olhos que lhe diziam que não havia saída para ela, a boca de Wade desceu sobre a dela. Ardente, passional e, ah, Deus, amorosa e tão terna que fez Eliza sentir a ardência das lágrimas em seus olhos.

A língua dele adentrou a boca de Eliza, mergulhando bem fundo para que ele a provasse, para que ela fosse tudo que ele conseguisse provar. Ela tentou pôr as mãos entre eles, para empurrá-lo para longe, mas ele apenas a segurou com mais firmeza, dizendo-lhe sem palavras que ela não escaparia.

Eliza soltou um gemido que foi parte desejo e parte desespero. O beijo dele se abrandou, e Wade passou levemente seus lábios pelo rosto dela, descendo pelo maxilar e, em seguida, subindo, pressionando a boca ternamente sobre ambas as pálpebras dela. Ele lambeu a minúscula evidência de umidade nos cantos dos olhos dela ao mesmo tempo que seus braços a envolviam por completo, ancorando o corpo dela ao dele.

— Você importa, Eliza — sussurrou ele junto à pele dela. — Você importa para muita gente, mas importa para mim. Para *mim*. E não vou abrir mão de você agora que finalmente tenho você onde quero.

Ele girou, rolando até ficar totalmente sobre ela, seu calor e sua força penetrando até os ossos de Eliza. Quando fora a última vez que ela se sentira verdadeiramente segura? Quando fora a última vez que ela se sentira livre para simplesmente... ser? Ele a dominava. Fazia com que ela se sentisse todas as coisas que ele atribuía a ela. Nos braços dele, Eliza se sentia verdadeiramente preciosa. Importante. Amada...

Ela balançou a cabeça numa silenciosa negação. Ela não pensaria nisso, não podia pensar. Ninguém jamais seria capaz de amá-la. De considerá-la digna. Como alguém poderia fazer isso se ela sabia a verdade? Se ela carregava consigo os pecados de uma vida inteira, se jamais poderia haver redenção para ela? Mas, Deus, ele a fazia querer. Apenas por alguns preciosos momentos, Wade a fazia sonhar com a vida que ela poderia ter tido se não tivesse cometido tantos erros.

— Seja lá o que você estiver pensando, tire isso da sua cabeça — falou Wade ferozmente. — Olhe para mim, Eliza. Olhe para mim e veja.

Relutantemente, ela ergueu seu olhar para o dele, temendo demais o que ele veria. O mal à espreita por trás da fachada que ela havia aperfeiçoado ao longo de tantos anos. Um nó se formou na garganta dela, tirando-lhe a capacidade de falar, pois havia apenas compreensão ali. Delicadeza. E tamanha ternura que fez Eliza querer chorar mais uma vez.

— Você é tão linda — sussurrou ele, seus lábios pairando logo acima dos dela. — Por dentro e por fora. Eu nunca tinha conhecido uma mulher tão feroz, leal, amorosa e vulnerável como você. Você está partindo meu coração, meu amor. E, que Deus me ouça, vou reconstruí-la para que, um dia, você se olhe no espelho e veja exatamente o que eu vejo. Uma mulher que defende o bem. Uma mulher que não recua ao primeiro sinal de adversidade. Alguém que se sacrifica pelas pessoas que ela ama. Uma protetora dos inocentes, uma defensora da justiça. E você é minha.

A satisfação surgiu como uma selvagem luz nos olhos dele enquanto anunciava sua posse. Wade não esperou uma resposta, não que ela fosse capaz de lhe dar uma de qualquer forma. Ele atacou a boca de Eliza com um sedento beijo, como se estivesse louco por ela. Como se tivesse esperado uma eternidade por aquele momento. Aquilo a deixou perplexa. Ele a deixava perplexa.

A boca de Wade desceu pelo pescoço dela, seus dentes roçando na pele sensível dela, sugando e mordiscando alternadamente enquanto ele descia até os seios. As mãos dela foram até os ombros dele, mas Wade capturou rapidamente os punhos dela, prendendo-os acima da cabeça de Eliza, mantendo-a naquela posição enquanto ele possuía cada centímetro de sua carne.

Por um instante, ela resistiu, não gostando de se sentir tão impotente. Wade, porém, levou sua boca mais uma vez à dela, calando-a com um beijo profundo que fez tudo dentro dela formigar.

— Você sabe que não vou fazer mal a você, querida — disse ele, seus olhos cheios de ternura. — Mas sou eu quem manda aqui. Esperei uma eternidade para ter você debaixo de mim, para que você fosse minha e eu pudesse fazer o que eu quisesse, e vou saborear cada minuto disso.

O embargo na garganta dela cresceu. Ele não podia estar falando sério. Suas palavras, sua expressão, a maneira como ele a olhava. Não era real. Não podia ser real. Ninguém jamais seria capaz de amá-la. Não depois de saber tudo que ela havia feito.

— Pare — disse ele com uma voz ditatorial. — Pare de pensar e apenas sinta. Se não acredita nas minhas palavras, vou ter que mostrar o que você significa para mim.

Ela o olhou fixamente com todo o medo e vulnerabilidade que ela sentia. Ele tinha o poder de destruí-la. Ela, que não admitia fraqueza alguma, vulnerabilidade alguma, dera-se conta de que ele detinha a chave para a completa destruição dela. Se ele a rejeitasse depois de fazê-la acreditar... Eliza fechou os olhos, não querendo sequer pensar naquilo. Ele poderia destruí-la quando nada mais tinha sido capaz de fazer isso. Ele podia fazer o que nem mesmo Thomas conseguira fazer, e Eliza detestava ser tão impotente contra Wade.

— Querida.

Apenas uma palavra. Tão repleta da única coisa que ela jamais se permitira imaginar tendo. A única coisa que ela desejara acima de todo o resto. Ele a beijou novamente. E novamente. Então, começou a descer mais uma vez pelo corpo dela, dispensando tanto carinho em cada beijo, cada carícia...

Wade beijou o umbigo dela e, em seguida, passou a língua pela rasa cavidade, causando uma imediata erupção de arrepios na barriga de Eliza. Ele desceu ainda mais, afastando delicadamente as coxas dela, esperando pacientemente quando ela ficou imediatamente tensa. Ele simplesmente esperou, erguendo seu olhar para o dela, como se estivesse desejando silenciosamente que ela confiasse nele. E, ah, Deus, ela confiava. Ela confiava mesmo nele.

Gradualmente, Eliza relaxou, e ele afastou as pernas dela, passando a ponta do dedo nos pelos entre as coxas de Eliza. Ele ficou mais ousado, abrindo a suave carne dela e acariciando o sensível ponto que ficava bem no centro.

Eliza gemeu alto quando a boca dele acompanhou os dedos e ele lambeu cuidadosamente, sugando em seguida o intumescido ponto para dentro de sua boca. Ele desceu lambendo, não deixando de dar atenção a nenhuma parte da carne mais íntima dela. A ponta de sua língua contornou a abertura, mergulhando lá dentro em seguida. As costas de Eliza se arquearam da cama numa inconsciente súplica por mais. Ela o queria por inteiro.

— Wade, por favor — gemeu ela.

A explosão dela pareceu acabar com o controle que ele vinha mantendo muito cuidadosamente, como se estivesse sendo muito comedido até então. Subitamente, Wade se tornou dominador, agressivo, seu corpo se movendo sobre o de Eliza, seus olhos reluzindo com um forte desejo que encontrava par no dela.

Novamente, ele prendeu os punhos dela acima da cabeça, segurando-os firmemente junto ao colchão, deixando-a impotente para se mover. Seu grande corpo cobriu o dela numa descarada demonstração de dominância enquanto ele se alimentava vorazmente da boca de Eliza, do pescoço, descendo ainda mais para atacar seus seios.

Ele já não estava mais indo devagar, com ternura. Estava mostrando a ela sua posse, que jamais abriria mão dela. E, Deus, ela já não estava mais nem ligando para isso. Queria, precisava, estava desesperada pela satisfação. O desejo a dilacerava por dentro. Eliza nunca havia sentido nada parecido com aquilo. Nunca nem mesmo tinha imaginado ser possível desejar alguém como ela desejava Wade.

Com o joelho, ele afastou as coxas dela, sua túrgida ereção tocando urgentemente a abertura de Eliza. Num único movimento, ele a penetrou tão profundamente que Eliza não conseguiu saber onde ele terminava e ela começava. Naquele momento, eles eram uma única pessoa. Um único corpo. Ela arfou com aquela plenitude, mas, então, ele recuou, investindo novamente à frente com força, arrancando dela um desesperado grito.

Ela queria tocá-lo, acariciá-lo, como ele fizera com ela, mas seus braços estavam firmemente capturados junto à cama, as mãos de Wade envolvendo os punhos dela enquanto ele a penetrava com força e sem parar. E, subitamente, ele se retirou do corpo dela, e Eliza choramingou em protesto, sentindo-se repentinamente abandonada pelo calor, pelo conforto, pela força dele.

Antes que ela pudesse perguntar o que havia de errado, Wade a virou de barriga para baixo e, mais uma vez, colocou os braços dela acima da cabeça com um rude comando para que ela não os mexesse. Então, deslizou um de seus fortes braços por baixo da barriga de Eliza e a ergueu, colocando-a de joelhos. No momento em que ela pensou em levantar a cabeça, ele pôs delicadamente a palma sobre o cabelo dela e empurrou sua cabeça de volta para o travesseiro.

Com o bumbum dela voltado para cima, a cabeça virada para baixo e os braços para cima, ela se sentia... capturada. Deliciosamente capturada. A excitação vibrou ardentemente dentro do corpo dela. Wade ainda não concluíra sua demonstração de posse.

Os dedos dele se cravaram nos quadris dela e, em seguida, passaram suavemente pelo traseiro de Eliza. Ela sentiu o roçar dos lábios dele na base de suas costas e fechou os olhos quando, mais uma vez, suas coxas foram afastadas. Então, ele já estava sobre ela, dentro dela, penetrando-a tão profundamente que Eliza arfou e segurou com força os lençóis nos dedos, cerrando firmemente os punhos para conter seu iminente orgasmo. Ainda não. Ah, por favor, ainda não. Ela fechou os olhos com mais força enquanto seu corpo balançava para frente com a potência das investidas de Wade.

Ele estabeleceu um ritmo implacável, forte, profundo, plantando-se bem dentro da alma dela. Mesmo assim, durante todo o tempo, as mãos e a boca dele permaneceram delicadas sobre a pele dela. Tão ternas e doces que Eliza sentiu seu coração latejar. Era como se ele estivesse lhe passando uma mensagem, uma que ela havia se recusado a ouvir verbalmente.

— Você está perto, Eliza? — perguntou ele com a voz rouca. — Quero você comigo, meu amor. Sempre comigo.

— Perto — arfou ela. — Por favor, não pare, Wade. Por favor.

Ele pressionou os lábios logo abaixo da nuca de Eliza e sussurrou junto à pele dela:

— Você nunca vai precisar me pedir nada que eu possa dar a você.

Por mais brutal e dominador que o ritmo dele tivesse sido antes, Wade o diminuiu agora, penetrando-a prazerosamente, prolongando o orgasmo deles dois. E, quando ele chegou, foi diferente de tudo que Eliza já vivenciara em sua vida. Foi tão lindo e avassalador que ela não teria conseguido falar nem mesmo se tivesse sentido vontade.

Wade baixou seu corpo para o dela, acompanhando-a ao se estirar na cama. Ele rolou de lado para que ela não tivesse que suportar todo o peso dele, que ainda estava profundamente dentro dela. Ele a envolveu solidamente com os braços e a segurou junto a seu trovejante peito. Enterrou o rosto no pescoço dela e permaneceu assim durante vários momentos.

A emoção dominou Eliza. Assim como o pesar. As lágrimas escorreram por suas faces enquanto ela se segurava nos braços que a envolviam firmemente.

— Eliza?

Wade soava preocupado, incerto. Ele levantou uma das mãos para enxugar o rosto dela.

— Querida, o que foi? Machuquei você?

Ela balançou a cabeça em silêncio. Então, fechou os olhos, seu coração se partindo em um milhão de pedaços.

— Ah, meu Deus, Wade. O que eu fiz? Não posso deixar que você lute minhas batalhas por mim. Não posso colocá-lo em risco. Não posso me permitir perder você. Isso me destruiria — disse ela, chorosa.

A pegada dele ficou mais forte em torno dela, e Wade beijou a têmpora de Eliza.

— E você não acha que eu ficaria destruído se te perdesse?

dezessete

WADE ACORDOU, SABENDO INSTINTIVAMENTE QUE Eliza não estava mais adormecida a seu lado. Ela estava sentada, uma distância entre eles na cama, os joelhos encolhidos junto ao peito, uma expressão pensativa marcando suas lindas feições. Ela estava a quilômetros dali, seus pensamentos não sendo nada agradáveis a julgar pela testa levemente franzida e pela tristeza em seus olhos.

Ele mudou de posição em silêncio para não incomodá-la e, em seguida, sentou-se, acabando com a distância enquanto ia na direção dela, sem querer que existisse nenhum espaço entre eles. Ele a envolveu com os braços, puxando-a de lado para seu peito. Ela o surpreendeu apoiando a cabeça no peito dele e emitindo um suave suspiro que mostrou a Wade que ele estivera correto ao supor que os pensamentos dela não eram felizes.

— O que está pensando? — perguntou ele em voz baixa, dando um leve beijo no alto da cabeça dela.

— Na confusão em que meti você — disse ela num tom baixo, cheio de pesar.

— Não me lembro de ter dado escolha a você — respondeu Wade de forma seca.

— Ele precisa ser destruído, Wade — falou ela francamente. — Não posso... não vou simplesmente deixar isso de lado. Você não pode me pedir para fazer isso.

— Ele precisa ser destruído — concordou ele. — Mas você não vai ter nada a ver com isso. Não vou permitir que você enfrente aquele desgraçado outra vez. Nunca mais.

— Então, precisamos pensar num plano que funcione — disse ela, dando pela primeira vez algum sinal de que aceitaria a ajuda dele.

Wade firmou sua pegada, abalado pela tranquila aceitação dela e emocionado com a confiança de Eliza, mesmo que ela não tivesse lhe dito exatamente isso.

— Vamos pensar.

— Tenho uma ideia — começou ela.

— Eu vou querer mesmo ouvir isso? — perguntou ele, seu tom claramente de aviso.

— Você não pode simplesmente entrar naquela cidade e mostrar que está procurando por ele e nem que tem qualquer tipo de interesse nele. Ele vai ficar sabendo, Wade. Aí, qualquer plano que você bole vai ser inútil. Tem que ser eu.

Ele já estava balançando a cabeça. De jeito nenhum. Ele não a colocaria em perigo de forma alguma.

— Só me ouça, por favor. Pensei muito nisso.

— Certo — disse ele a contragosto. — Eu vou ouvir, mas é tudo que posso prometer.

— Eu já anunciei minha presença na cidade. Não com palavras, mas já fui vista. Eu me certifiquei de ser vista e de que as pessoas soubessem quem eu era. Elas sabem que eu voltei, e vi o desdém e o nojo nos olhos delas. Elas me culpam tanto quanto culpam Thomas. Talvez até mais, porque acreditam que eu também devia ter sido punida e, aos olhos delas, eu me safei tendo cometido assassinatos, participando desses assassinatos, e fiquei livre, enquanto Thomas foi condenado à prisão.

O maxilar de Wade se contraiu, e ele se encheu de uma fúria assassina.

— Ele vai ser libertado amanhã. Por isso, só tenho mais um dia e preciso aproveitar ao máximo. Preciso voltar à cidade. Deixar escapar que estou esperando. Mostrar onde estou, seja lá onde eu for ficar. Deixar uma isca. Porque ele vai vir atrás de mim. Não vai conseguir se controlar. Vamos montar uma armadilha para ele e, quando ele aparecer, vamos acabar com ele.

— Eu vou acabar com ele — disse Wade firmemente.

Ela deu de ombros.

— Você, eu; contanto que seja feito... Mas não vou deixar você ser responsabilizado no meu lugar, Wade. Não vou mesmo. Vou assumir responsabilidade total, e nada do que você disser vai me fazer mudar de ideia.

Ele queria meter um pouco de bom senso naquela cabeça teimosa dela. Deus, como aquela mulher o enfurecia, apesar de ele admirar seu senso de justiça!

— Sua equipe está vindo para Calvary hoje — falou ele, preparando-se para a reação dela.

— *O quê?!*

Ela empalideceu e começou a tremer, seus olhos arregalados de medo e pânico.

— Meu amor, você achou mesmo que eles fossem ficar quietos lá quando alguém importante para eles, como você é, está em perigo? Quando você escreveu o que era basicamente uma merda de carta de despedida e quase matou todos eles de medo? Dane ficou completamente enlouquecido. Perdeu as estribeiras. Precisei usar tudo que eu tinha, fazer todos os tipos de ameaças, para obrigá-los a ficarem quietos por ao menos 24 horas até que eu conseguisse falar com você e pudéssemos pensar num plano de ação. Você é importante para eles, Eliza. Tão importante quanto eles são para você, e, se você não acha isso, não deve considerar muito as pessoas que trabalham com você.

— Eles não podem vir — falou Eliza, sua voz trêmula, as lágrimas se acumulando em seus olhos. — Ah, meu Deus, Wade, não posso perdê-los. Não posso perder você. Não entende? Eu morreria se algo acontecesse a *qualquer um* de vocês.

— E você se acha descartável? Está enganada. Muito enganada. Você importa demais para muitas pessoas, e não existe qualquer chance de nenhum de nós observar enquanto você é punida por algo pelo qual não é responsável.

Ela enterrou o rosto no peito dele e envolveu seu pescoço com os braços, agarrando-se desesperadamente a Wade.

— O que vamos fazer?

— Agora que já estou entendendo melhor a situação, vou ligar para Dane e dizer a ele para ser extremamente discreto e não aparecer com tudo na cidade fazendo um monte de perguntas que vão despertar suspeitas. O trabalho deles vai ser seguir Harrington quando ele for libertado da cadeia e monitorar os movimentos dele. Eles são os melhores. Ele não vai saber que está sendo observado. Mas quero saber o que ele está fazendo, aonde está indo, para ficarmos preparados para qualquer eventualidade.

"Por mais que eu abomine a ideia de você ir à cidade, você tem razão nesse ponto. Ele vai atrás de você e, se souber que você está comigo, ele não vai achar que você é um alvo fácil, e é exatamente isso que queremos que ele ache. Então, você planta suas sementes, deixa um rastro para não ser difícil de ser encontrada, e, com a DSS no encalço dele mais um dos integrantes da minha equipe para te proteger, ele vai vir diretamente para as nossas mãos, que é exatamente o que queremos. Mas você não vai enfrentá-lo. Não vai confrontá-lo. Ele é meu, Eliza.

"Você não vai a lugar nenhum sozinha. Eu vou estar lá; você só não vai me ver. Meu pessoal vai estar lá, mas você também não vai vê-los. Eles são os melhores no que fazem, e ninguém jamais vai vê-los, a menos que eles queiram ser vistos. Isso é tudo em que estou disposto a ceder. Se você não aceitar isso, vamos usar o plano B."

— Qual é o plano B? — perguntou Eliza, temerosa.

— O plano B sou eu algemando você a esta cama e deixando meu pessoal para te proteger enquanto vou à cidade deixar claro que você está comigo e garantir que Harrington fique sabendo disso.

— Não tenho muita escolha — resmungou ela junto ao peito dele.

Ele sorriu.

— Não, mas duas opções são melhores do que nenhuma.

Ela suspirou.

— Então, vamos com o plano A. Preciso me levantar e ir cedo para a cidade. A lanchonete fica lotada no café da manhã, e, com Thomas sendo libertado daqui a um dia, a cidade está muito movimentada. Todos os moradores estão na rua. A maioria sabe que voltei e não quer deixar de ver o drama se desenrolando. A mídia também vai aparecer. Vai ser um circo.

Wade fez cara feia, pois a última coisa que ele queria era aquele tipo de exposição para Eliza. Ela já passara tempo demais sofrendo o julgamento dos outros, e eles a crucificariam, não apenas na cidade, mas também na mídia. Ia contra tudo em que ele acreditava permitir que sua mulher fosse magoada e atormentada assim, mas ele também sabia que não tinha escolha se quisesse remover permanentemente a ameaça de Thomas Harrington para que Eliza pudesse finalmente conquistar a paz que ela tanto merecia.

— Preciso falar com Dane e garantir que ele saiba o que ele e a equipe dele devem fazer e nada mais. Eles devem entrar em ação em breve. Estou esperando que eles cheguem hoje à tarde e preciso deles a postos. Quer café?

O rosto dela se abrandou com a oferta dele, mas Eliza balançou a cabeça.

— Vou só tomar banho para me vestir e ir à lanchonete tomar café da manhã. Vá dar seu telefonema e, depois, avise o que vai acontecer.

Ela parou por um segundo, a tristeza lampejando em seus olhos.

— Diga a Dane... diga a ele que sinto muito por tê-lo decepcionado.

— Você não decepcionou ninguém — disse Wade ferozmente. — Eles não estão com raiva de você, Eliza. Estão loucos de preocupação.

Ela assentiu, mas a tristeza não abandonou seus olhos quando ela se afastou delicadamente dos braços dele e se levantou para ir ao banheiro. Wade não perdeu tempo e foi logo dar o telefonema para Dane.

Depois de informar tudo que Eliza compartilhara e de ouvir Dane soltar um longo e barulhento palavrão, Wade explicou o plano e o que ele queria que Dane e seus agentes fizessem. Claramente, Dane não gostou muito de não agir e ter que ser discreto. Wade, porém, foi firme e reforçou suas instruções com o fato de que, se eles não as seguissem à risca, poderiam morrer não apenas integrantes da equipe de Dane, mas também Eliza.

— Preciso dos seus melhores nessa, Elliot — falou Wade com total seriedade. — O trabalho deles é não serem vistos e nem percebidos, não serem detectados de forma alguma. A única missão deles é encontrar Harrington no instante em que ele for libertado da custódia e monitorar cada movimento dele sem serem detectados. Uma ação equivocada, e pessoas podem morrer. E, se algo acontecer a Eliza porque um dos seus homens fez merda, vou arrancar a cabeça dele e a *sua*. Fui claro?

— Nós não fazemos merda — disse Dane, o gelo pingando de cada palavra. — Vamos segui-lo e, quando ele agir, estaremos presentes para participar de tudo. Você só precisa garantir a segurança de Eliza durante todo esse tempo. Se *você* deixar que ela morra, vou arrancar suas bolas.

— Entendido — falou Wade tranquilamente. — Agora, quando vocês conseguem chegar aqui?

— Já estamos a caminho.

Houve uma curta pausa. Então, Dane ficou quieto.

— Cuide bem dela, Sterling. E se certifique de *não* fazer merda também. Estou confiando a você uma das pessoas mais importantes da minha vida. E diga a ela... diga a ela que eu sempre vou protegê-la e que isso nunca vai mudar. Nem ouso imaginar o que está passando pela cabeça dela neste momento, só sei que ela não está bem, mas garanta que ela saiba que não mudou nada entre nós ou entre ela e qualquer um da DSS. Ela é nossa e sempre será nossa.

dezoito

CUMPRINDO SUA PALAVRA, WADE NÃO estava visível, e Eliza também não viu nenhum dos homens dele, e ele a apresentara a eles antes de ela partir do refúgio para a cidade. Contudo, ela conseguia *sentir* o olhar dele e saber discernir o olhar dele de tantos outros que estava recebendo deixou Eliza perplexa, mas ela *sabia* que era ele. A interferência e a determinação de Wade em protegê-la deviam irritá-la, e irritaram-na no começo, mas, agora, ela se sentia confortável sabendo que ele estava tão perto, mesmo que ela não pudesse vê-lo de fato.

Saber, sentir, que ele a estava observando, sem jamais tirar os olhos dela fez Eliza sentir um calor por dentro, deixando-a se sentindo... segura. Mais do que segura. Querida.

Rara e preciosa.

Aquelas palavras que ele dissera com absoluta sinceridade, palavras às quais ela não dera muita atenção quando tinham sido ditas, agora, significavam algo, pois Wade a fizera acreditar nelas, ou ao menos fizera Eliza acreditar que ele acreditava nelas. Ele a fazia sentir todas aquelas coisas. Segura. Querida. Rara e preciosa. E era uma sensação inebriante e desconhecida. Ninguém nunca tinha feito Eliza se sentir tão importante para uma pessoa.

Ah, sim, aos 16 anos, ela havia convencido a si mesma de que Thomas a fazia se sentir especial. Porém, depois de saber das habilidades dele e quando ele não fora mais capaz de manipulá-la, os verdadeiros sentimentos de Eliza por ele haviam vindo à tona. Ele a tinha feito sentir o que quisera que ela sentisse. Ele quisera que ela fosse tão obcecada por ele quando ele era por ela, mas aquilo não era real, e Eliza demorara demais para reconhecer isso.

Ela jamais se esqueceria do momento em que saíra do tribunal, o domínio de Thomas sobre ela já não existindo mais, e a verdadeira tempestade de emoções que a atingira. Raiva, humilhação, tristeza, mas, acima de tudo... ódio. Naquele momento, ela o odiara com tanta intensidade quanto o amara no passado. A percepção de que ela nunca o amara de verdade dilacerara os poucos vestígios remanescentes da alma dela. Pois ela permitira que ele a fizesse sentir coisas que ela jamais sentira de fato por ele. Fora tudo uma farsa cuidadosamente orquestrada, as escolhas que ela fizera, deixando-a impotente sob o controle dele. Ela havia se sentido violada. Estuprada. Não fisicamente, mas emocionalmente, pois ele estuprara a mente dela, tirara tudo dela e a deixara sem nada.

Eliza o odiara por ter lhe dado esperanças e sonhos falsos. Por tê-la feito acreditar por um curto tempo que todas as coisas que ela desejara durante toda a sua vida eram finalmente dela e tê-la deixado irreparavelmente destruída, pois, apesar de ela não *ter* nada antes, agora, ela não *era* nada. Indigna, sem amor, sem a capacidade de ao menos sonhar com uma melhora em sua vida. Ela não merecia nada melhor e jamais mereceria. E maldito fosse Wade Sterling por ter feito a esperança dela despertar pela primeira vez depois de ter jurado não trilhar um caminho que levava apenas a corações partidos e sonhos despedaçados.

Rara e preciosa? Era uma mentira. Pensar que ele fizera amor com ela era uma mentira. Fora sexo. Nada mais, e ela seria uma idiota se fingisse o contrário, mesmo por algumas lindas horas.

Eliza saiu da lanchonete depois de passar uma hora tomando café da manhã, sofrendo o escrutínio de incontáveis pessoas. Parecia que toda aquela maldita cidade subitamente fora à lanchonete a ponto de haver pessoas em pé, todas as mesas ocupadas, sem nenhum espaço no bar perto do caixa, onde as pessoas costumavam se sentar quando só tomariam um café ou comeriam sozinhas.

Algumas delas nem sequer fingiam estarem ali para comer. Passavam pela mesa dela perto da janela, olhando despudoradamente, o julgamento em seus olhos, a reprovação contorcendo seus lábios. Alguns faziam cara de desprezo. Outros mais ousados do que aqueles que olhavam e a julgavam em silêncio não escondiam seu desprezo e não viam nenhum problema em dizê-lo em voz alta o suficiente para ser ouvida na lanchonete lotada.

Eliza não respondera, não dissera uma palavra sequer. Ela comera em silêncio, sem dar a ninguém a satisfação de conseguir uma reação dela.

Assim que ela percorreu o quarteirão, saindo do campo de visão dos olhos curiosos da lanchonete, seus ombros desabaram. Os olhos dela se fecharam por um instante, e a coragem e a bravata às quais ela se agarrara como se fossem um escudo ao longo da última hora se esvaíram de seu corpo como se ele fosse um balão murchando. As mãos dela tremiam, e ela as enfiou nos bolsos de sua jaqueta, recusando-se a permitir que alguém visse sua demonstração externa de fraqueza.

Então, ela sentiu aquilo novamente. Um quente formigamento de premonição que derreteu imediatamente o gelo que se formava dentro da alma dela. Wade. Ela nem sequer se deu o trabalho de se virar para procurá-lo. Sabia que não o encontraria. Contudo, simplesmente saber que ele estava ali fez as parcas reservas dela se renovarem. Aquilo a reconfortou e a aterrorizou igualmente.

Quando fora que ela dependera de alguém a não ser de si mesma? Sim, ela contara com Dane, com sua equipe, mas de forma profissional, e eles contavam com ela tanto quanto ela contava com eles. Precisavam fazer isso, para que um mantivesse o outro vivo. Não havia esse tipo de reciprocidade em relação a Wade, e não havia nada de profissional naquela repentina dependência dela. Era pessoal, e Eliza não fazia ideia de como aquilo acontecera, nem de quando.

E nem do motivo pelo qual ela não estava resistindo àquilo. Por que ela estava aceitando tudo? Poucos momentos antes, ela própria não se censurara por ter sido burra e acreditado nas mentiras das quais tanto ela quanto Wade eram culpados por acreditarem?

Ela teria se transformado justamente no que a metera naquela horrível confusão? Uma mulher carente e grudenta que queria ser amada e achava que o sexo era algo mais, tornando-se emocionalmente conectada a um homem que, até poucos dias atrás, ela detestara, esperando mais e interpretando um significado maior na situação porque aquilo reabria uma velha ferida, despertando novamente o feroz anseio de amar e ser amada?

Ou ela teria se tornado tão adepta em ocultar suas emoções, fechando-se para os outros e mentindo para si mesma a ponto de não ter reconhecido a simples verdade de que ela se sentira ferozmente atraída por Wade Sterling desde a primeira vez que o enfrentara e fizera cara feia para ele?

É uma mentira, Eliza. É tudo uma mentira. Pare de fazer isso comsigo mesma.

Um movimento no canto do olho dela desviou a atenção de Eliza da direção desastrosa que seus pensamentos estavam tomando, e ela se virou, agradecida, dando boas-vindas àquele alívio, apesar de saber que era temporário, pois, agora que ela finalmente fora honesta consigo mesma e reconhecera o que estava bem debaixo de seu nariz fazia meses, ela sabia que aqueles pensamentos, e Wade, não desapareceriam simplesmente.

Ela franziu a testa e fez cara feia ao ver o comboio de furgões da imprensa descendo pela rua principal, parando, para a tristeza dela, bem na frente da lanchonete e estacionando ao longo do gramado diante do tribunal.

As pessoas saíram aos montes da lanchonete, e Eliza se encolheu, refugiando-se no apertado espaço entre dois prédios, onde ela podia ver sem ser vista facilmente pelos outros. Equipes de cinegrafistas saíram e começaram a montar o equipamento na grama, enquanto os repórteres faziam uma verificação em seus microfones. Uma das equipes até mesmo começou a gravar, com a repórter olhando para a câmera, uma expressão séria em seu rosto enquanto ela passava as informações.

O que estava acontecendo? Certamente a libertação de Thomas não causaria *aquele* tipo de comoção. Uma cobertura local, sim. Eliza esperava isso. No entanto, havia equipes de redes de notícias nacionais, com estações de Portland e Salém. Droga, até mesmo os estados da Califórnia e de Washington estavam com equipes ali, São Francisco e Seattle sendo as mais destacadas.

Mas que merda estava havendo?

Um formigamento de apreensão expulsou a consciência do vigilante olhar de Wade enquanto Eliza observava toda aquela confusão e a multidão cada vez maior que se reunia na área, que fora bloqueada com barreiras policiais, entre a rua e o gramado enquanto a mídia montava seu equipamento. Droga, ela precisava se aproximar para poder descobrir o que estava acontecendo. A última coisa de que ela precisava era *tanta* atenção.

Aquilo podia perfeitamente estragar a única chance que ela teria de acabar com Thomas de vez, e Eliza não permitiria de forma alguma que aquele desgraçado escapasse por entre seus dedos, permitindo que ele pudesse continuar de onde parara. Torturando, estuprando e matando mulheres que ficavam impotentes quando ele as dominava.

Ao sair de seu esconderijo, Eliza conseguiu até mesmo sentir o calor do olhar irritado de Wade. Conseguiu ouvi-lo dentro de sua mente lhe dizendo para dar o fora dali e não correr riscos desnecessários. Ela só estava fazendo o que se dispusera a fazer, e o que ela e Wade haviam acordado que ela faria. Garantir que sua presença fosse percebida, não sendo nada discreta em relação ao lugar onde ela estava hospedada.

Com isso em mente, Eliza caminhou rapidamente a passos largos na direção da multidão, temendo que Wade aparecesse subitamente e a levasse dali. Quando ela chegou à beira da multidão, onde havia cerca de uma dúzia de pessoas mais espalhadas, preferindo observar de longe, ela parou, fingindo estar interessada no que acontecia diante dela.

Eliza, porém, observou as pessoas mais próximas de si pelo canto do olho, buscando sua melhor opção de abordagem. Apenas duas pareciam não tê-la percebido ali. Por isso, com esperanças de pegar uma delas desprevenida, sem lhe dar tempo de reconhecê-la, julgá-la e desprezá-la, ela contornou por trás das outras e se aproximou do mais velho dentre os dois homens que pareciam ainda não ter percebido a presença dela.

— O que raios está acontecendo? — perguntou Eliza numa voz arfante, tentando soar empolgada.

Ela havia se posicionado ligeiramente à esquerda, mas atrás do homem, para que ele precisasse se virar para vê-la por completo.

— Vai ter uma grande coletiva de imprensa amanhã — murmurou o homem ao começar a se virar.

Eliza se preparou, cerrando os punhos, que ainda estavam enfiados em seus bolsos, enquanto esperava o inevitável.

Ele a olhou fixamente por um longo momento, analisando-a de forma pensativa.

— É você, não é? Aquela garota que entregou aquele desgraçado sádico à polícia e depôs contra ele no julgamento?

Para a completa surpresa de Eliza, não havia nojo e nem condenação nos olhos ou na expressão dele. Foi uma surpresa tão avassaladoramente agradável que ela se flagrou deixando de lado seu papel de boba apaixonada que voltara em busca de seu homem quando ele fosse libertado.

— Sim — sussurrou ela.

— Foi uma coisa muito corajosa o que você fez, minha jovem. Você era só uma criança. Poucos teriam tido a coragem de fazer o que você fez.

Havia uma sinceridade verdadeira e uma admiração no tom dele, e seus olhos estavam gentis, mas Eliza também enxergou pena neles.

— Por que vão fazer uma coletiva de imprensa? — perguntou ela, aproveitando sua vantagem momentânea e o fato de que ele ainda não lhe dera as costas, enojado. Ela precisava de todas as informações que pudesse coletar, pois aquilo não era esperado e podia atrapalhar seriamente o plano de vingança frio e meticuloso que ela passara dias, semanas montando.

Desta vez, sim, o nojo expulsou claramente a suavidade das feições dele, mas não um nojo direcionado a ela. Ele balançou a cabeça, a raiva faiscando em seus olhos. Com o polegar, ele apontou para trás, na direção das equipes de imprensa que estavam se estabelecendo no gramado do tribunal.

— Vão fazer uma coletiva de imprensa imensa, que vai ser televisionada nacionalmente, quando aquele filhote de Satã sair da cadeia amanhã.

A testa de Eliza se enrugou de genuína confusão, e ela precisou de toda a sua força de vontade para controlar sua crescente agitação.

— E por que isso receberia a atenção de redes nacionais?

— Foi ele quem convocou essa coletiva. Não sabia? Todo mundo só fala disso.

Eliza sorriu, ou tentou sorrir, mas até mesmo ela soube que foi uma tentativa patética.

— Ninguém aqui fala comigo. Ou melhor, alguns falam, mas não chegam a ter exatamente uma conversa. Só dizem o que pensam de mim e vão embora. Então, não, eu não sabia.

Mais uma vez, a pena lampejou nos olhos do senhor de idade, desta vez, mais destacada, e aquilo fez Eliza hesitar por dentro. Ela não sabia o que era pior. O claro ódio direcionado a ela ou pena. Nenhum dos dois era bem-vindo ou agradável.

— Não é certa a maneira como estão tratando você — resmungou ele. Então, parou por um instante e inclinou a cabeça, observando-a até quase deixar Eliza se contorcendo de desconforto. — Se você não sabia da coletiva de imprensa, por que está aqui? Por que voltaria a um lugar onde você é tratada como lixo e as pessoas deixam claro o ódio delas? Dizem que você ainda está apaixonada por ele e que veio por causa dele, mas não caio nessa. Já faz muito tempo. Se você estivesse tão apaixonada por ele e disposta a aceitá-lo de volta depois do que ele fez, você jamais o teria entregado e o enfrentado num tribunal, dizendo o que ele era de fato.

Eliza contraiu o maxilar e inspirou rapidamente, jurando resistir à repentina ardência das lágrimas que ameaçavam se acumular.

— Eu não acreditei — disse ela suavemente, contando uma meia verdade. — Não consegui acreditar que eles pudessem libertá-lo depois do que ele fez. Eu precisava saber, ver por conta própria.

— Vou lhe dar um conselho, menina. Saia da cidade e vá para o mais longe possível daqui. E faça isso agora, enquanto ainda pode. Ele tem alguma carta na manga. Na posição dele, com todos sabendo que ele se safou incrivelmente por causa de alguma brecha ridícula e de um policial burro feito um asno que não soube fazer o próprio trabalho, a maioria das pessoas iria querer sair despercebida. Iria embora sem alarde e sem querer chamar atenção. Iria se mudar para um lugar onde pudesse se misturar aos outros, para que ninguém jamais soubesse quem ela era, o que ela fez. Mas ele? Aquele canalha arrogante pediu para o advogado ligar para todas as redes possíveis para convocar uma coletiva de imprensa no gramado do tribunal onde ele foi condenado, e ele vai direto para essa coletiva no instante em que for libertado.

Jesus. Aquilo não era uma notícia nada boa. Nada boa mesmo. Era uma porra de um pesadelo com potencial para ser mais horripilante do que tudo que ele já tinha feito antes.

— Você precisa ir embora — falou o homem delicadamente. — As pessoas estão começando a olhar. Estão falando e estão com raiva, simplesmente procurando alguém para culpar, alguém em quem descontar a raiva. Mas o principal motivo de você precisar ir embora imediatamente é porque aquele homem vai querer vingança, e você foi o único motivo de ele ter passado os últimos dez anos na cadeia. Ele teve muito tempo para pensar nisso e sonhar com a vingança. Você não está em segurança aqui. As pessoas desta cidade odeiam você, culpam você. Thomas Harrington também odeia e culpa você. Fico envergonhado de dizer isso, porque morei aqui minha vida inteira, e a maioria das pessoas daqui é boa gente, mas poucos ficariam tristes vendo você sofrer. E muitos comemorariam se Harrington a pegasse. Então, vá agora. Saia daqui enquanto pode, e que Deus esteja com você.

— Obrigada — disse Eliza, mal conseguindo fazer a palavra sair. — Sua bondade significa mais do que o senhor pode imaginar. Nunca vou esquecer o senhor e a sua bondade.

— Pode me agradecer ficando viva. Vá embora, menina. Vá agora, e vá rápido, sem olhar para trás. Não há nada aqui para você, a não ser julgamento, dor e tristeza. Você merece mais do que isso.

Impulsivamente, Eliza pegou a enrugada e calejada mão do homem, apertando-a, seus dedos tremendo de emoção. Então, ela recolheu a mão e se virou, não confiando em sua capacidade de dizer algo mais. Ela abandonou a multidão, ignorando os olhares, os comentários, e continuou andando, envolvendo o próprio corpo com a jaqueta, uma barreira não contra o frio, mas contra a condenação que vinha de todas as direções.

Mais um dia. Menos de 24 horas, e esse era todo o tempo que ela teria para reavaliar suas opções e se adaptar, pois ela não falharia desta vez. Teria sucesso custasse o que custasse, e ninguém, especialmente Wade, morreria por causa dela.

Porque ela podia passar toda a eternidade chamando de mentira o que ela sentia por Wade e existir no mesmo estado de negação que a metera naquela encrenca anos atrás, mas ela sabia a verdade. Era dura e dolorosa, como apenas a verdade podia ser, mas o que Eliza sentia por Wade, o que ele a fazia sentir por ele e o fato de que lhe dava um gosto pelo proibido, a esperança, e uma noite se sentindo amada não era nenhuma mentira.

Era real. Real demais. E isso deixava Eliza morrendo de medo, porque ela não podia permitir que seus mais profundos segredos, as esperanças de sonhos que ela nunca compartilhara com ninguém ou o desejo de que o que Wade oferecia fosse real e não apenas um sonho impossível interferisse em seu objetivo ou a distraísse de sua missão.

Vidas demais dependiam de ela ter forças para executar seu plano. Uma missão que passara a consumir a existência dela desde o instante em que ela recebera aquele horrendo telefonema, dizendo que Thomas se tornaria um homem livre dentro de poucas semanas.

Ela vivera a missão. Comera, respirara e dormira, nas poucas ocasiões em que ela conseguira dormir, a missão, e nada, nem mesmo a promessa de vivenciar a beleza que ela nunca tivera e que quisera no passado mais do que tudo no mundo, interferiria no destino dela.

Algumas pessoas poderiam chamar isso de vingança. Outras, de retaliação. Poucas diriam que a justiça teria sido feita. Para Eliza, contudo, não era nada disso. Essas coisas nem ao menos importavam.

Para ela, aquilo era amor. O amor que lhe fora negado durante quase toda a sua vida, mas que ela finalmente vira, testemunhara, vivenciara o que era de verdade. Amor era sacrifício. Amor era estar disposta a fazer qualquer coisa para proteger a pessoa amada. Amor era tomar a decisão mais difícil de toda a sua vida e, depois de tudo, saber que faria tudo novamente sem hesitar, sem se arrepender.

Poucas pessoas entenderiam o raciocínio de Eliza ou o que isso significava para ela. No entanto, para ela, era simples e descomplicado. Sua tarefa, sua missão, o mal necessário que ela cometeria sem pensar duas vezes, sem hesitação e sem arrependimentos, seria por amor.

E não havia nenhum sacrifício grande demais por amor.

Por Wade.

Ah, meu Deus. Ela não podia mais mentir para si mesma. Aquela não era ela. Ela sempre fora extremamente honesta consigo mesma. Honesta demais às vezes. Wade significava algo para ela. E ela estava tão perplexa, confusa e dividida, mas, acima de tudo, pela primeira vez, ela sentia esperança. E, droga, era uma sensação muito boa. Melhor do que boa. E fora Wade quem lhe dera esse presente. Fora Wade quem se expusera, quem ficara vulnerável enquanto ela se contivera, recusando-se a retribuir o que ele lhe dava.

Ele dissera que ela importava. Que era importante para ele. Ele se importava. Com ela! Só Deus sabia que ela não tinha feito nada para merecer essa consideração da parte dele, a paciência e a ternura que ele demonstrava.

Ela o tratara de forma repreensível e, ainda pior, tentara usá-lo. Como se ele não fosse um ser humano e não tivesse sentimentos ou emoções. Ela erguera uma muralha de concreto entre eles para que ele não pudesse entrar, para que não pudesse enxergar além da fachada que ela passara uma década aperfeiçoando. No entanto, de alguma forma, ele superara as barreiras dela, escavara muito abaixo da superfície da cáustica camuflagem que ela usava como se tivesse nascido assim, e encontrara a verdadeira

Eliza por baixo de toda a raiva, medo, mentiras e as dezenas de outros papéis que ela encenava para se preservar, e tratara a verdadeira Eliza com carinho e tanta ternura e compreensão que ela sentia seu coração latejar só de se lembrar daquilo.

Wade era soturno e bonito de um jeito sério, uma combinação letal que fazia as mulheres se atirarem nele sempre que ele aparecia em algum lugar. Ele era rico e tinha uma aura de perigo que simplesmente ampliava sua atração já considerável. Ele poderia ter a mulher que quisesse sem nenhum esforço, bastando estalar o dedo para chamá-la. Sendo assim, por que ele a escolhera?

Ele seria masoquista? Que homem em sã consciência pensaria numa mulher com tantos traumas que levaria horas para listar todos? Ele devia estar fugindo feito louco para o mais longe possível agora que conhecia a verdadeira Eliza. No entanto, ele não havia feito nada disso.

Ainda estava ali. Cuidando dela de forma cautelosa e atenciosa. Defendendo-a, protegendo-a. Proibindo-a de enfrentar com Thomas. Ele não a queria perto de Thomas em momento algum.

Eliza nunca se apaixonara. Ela vira isso, vivenciara a beleza e o altruísmo desse sentimento pelos olhos dos outros, mas nunca tivera qualquer experiência pessoal com isso.

Contudo, o que seriam os sentimentos que ela tinha por Wade se não amor? Como ele era capaz de fazê-la sentir tanto, e como ela podia se sentir tão emocionada até mesmo com o mais simples dos gestos de ternura se não fosse amor? Ela amava Wade? Era aquilo que o amor era na realidade? Como ela poderia saber se nada a respeito de seu "amor" por Thomas fora real? Nem um único aspecto dele!

Por causa disso, ela não confiava em si mesma quando o assunto eram suas emoções. Eliza não queria nunca mais dar de bom grado a alguém tamanho poder sobre ela. Isso a assustava, mas, ao mesmo tempo, havia um anseio tão profundo dentro dela, um anseio que nunca fora satisfeito, um sonho impossível que ela se resignara a jamais conquistar, a jamais viver.

Aquelas coisas eram para outras pessoas. Pessoas que mereciam. Boas pessoas. Como as pessoas com as quais ela trabalhava. Não eram para gente da laia dela. Esse seria seu castigo por seus pecados. Viver a vida sem aquela beleza a ponto de doer: ver duas pessoas que se amavam com todas as suas forças.

Ela amava Wade? Vivenciava essa beleza quando estava nos braços dele? Eliza não tinha como responder isso. Ainda. Ela tinha medo demais de ir mais a fundo do que já fora, pois estava aterrorizada com o que poderia descobrir. E ela não podia se dar o luxo de se distrair àquela altura.

Se ela sobrevivesse e se um novo milagre ocorresse e ela não passasse o resto da vida na cadeia, ela tentaria solucionar o mistério de Wade Sterling e descobrir por que ficava tão abalada com ele. E por que ela não tinha nenhuma defesa contra ele se suas defesas eram impenetráveis e ninguém nunca passava por elas sem que ela permitisse.

Wade entrara com tudo em sua vida, como se aquelas barreiras de concreto nem sequer fizessem diferença para ele. Era vergonhosa a facilidade com que ele enxergava além da guarda dela, a maneira como ele a atravessara e chegara bem ali, no coração dela, sem que Eliza ao menos se desse conta de que ele estava lá.

Amor. Beleza. Esperança.

Três coisas que tinham sido negadas a ela, que eram proibidas para Eliza. Três coisas que, em questão de poucos dias, ela finalmente tinha vivenciado em primeira mão, e não pelos olhos de outras pessoas. Três coisas sem as quais ela já sabia que não seria capaz de viver. No entanto, Eliza temia não ter escolha, e ela ficaria arrasada por perdê-las agora que sabia como elas eram maravilhosas.

Ela preferiria jamais ter tocado o sol, jamais ter vivenciado a beleza que Wade lhe dera de forma tão altruísta, a ter visto o que deixara de ter durante a vida inteira apenas para que isso lhe fosse tirado.

Não era possível sentir falta de algo que você nunca havia tido. Contudo, uma pessoa poderia ficar triste pelo que tivera e perdera para sempre.

Um velho ditado surgiu na mente dela, um ao qual Eliza nunca dera muita atenção. Até agora. E ela percebeu que não concordava nem um pouco com o sentimento.

É melhor ter amado e perdido do que jamais ter amado.

Pois, se ela se permitisse amar Wade e o perdesse, isso a destruiria de uma forma como Thomas jamais seria capaz de destruir.

dezenove

Eliza se encolheu quando a porta abriu e bateu com força suficiente para fazer tremer as paredes poucos segundos depois de ela ter entrado no refúgio. Lentamente, ela se virou para um Wade muito furioso. A expressão dele estava macabra enquanto ia em direção a ela, irritado.

— Qual parte de "siga as minhas instruções ao pé da letra" você não entendeu? — rosnou ele, a fúria fulgurando em seus olhos.

Eliza semicerrou os olhos, recusando-se a ser intimidada ou a recuar, mesmo diante de uma ardente massa de macho alfa louca da vida.

— E que instruções eu supostamente não segui ao pé da letra, ó, senhor mestre? — falou ela meigamente, o sarcasmo pingando de cada palavra.

— Droga, Eliza! Você podia ter se ferido — rugiu ele. — Aquela multidão inteira estava prestes a explodir, só esperando alguém em quem descontar a raiva. Eles se voltariam contra você num piscar de olhos, e eu podia estar te visitando no hospital neste exato instante, ou identificando o seu corpo na porra do necrotério.

Parte da irritação dela desapareceu, e Eliza relaxou sua postura, reconhecendo que ele não estava irritado com ela, mas que ficara preocupado. Muito preocupado. Ela abrandou seu tom, deixando o sarcasmo de lado.

— Eu precisava saber o que estava acontecendo, Wade. Temos um grande problema e, agora, temos menos de 24 horas para fazer ajustes no nosso plano de ação, porque aquele filho da puta arrogante convocou uma maldita *coletiva* de imprensa, e seja lá o que ele tenha dito às agências de notícias deve ter sido muito interessante, porque, além da cobertura local, tem televisões de São Francisco e Seattle, e até mesmo equipes de redes nacionais se preparando para cobrir o evento.

Os lábios de Wade se contraíram, seu maxilar ficou saliente, e ele soltou um feroz palavrão.

— Ele está tramando alguma coisa — falou Eliza em voz baixa. — Seja lá o que for não é nada bom. Ele está preparando a jogada dele, e só Deus sabe o que ele tem na manga.

— Isso está claro. Acha que ele nos viu ou que viu algum dos nossos?

Eliza deu de ombros.

— Não imagino como ele poderia ter visto. Ele ainda não está livre. Ele pode ter olhos e ouvidos espalhados pela cidade, mas o meu pessoal é bom. Você e o seu pessoal são bons. Seria impossível Thomas saber de algo, a não ser o fato de que eu estou aqui.

A expressão de Wade ficou louca. Ela sabia que ele tinha se dado conta do que a última afirmação dela significava. O fato de ela estar ali significava que fosse lá o que ele tivesse planejado precisaria envolvê-la de qualquer forma. Então, em contraste direto com a raiva que vibrava por todo o corpo dele, Wade segurou delicadamente o rosto dela e acariciou seu queixo e seus lábios com o polegar.

— O que o velho disse a você?

Havia preocupação e um tom distintamente protetor na voz dele.

Um nó se formou na garganta de Eliza, e, contra a vontade dela, lágrimas arderam os cantos de suas pálpebras.

— Que merda ele disse a você? — Wade exigiu saber, ferozmente.

Ela balançou a cabeça para mostrar que ele não tinha motivo para ficar irritado com o homem que falara com ela, pois ele parecia prestes a sair para caçá-lo e se vingar seriamente por ele tê-la deixado chateada.

— Ele foi bonzinho — arfou Eliza. — A única pessoa em toda a cidade que não só foi gentil, mas que também expressou preocupação comigo. Ele me avisou, disse que eu precisava ir embora imediatamente para o mais longe possível, o mais rápido possível.

— Só isso? — perguntou Wade suavemente.

Ela balançou a cabeça novamente.

— Ele me disse que foi preciso muita coragem para fazer o que eu fiz. Que foi muito corajoso da minha parte. — Aquela última parte saiu de forma embargada. Dizer que aquilo fora corajoso quando corajosa fora a última coisa que ela fora a deixava mal.

— Ele tem toda a razão — falou Wade, olhando-a como quem a desafiava a contestar.

— Ele disse que todos acham que estou aqui agora porque ainda estou apaixonada por Thomas e que vim para podermos ficar juntos quando Thomas fosse libertado, mas também disse que não acreditava em nada disso. Aí, ele me perguntou *por que* eu estava aqui.

— E o que você respondeu?

— Eu disse que não conseguia acreditar nisso. Que não conseguia acreditar que eles o soltariam depois do que ele fez e que eu precisava ver com meus próprios olhos.

Ela terminou num sussurro, e Wade abraçou fortemente enquanto passava os dedos de forma carinhosa pelo cabelo de Eliza. Ela fechou os olhos e pensou em tudo que o homem lhe dissera, em seu aviso de que Thomas buscaria vingança.

A pegada de Wade em torno dela ficou paralisada, seu corpo ficou tenso, os músculos ficando rígidos. Ela conseguiu sentir a fúria que fervia dentro dele, emanando em ondas. Eliza sabia que o que ela precisava dizer a ele, o que ela precisava fazer podia perfeitamente acabar com o controle que ele mantinha precariamente.

Contudo, ela deixaria isso por último. Ele precisava saber o mais importante primeiro e, depois disso, talvez ele reagisse melhor ao que ela diria em seguida. Ao menos era o que ela esperava.

— Ele não vai me fazer mal — sussurrou ela. — É obcecado por mim. Sempre foi obcecado por mim. Ele é doente, louco, um completo monstro, mas me tratava como uma princesa. Como se eu fosse a coisa mais preciosa do mundo.

Quando Wade ficou ainda mais rígido, ela se apressou a explicar.

— Não estou defendendo Thomas, Wade. Estou tentando explicar como ele pensa, como ele era, como ele era demente. Como ele pôde me tratar como uma rainha, enquanto torturava, e estuprava, e assassinava outras mulheres? Fico enojada por saber que fui poupada desse tratamento porque ele me amava, porque me colocava numa merda de um pedestal, convencido de que eu era perfeita, e não conseguia me fazer mal. Por isso, ele fazia suas perversões com outras.

Wade pressionou os lábios no alto da cabeça dela e simplesmente a abraçou enquanto ela continuava sua dolorosa história.

— Ele vai me querer de volta, sim. Mas não vai usar de violência. Não vai querer vingança e nem me fazer mal. Ele vai tentar me manipular, como fazia antes. Nada do que eu sentia por ele naquela época era real. Meus sentimentos por ele não eram os meus sentimentos de fato. Eram os dele. Ele plantava os pensamentos, sentimentos, emoções que queria que eu tivesse por ele e manipulava cada aspecto da minha vida. Minhas ações. Eu achava que era tudo real, que o que eu sentia por ele era escolha minha, decisão minha. Meus verdadeiros sentimentos só vieram à tona quando eu saí daquele tribunal e a conexão dele comigo foi finalmente cortada, e, Deus do céu, fiquei enojada até a alma pelo que permiti que ele fizesse. Pelo que eu tinha me permitido me tornar. E por ver como eu tinha sido pateticamente fraca e carente a ponto de ser uma conquista fácil para ele. Nunca odiei tanto alguém como eu o odiei naquele momento. *Aquilo* foi real. *Aquela* era eu. Sendo finalmente eu mesma, capaz de ter sentimentos que não fossem orquestrados por Thomas. Ódio e repulsa eram os meus verdadeiros sentimentos. Porque, que Deus me perdoe, Wade, mesmo quando eu descobri o que ele era, o que ele tinha feito, mesmo quando procurei a polícia e depus contra ele, eu o amava. Estava de coração partido e sentia que eu o estava traindo por me voltar contra ele. Eu ainda o amava e jamais vou esquecer isso. Jamais vou conseguir perdoar a mim mesma.

— Ah, meu amor... — falou Wade, sua voz cheia de tristeza e pesar.

— E é isso que ele vai tentar fazer de novo — disse ela, continuando, precisando falar tudo de uma vez. Havia tanto a fazer antes do dia seguinte, e ela precisaria de todas as suas forças para convencer Wade a aceitar seu plano. — Ele vai estar convencido de que tudo que ele vai precisar fazer é plantar sentimentos por ele e me fazer achar que eu o amo. Aí, vai achar que é só atacar e me levar embora, para podermos ficar juntos finalmente.

— Ele consegue? — perguntou Wade, a preocupação deixando suas palavras tensas. — Ele ainda consegue fazer isso?

— Ele vai achar que sim — disse Eliza seriamente. — E isso é tudo que importa. Mas não. *Nunca* mais. Passei anos trabalhando para fortalecer minhas barreiras mentais. Pesquisei incessantemente, li todos os artigos, estudos, livros que consegui encontrar sobre como lidar com poderes psíquicos e fortalecer barreiras mentais que tornam as pessoas invulneráveis à influência psíquica.

Ela se afastou levemente de Wade, retribuindo o gesto que ele fizera momentos antes. Eliza tomou o rosto dele nas mãos, olhando francamente em seus olhos.

— Naquela época, eu não sabia das coisas. Não sabia o que era amor, o que era ódio. Por isso, foi fácil para ele me convencer que o que eu sentia por ele era amor e que era real. Mas, quando ele não estava mais manipulando meus pensamentos e sentimentos, eu senti ódio. E o ódio foi tão mais forte, tão mais poderoso que o amor que fui obrigada a sentir por Thomas, porque o amor não era real — disse ela ferozmente. — Mas meu ódio era. Era muito real, e era meu. Pertencia a mim e não era controlado por mais ninguém. Foi quando entendi a diferença entre o que era real e o que era simplesmente uma manifestação de fantasias da minha infância e desejos impossíveis, quando entendi que eu era uma idiota ingênua por ter acreditado que os meus sonhos se realizariam.

— Ele vai saber que não consegue mais te controlar? — perguntou Wade, suas sobrancelhas unidas de preocupação. — E você tem certeza absoluta de que consegue bloqueá-lo agora?

Havia um toque de medo no tom dele, o que fez Eliza perceber que Wade temia perdê-la para o homem que, no passado, controlara todos os aspectos da vida dela. Um homem que ela admitira abertamente que amara no passado e pelo qual teria feito qualquer coisa. Um homem com o qual ela planejava passar a eternidade.

— Ninguém *nunca* mais vai me controlar — disse ela por entre os dentes cerrados. — Vou ter que tomar cuidado para manter minhas emoções sob controle, porque ele é tão bom em perceber emoções quanto é com pensamentos. Ele vai reconhecer que estou diferente, que ele não vai ser capaz de me dominar com um mínimo de esforço. Mas a vantagem é minha. Ele não vai me machucar, mas eu vou matar aquele filho da puta sem pensar duas vezes.

— Não vai, não, de jeito nenhum — rosnou Wade. — Já falamos disso, meu amor. Você nem vai chegar perto dele.

Eliza recuou um pequeno passo, preparando-se para a explosão que estava prestes a ser detonada.

— Preciso estar naquela coletiva de imprensa amanhã — disse ela tranquilamente.

Os olhos de Wade escureceram, ficaram soturnos como uma tempestade à meia-noite. Estava claro que ele estava fazendo um imenso esforço para não perder completamente o controle naquele instante. Ele engoliu em seco, seus lábios se entreabrindo e fechando em seguida, como se ele tivesse pensado melhor no que ia dizer.

— De jeito nenhum — disse ele por fim, a respiração vindo em rápidas lufadas, as narinas bufando com a força de cada inspiração, enquanto ele lutava para manter o controle. — Você ficou completamente louca? Esqueça por um instante a ameaça de Thomas e o fato de que todos nesta maldita cidade têm ódio de você, e vamos nos concentrar no fato de que a mídia vai estar por toda parte. Eles vão devorá-la viva. Você vai aparecer em todas as televisões da porra do país inteiro, e eles vão crucificar você. Vão transformar você numa vilã e te condenar com ou sem informações verídicas. O plano é que Thomas venha até você, onde eu vou estar esperando por ele.

— Eu não estou planejando ficar lá até o fim — disse Eliza calmamente. — Só por tempo suficiente para ele me ver. Eu *quero* que ele me veja. E quero que ele pense que estou lá por ele, esperando. Assim que eu tiver certeza de que ele me viu, vou embora. Aí, procedemos conforme o planejado. Dane e a equipe dele vão monitorar Thomas o tempo inteiro e acompanhar as movimentações dele. Seu pessoal vai vigiar o perímetro em torno do refúgio. Ele não é invencível, Wade. Não vai ser difícil acabar com ele.

— Nunca é uma boa ideia subestimar seu oponente — avisou Wade. — Droga, Eliza, você não precisa ir lá. Não quero você lá. Você já sofreu demais. Por que passar por esse inferno novamente aparecendo na coletiva de imprensa na qual todos da cidade vão estar, na qual a sua presença só vai confirmar o que eles pensam que já sabem? Não quero isso para você. Já não sofreu o bastante?

Ela acabou com a distância que ela própria pusera entre eles e envolveu a cintura de Wade com os braços, abraçando-o fortemente, apoiando o rosto no sólido conforto das batidas do coração dele.

— Isso é uma coisa que preciso fazer por mim — falou ela tranquilamente, suplicando para que ele entendesse. Para que soubesse que ela precisava fazer aquilo e que não podia simplesmente ficar parada enquanto outra pessoa resolvia todos os seus problemas por ela. — Passei tanto tempo me sentindo impotente e desesperançada. Depois, senti ódio e amargura, mas também culpa, luto e uma tristeza avassaladora. A culpa foi o pior. Eu via aquelas mulheres toda noite quando fechava os olhos. Elas me assombraram durante anos. As coisas melhoraram um pouco quando conheci Dane e ele me recrutou para a DSS. Cresci e aprendi a confiar mais em mim mesma. Os pesadelos foram ficando menos frequentes, mas nunca desapareceram por completo. Achei que tinha deixado Thomas totalmente no passado, ao menos no sentido de que eu nunca mais precisaria vê-lo, e me confortei sabendo que eu estava finalmente livre. Eu tinha uma vida boa. Bons amigos. Pessoas com quem eu me importava e que se importavam comigo. Elas me ensinaram tanto! E eu encontrei conforto por saber que Thomas ia passar o resto da vida na cadeia, pagando pelos pecados dele e que, enquanto eu estava finalmente vivendo livre e feliz, ele nunca teria essas coisas.

"Não vou mentir. Eu costumava ficar acordada à noite, desejando poder enfrentá-lo uma última vez. Para que ele soubesse que não era meu dono, que nunca tinha *me* tido. Para que eu pudesse dizer a ele que o inferno era bom demais para ele. Eu sonhava matá-lo. E não de um jeito rápido ou misericordioso. Naqueles momentos, eu não era nada melhor do que ele", disse ela dolorosamente. "Porque eu me imaginava fazendo com ele exatamente o que ele tinha feito com as mulheres que ele tinha torturado e matado. Eu o imaginava sofrendo até implorar pela morte. Queria que ele sentisse o que aquelas mulheres tinham sentido. Queria que ele sentisse dor. E queria que o meu fosse o último rosto que ele visse antes de dar o último suspiro. Queria que ele me visse sorrindo, vitoriosa, que ele soubesse que eu o tinha vencido, que sou mais forte que ele. O fato de que não sinto vergonha é pior do que fazer de mim uma pessoa igual a ele. Não sinto remorso e nem arrependimento por ter desejado com todas as minhas forças que, de alguma forma, eu pudesse realizar esse sonho."

Ela ergueu a cabeça, o pavor pesado dentro de seu coração quando ela levantou lentamente o olhar até o de Wade.

— *Essa* é a mulher que eu sou, Wade. Não sou especial. Não defendo o que é certo. E não sou rara e nem preciosa. Sabe a mulher que eu acabei de descrever? É isso que eu sou. Você consegue mesmo me dizer honestamente que seria com esse tipo de mulher que você iria querer ter alguma coisa? O tipo de mulher que você iria querer na sua vida?

— Eliza?

Ela engoliu em seco e ergueu novamente o olhar, temerosa. Angustiada com o que veria nos olhos dele. Preparando-se para a inevitável rejeição e o julgamento que ela encontrava nos olhos de tantas outras pessoas.

— Não diga mais nem uma droga de palavra — falou Wade num tom claramente irritado. — Meu Deus, mulher. Você ainda não consegue entender.

O olhar dela ficou perplexo enquanto ela buscava no rosto dele alguma pista do que ele estava pensando. E o que ela ainda não entendia? Eliza abriu a boca para perguntar, mas Wade rosnou no fundo de sua garganta e emoldurou o rosto dela com as mãos. Seu olhar estava penetrante, mas não mais raivoso. Havia frustração, preocupação e algo mais que Eliza teve medo de analisar demais, pois aquilo fazia coisas esquisitas com seu coração, e ela sentiu uma repentina vontade de fugir, de se esconder. De fazer o que ela fazia de melhor e evitar se expor para alguém. Aquela coisa nos olhos dele que a fazia contestar subitamente sua avaliação de si mesma a assustava e a empolgava ao mesmo tempo enquanto ela esperava, sem nem mesmo respirar, o que ele iria dizer em seguida.

— Nem. Mais. Uma. Palavra. Já ouvi merdas demais que não chegam nem perto de serem verdade saindo da sua boca. Você vai ter que me dar um minuto, porque estou tão puto agora que nem sei como ou por onde começar a responder a esse monte de besteiras que você acabou de soltar. A *única* coisa que está me impedindo de enlouquecer, deitar você em cima do meu joelho e dar uns tapas na sua bunda é o fato de que você acredita mesmo em cada uma das palavras que disse, e não sei como fazer você enxergar a completa besteira que isso é, e isso me irrita de verdade, porque te magoa e, droga, também me magoa ver você se julgar e se condenar, ficar aí dizendo que não é diferente daquele pedaço de bosta, daquele protótipo patético de ser humano, enquanto eu tenho que ficar aqui vendo você sangrar bem na minha frente. Mas, que Deus me ouça, meu amor, vou fazer você enxergar a verdade. E não essa sua versão maluca da verdade. Nem que seja a última coisa que eu faça, vou dar um jeito de fazer você enxergar a Eliza que eu enxergo quando olho para você. De conhecer a Eliza que eu conheço e admiro, a Eliza pela qual eu tenho mais respeito do que por qualquer outra pessoa.

Sem palavras, ela o olhou, perplexa demais para dizer qualquer coisa. O que ela poderia dizer em resposta àquilo? Ele a olhava fixamente como se ela fosse a única pessoa do mundo... do mundo dele. Eliza gravou em sua memória as palavras dele, cada uma delas, saboreando e as guardando em seu coração, onde todas elas permaneceriam em segurança e imaculadas, intocadas. Ninguém jamais as tiraria dela. Elas lhe pertenciam, tinham sido dadas e significavam tudo para ela.

Ninguém nunca a olhara com tamanho carinho e intensidade, com um sentimento tão possessivo, tão protetor escancarado em seus olhos para que o mundo inteiro visse. Não havia nenhuma tentativa de disfarçar, de fingir que aquilo não significava nada ou que as coisas que ele dissera não tinham sido sérias.

— Estou vendo que talvez eu finalmente esteja conseguindo fazer você entender — falou Wade, mal-humorado. — Talvez agora você esteja entendendo. Você significa algo para mim. *Você.* E isso significa você por inteiro, não só as partes que você quer que eu veja, enquanto você esconde as partes das quais você está tão determinada a ter vergonha, a se sentir culpada. Você é minha, Eliza. Você toda. Cada centímetro seu, de corpo e alma. E não foi só o seu corpo que tomei para mim quando fiz amor com você. Fui tão fundo dentro de você que você vai me sentir para sempre. Também assumi a posse do seu coração, da sua alma, da sua mente e de tudo que faz de você a pessoa que você é, a pessoa que você foi feita para ser. E você foi feita para ser *minha.*

Lágrimas o fizeram ficar borrado na visão dela enquanto Eliza o olhava, perplexa, temendo acreditar. Temendo não acreditar. Querendo tanto, mas também com muito medo de jamais ter o que mais queria. De que tudo aquilo fosse apenas um sonho. O sonho mais lindo que ela já tivera.

— Wade, eu preciso fazer isso — arfou ela. — Por favor, acredite em mim. Não estou tentando ser uma justiceira ou uma loba solitária determinada a fazer tudo sozinha para não envolver as pessoas que amo. Você já está envolvido. Não estou entrando às cegas numa situação e nem estou planejando fazer nada idiota. Mas preciso fazer isso. Por mim, Wade. Por *mim*. Não por ele ou por qualquer outra pessoa. Nem mesmo pelas mulheres que morreram por causa da obsessão doentia dele por mim. Preciso recuperar algo que ele tirou de mim, porque, enquanto eu não tiver isso, jamais vou poder me entregar por completo a outra pessoa. Preciso que você entenda e, mais do que tudo, preciso do seu apoio, saber que você vai me dar forças para que eu possa entrar naquela coletiva de imprensa de cabeça erguida e olhar nos olhos dele, para ele saber que não me controla mais. Eu aceito não ser a pessoa que vai acabar com a raça dele. Aceito não fazer a justiça que, por direito, é minha para fazer. Mas não consigo aceitar não ser capaz de ao menos enfrentar o monstro que me controlou durante tanto tempo porque eu *permiti* que ele me controlasse. Mesmo quando ele perdeu a capacidade de me manipular, eu continuei deixando que ele afetasse minhas escolhas, minhas decisões e minha felicidade. Eu me fechei para o mundo e nunca permiti que ninguém se aproximasse por causa dele. Porque ele me ensinou que eu não podia confiar em ninguém. Ele estava completamente errado, e eu nunca vou conseguir deixá-lo totalmente para trás e me curar até que eu consiga olhar nos olhos dele e mostrar que ele não venceu.

— Desculpe — falou Wade, a tristeza marcando seus olhos.

Ela o olhou fixamente, perplexa. Pelo que ele estava pedindo desculpas? Aquela era a última coisa que ela esperava que ele dissesse.

Wade acariciou o rosto dela, segurando-o nas mãos enquanto a olhava fixamente, um feroz orgulho substituindo a tristeza.

— Eu me enganei — disse ele simplesmente. — E não estava sendo diferente do canalha que tirou as suas escolhas faz tantos anos. Estava fazendo a mesma coisa e peço desculpas por isso, Eliza. Não percebi como isso era importante para você. Não consegui enxergar além da minha necessidade cega de mantê-la em segurança. Do meu medo de que algo aconteça a você. Não reconheci que ele causou tanto estrago em você. Um estrago do qual você ainda está se recuperando. E você precisa encerrar isso tudo. Precisa saber que o venceu. Entendo isso. De verdade. Não quero você lá. Eu preferiria que você ficasse num lugar onde eu soubesse que vai estar em segurança, onde eu pudesse garantir que você nunca mais se machucasse. Mas entendo por que você precisa fazer isso e te apoio, meu amor. E, só para você ficar sabendo, eu vou *sempre* dar forças a você.

Ela o envolveu novamente com os braços, abraçando-o, tremendo de emoção da cabeça aos pés. Wade subiu e desceu com as mãos pelas costas dela, deixando que ela simplesmente ficasse agarrada a ele, que ela tomasse aquilo de que precisava, enquanto ele a abraçava tão fortemente quanto ela o abraçava.

Depois de um tempo, Wade se curvou e tocou seus lábios nos dela num beijo terno.

— Os planos vão ter que mudar. Preciso ligar para Dane e informar a ele os novos acontecimentos. Quero que eles fiquem de olho em você cada segundo amanhã. Depois, você volta imediatamente para mim, onde é o seu lugar.

O lugar dela. Uma expressão tão simples, mas que a atingiu como uma tonelada de tijolos. Ela nunca tivera ninguém. Nunca tivera seu lugar. Wade dizia que o lugar dela era ao lado dele, e Eliza nunca sentira nada mais doce do que saber que, finalmente, ela sentia de fato que havia um lugar para ela.

vinte

ELIZA CHEGOU PROPOSITALMENTE CEDO NO local da coletiva de imprensa, para poder escolher um lugar diretamente diante do palanque e para não haver nenhuma chance de Thomas não vê-la. Ela não contara aquilo a Wade, só lhe dissera um dos motivos para insistir em estar ali quando Thomas tivesse seus minutos de fama. Ela não mentira. Todas as coisas que ela dissera sobre sua necessidade de enfrentar Thomas eram totalmente verdadeiras. Contudo, havia outro motivo, um motivo que ela não ousara informar a Wade. Se ela tivesse feito isso, ele a teria rechaçado tão rápido que a cabeça dela ficaria girando.

Ela queria chegar o mais perto possível de Thomas porque sabia que, quando ele a visse, quando soubesse que ela estava ali, quase perto o suficiente para que ele a tocasse, ele tentaria começar sua manipulação. E, agora que ela entendia a diferença entre pensamentos e sentimentos implantados psiquicamente e os que eram totalmente dela, Eliza sabia que não era mais aquela adolescente ingênua que vivia sem esperança, com apenas seus sonhos e fantasias para tornar a vida suportável.

Ela saberia imediatamente se Thomas fosse capaz de superar as barreiras mentais que ela passara anos fortalecendo. E Eliza precisava saber, pois, se ele ainda conseguisse manipulá-la, ela seria um risco para todos que eram importantes para ela. Thomas a usaria para trair as pessoas que eram totalmente leais a ela, traí-las, e destruir a própria Eliza com isso.

Era um teste. O teste mais importante da vida dela, de cujo resultado *tudo* dependia. Fosse lá qual fosse o resultado, Eliza iria embora quando Thomas percebesse sua presença. A diferença estaria apenas em se ela voltaria para Wade confiante em sua capacidade de suportar um ataque mental ou... se as barreiras dela tivessem sido penetradas, ela fugiria e não pararia mais de fugir. Para sempre. Faria o que fosse necessário para garantir que ela nunca mais ficasse sob o controle de Thomas e fosse usada para destruir as vidas das pessoas que mais importavam para ela.

Eliza verificou seu relógio, virando-se casualmente de leve para poder ver a multidão que crescia. Embora ela ainda não tivesse falado com Dane desde a última vez que o vira, quando pedira férias, Eliza ficou animada por saber que ele estava por ali. Cuidando dela, protegendo-a como sempre. E, com ele, os outros agentes da DSS. Zack. Recém-casado ou não, ela sabia que ele teria insistido para ir junto. Depois de Dane, Zack era a pessoa mais próxima de Eliza no trabalho.

Ela tinha total confiança em sua equipe. Sabia que eles estavam de vigia, absorvendo cada detalhe, qualquer sinal de perigo, protegendo-a e que, depois, quando ela fosse embora, eles acompanhariam cada ação de Thomas, que nem mesmo com suas habilidades psíquicas jamais saberia que estava sendo vigiado. O orgulho dela pelas pessoas com as quais ela trabalhava era merecido, absoluto e inabalável. Eles haviam provado seu valor por diversas vezes. Mesmo quando ela fora raptada e submetida a uma horrenda tortura, Eliza não perdera nem por um segundo sequer a fé de que eles a encontrariam e a tirariam de lá com vida.

Cada vez mais pessoas estavam se reunindo, até que a rua inteira entre o círculo gramado e as lojas atrás delas estivessem lotadas, tornando impossível que veículos passassem. Todas as lojas haviam fechado para a coletiva de imprensa. Ninguém queria estar em lugar nenhum que não fosse ali. Depois, elas seriam reabertas e, provavelmente, teriam um excelente movimento, com os moradores se reunindo para fofocar e dar suas opiniões a respeito da declaração de Thomas. E da presença de Eliza, claro.

Por mais segura que ela soubesse que estava nas mãos dos colegas de equipe, que a monitoravam, Eliza desejou que Wade estivesse ali, mesmo que fazendo o mesmo que sua equipe estava fazendo. Observando, invisível, um fantasma. Wade, porém, tinha um bom motivo para não sair do refúgio. Com tantas pessoas, imprensa, câmeras e cinegrafistas, e ele não podia correr o risco de ser visto por ninguém.

Se seria ele quem acabaria com Thomas, e ele estava determinado a cumprir aquela missão por conta própria, ele não podia ser ligado de forma alguma à cidade ou à mídia, e não podia ser visto por ninguém que o tivesse visto perto de Thomas.

Eliza ainda se sentia nauseada por aceitar que Wade tirasse a vida de alguém por ela. Era ela quem tinha que correr esse risco, sofrer a punição, ter o direito de finalmente aplicar a derradeira justiça a Thomas. Ela expulsou de sua cabeça os indesejáveis pensamentos e imagens de Wade arriscando tudo por ela e analisou rapidamente mais uma vez a já imensa multidão. As diversas equipes de mídia já estavam preparadas, algumas estavam fazendo uma transmissão preliminar ao vivo com câmeras dando uma panorâmica da imensa comoção, enquanto a repórter passava as informações animadamente, como se aquilo fosse algo bom e empolgante.

Os lábios de Eliza se curvaram de desgosto. Então, ela ficou imóvel, todo o ar abandonando seus pulmões numa única e forte expiração. Ela olhou fixamente, quase paralisada de pânico e ansiedade ao ver uma procissão de viaturas policiais escoltando um sedã de quatro portas que parou diante da área isolada e protegida da rua diretamente na frente do tribunal, do outro lado da área gramada onde a coletiva de imprensa fora montada.

Horrorizada, ela ficou olhando enquanto o motorista saía, fazendo uma rápida observação dos arredores imediatos antes de abrir a porta do banco de trás. Meia dúzia de policiais se aproximou quando Thomas saiu do veículo, cercando-o ao começarem a caminhar lentamente pela grama até onde a plataforma e o palanque tinham sido montados.

Mesmo depois de passar anos na prisão, parecia que o tempo e a idade tinham sido bem generosos com Thomas. Mesmo quando ele tinha 20 e poucos anos, ele tivera uma aparência atemporal, tornando difícil julgar precisamente sua idade. Agora, ele parecia ter no máximo 28 anos. Ainda mais inacreditável, ele ficara mais bonito com o passar dos anos.

Ele sempre tivera um ar tranquilo e distinto que atraía as pessoas para ele como um ímã, e essa aparência apenas se intensificara. A raiva e a amargura ferveram dentro das veias dela. Não era justo! Ele assassinara mulheres violentamente sem qualquer remorso ou pesar. Ele não sentia nada. Elas estavam mortas, suas vidas tendo sido interrompidas, e, agora, ele era um homem livre cujas aparência e atração haviam apenas melhorado durante o tempo que ele passara cumprindo a pena, e ele ainda tinha uma vida longa pela frente. As mulheres que ele matara não tinham nada, suas jovens vidas haviam terminado em terror, em indescritível agonia. O único consolo de Eliza era que, se tudo saísse conforme o planejado, a vida dele terminaria justo quando ele achava que recomeçaria.

As mãos dela tremeram quando ela viu Thomas sorrir para o policial mais próximo dele, os dois compartilhando uma risada. Thomas parecia feliz. Satisfeito. Como se não tivesse nenhuma preocupação na vida. Como ele podia estar sorrindo ou gargalhando quando estava prestes a aparecer ao vivo na televisão para, presumivelmente, declarar sua inocência e expressar sua gratidão pelo policial que, supostamente, adulterara as provas, apresentando-se e admitindo o papel desempenhado por ele para mandar um homem inocente para a cadeia?

Inocente o cacete!

Ela estava ardendo de fúria e controlou rapidamente sua ira, obrigando-se a acalmar suas turbulentas emoções antes que Thomas subisse ao palanque. Ela não podia estragar tudo agora. Teria apenas uma chance de fazer aquilo e precisava ter sucesso antes que Thomas escolhesse sua primeira vítima. Ela não permitiria que isso acontecesse a outra mulher. Nunca mais.

Eliza inspirou fundo várias vezes para se equilibrar, concentrando-se propositalmente em pensamentos mais agradáveis, simples e genéricos. Ela bloqueou imediatamente o pensamento mais agradável que surgiu em sua mente. Thomas morto, já não mais com aquele sorriso arrogante no rosto, já não mais rindo, nunca mais sendo capaz de machucar outra pessoa, embarcando numa viagem só de ida diretamente para o inferno, para seu encontro com o diabo.

Ele não a viu imediatamente quando se pôs diante do microfone, sua comitiva policial se posicionando estrategicamente para garantir a proteção dele. Eliza conteve rapidamente a bile que subiu por sua garganta por saber que aquele desgraçado desalmado estava sendo protegido por homens que haviam jurado levar à justiça homens como Thomas.

Ele abriu um largo sorriso para a multidão, como se estivesse cumprimentando amigos que não via fazia tempo, como se estivesse esperando uma acolhida digna de um herói que volta ao lar. Estranhamente, a multidão ficou em completo silêncio. Um silêncio macabro. Foi como se o tempo tivesse parado enquanto todos ficavam na expectativa de saber o motivo para Thomas convocar aquela coletiva.

— É com grande alegria e alívio que me apresento diante de vocês aqui hoje. Uma farsa travestida de justiça foi corrigida, e me sinto grato ao policial que se pronunciou para corrigir o erro cometido contra mim.

Ela estava com vontade de vomitar. Ele ousava falar em farsas travestidas de justiça quando estava ali, livre, inocentado de crimes dos quais ele era culpado? Foi difícil, mas Eliza forçou uma expressão indiferente em seu rosto, uma expressão de desinteresse, como se, para ela, não fizesse diferença se ele era culpado ou não, como se ela só estivesse ali por um único motivo.

Eliza soube o instante em que ele a viu. Sentiu a repentina intensidade do olhar dele. Ele parou no meio do discurso, seu queixo se erguendo, como se ele estivesse olhando além dela, para que seu olhar englobasse a maior parte da multidão. Os olhos dele, contudo, estavam solidamente fixos nela. Eliza sentiu uma peculiar sensação, uma movimentação de consciência dentro de sua mente, como se ele estivesse sondando para encontrar uma maneira de entrar.

E, de forma tão repentina quanto começara, a sensação desapareceu, o rosto de Thomas foi marcado por uma leve expressão franzida antes de ele se recuperar rapidamente e retomar seu discurso.

Alívio e uma profunda sensação de vitória efervesceram pelo corpo dela como uma garrafa de champanhe sendo estourada, o conteúdo transbordando ao borbulhar. Ele não fora capaz de ultrapassar as barreiras dela! Eliza sentira a tentativa dele, algo do qual ela nunca tivera ciência antes. Ela nunca havia sentido ou pressentido nada quando ele tinha acessado sua mente tantos anos antes.

Ela tomou cuidado para não demonstrar sua felicidade, para não pôr em seus pensamentos sentimentos de triunfo e imensa satisfação. Ele tentaria outra vez. Ela não tinha a menor dúvida disso. E ela permitiria que ele tentasse novamente. Mais uma vez. Depois, ela não teria mais nada a fazer ali. Já teria feito o que se dispusera a fazer, colocado a isca no anzol. Tudo que ela precisava fazer agora era torcer para que ele a mordesse perfeitamente.

Eliza ficou tensa ao se virar mais uma vez para ver a recitação educada e muito treinada dele, expressando sua gratidão a todos que o tinham apoiado e lutado por ele, acreditado nele e blá, blá, blá... Ela já havia abstraído seus pensamentos até ouvir seu nome. Ou melhor, o que fora o nome dela no passado.

Seu olhar se fixou no dele e, pela primeira vez, Eliza olhou diretamente nos olhos de Thomas, ousada, recusando-se a desviar o olhar. E, enquanto ele falava, mais uma vez, ela sentiu aquela estranha sensação dentro de sua cabeça, mais penetrante, mais violenta do que antes. A dor ardeu dentro de sua cabeça, e ela cerrou o maxilar para resistir ao esforço quase insuportável, mas seu padrão de pensamento não mudou, não se desviou daquilo em que ela estava se concentrando, e o ódio que ela sentia pelo homem que, agora, dizia o nome dela, não havia se reduzido nem um pouco.

— Foi de coração pesado que fiquei sabendo que Melissa Caldwell tem sido alvo de tanto desprezo e tem sido maltratada pelos cidadãos desta cidade. Não tenho qualquer animosidade pela srta. Caldwell. Sinto pena dela, como todos vocês também deveriam sentir, e ela merece mais compreensão. Sabem... Ela não passava de uma criança na época. Uma criança confusa que não tinha família, que não tinha um lar e que estava sozinha no mundo desde os 15 anos.

A náusea cresceu dentro do estômago de Eliza, e ela precisou de toda a sua força de vontade para não vomitar bem ali no chão. Ela estava tremendo e, desta vez, nenhuma de suas tentativas de se controlar foi bem-sucedida. Seu objetivo fora cumprido. No entanto, ela estava paralisada ali, incapaz de virar as costas sem ouvir o resto.

Thomas suspirou dramaticamente e plantou no rosto uma expressão sofrida e solidária de arrependimento.

— Ela se convenceu de que estava apaixonada por mim — disse ele, como se estivesse admitindo um crime hediondo. — Infelizmente, em parte, a culpa disso é minha, apesar de essa nunca ter sido minha intenção, meu desejo. Ela foi atacada a caminho de casa depois de sair muito tarde do trabalho numa noite, e, por acaso, eu estava por perto e consegui repelir os agressores. Eu me senti responsável por ela como um irmão mais velho se sentiria responsável por sua irmã mais nova. Eu a acompanhava até a casa dela, porque não conseguiria ficar de consciência limpa se permitisse que algum mal acontecesse a ela quando ela não tinha mais ninguém com quem contar.

Ele passou a mão pelo coração num fingido pesar.

— Ela confundiu minha bondade com algo mais e, por causa disso, ficou obcecada por mim. Eu me esforcei muito para negar isso a ela de forma delicada. Não queria magoá-la e nem envergonhá-la de forma alguma. Expliquei que, mesmo que eu sentisse por ela o que ela pensava sentir por mim, isso não seria adequado. Ela era jovem demais, e eu era velho demais para ela. Eu disse a ela que ela era jovem demais para pensar no tipo de relacionamento que ela queria. Comigo — acrescentou ele, fazendo uma expressão de sofrimento. — Que ela tinha todo o tempo do mundo e que, um dia, ela conheceria um homem feito para ela, mas que não era... jamais poderia ser... eu.

Ele fez uma pausa para dar um efeito dramático e, mais uma vez, voltou seus olhos rapidamente na direção dela, uma expressão pensativa e confusa em seu rosto. Eliza precisava agir rápido. Não, ela não queria que ele perambulasse por dentro da cabeça dela, e, sim, queria que ele soubesse que não era mais capaz de controlá-la, mas não queria dar a impressão de que o odiava. Ela estava ali para convencê-lo de que fora até ali justamente por causa dele. Essa ideia quase a fez vomitar, mas ela conteve rapidamente a náusea e abriu um lento sorriso voltado diretamente para Thomas, um sorriso ao qual ela dedicou todas as suas forças para tornar sincero, acolhedor, amoroso e esperançoso.

Então, como ele costumara fazer no passado, Eliza cerrou o punho e o ergueu lentamente para seu peito, pressionando-o junto a seu coração, sabendo que ele reconheceria imediatamente o gesto. E seu significado.

Ele piscou os olhos, surpreso. Então, seus olhos se avivaram, e o que pareceu deleite lampejou momentaneamente neles. Ele não retribuiu o sorriso. Não podia ser tão óbvio. Entretanto, lançou para Eliza um olhar ardente, um olhar cheio de sede, desejo e luxúria. Ah, meu Deus... Ela não conseguiria aguentar aquilo mais nem um minuto.

Thomas interrompeu sua fala no meio de uma frase, e Eliza teve a distinta impressão de que o que ele disse em seguida não foi o que ele planejara dizer ou o que ensaiara originalmente. Originalmente, ele tivera a intenção de crucificá-la, de fazê-la parecer a vilã da história, apesar de afirmar querer justamente o oposto. Contudo, fosse pelo silencioso convite nos olhos dela e o gesto íntimo que apenas eles dois conheciam ou por ele ter, de alguma forma, tido um vislumbre da menina que ele conhecera como Melissa Caldwell, ele mudou completamente de direção, descrevendo-a de forma diametralmente oposta ao que vinha fazendo.

— Não culpo a srta. Caldwell pelo que ela fez. Ela fez o que era certo e devia ser elogiada por ter tido tamanha coragem quando era apenas uma criança. Ela viu um crime e o denunciou. Depois disso, depôs no tribunal em sua tentativa de ver a justiça sendo feita. Sem dúvida, ela teve a melhor das intenções e deve ser admirada por isso. Infelizmente, ela me identificou de forma equivocada como sendo o homem que havia cometido aquelas atrocidades horrendas, bárbaras contra aquelas pobres mulheres. Acredito que, com o choque sofrido por ela ao testemunhar a horripilante cena que ela encontrou, ela tenha identificado alguém que, provavelmente, era *parecido* comigo, pensando e acreditando honestamente que tinha sido eu quem ela havia visto naquele dia. Foi um equívoco infeliz, mas um equívoco honesto. Não acredito nem por um segundo que ela tenha me acusado de forma maliciosa por ódio ou para buscar vingança por eu tê-la rejeitado romanticamente. Eu a perdoei assim como perdoei o policial que adulterou as provas para tornar impossível que eu recebesse um julgamento justo, sendo, portanto, condenado. Desejo deixar toda essa provação no passado e seguir com a minha vida. Tranquilamente, em paz. Respeitosamente, peço para que minha privacidade não seja incomodada. Acho que mereço isso, e é tudo que peço. Recusei a oferta de compensação do estado por ter sido encarcerado de forma injusta. Não sou um homem vingativo. Meu único desejo é começar minha nova vida como homem livre, sem que se intrometam na minha privacidade ou na minha vida.

Eliza não seria capaz de aguentar mais daquilo, ela precisava ir embora, *imediatamente*, antes que ele concluísse sua nauseante tentativa de conquistar solidariedade, seu descarado esforço para manipular toda a multidão ali reunida para que mudasse de opinião em relação a ele. De forma consistente, ele pusera a culpa sobre os ombros dela e insinuara de forma clara que ela era uma mulher obcecada, psicótica e rejeitada em busca de vingança e que, por causa dela, um homem inocente fora encarcerado, enquanto o verdadeiro assassino ainda estava à solta, livre.

Ele invertera sua posição e mudara sua história depois da estranha interação entre eles, mas o estrago já fora feito, as sementes já haviam sido plantadas. Ela precisava sair dali antes da multidão, enquanto ainda estavam todos absortos no discurso de vítima humilde dele, comendo na mão de Thomas. Do contrário, as coisas ficariam feias bem rápido para ela. Seria necessária apenas uma pessoa ousada o suficiente para decidir que ela precisava aprender uma lição, e o resto a seguiria como um bando de ovelhas. E, se isso acontecesse, a equipe dela seria obrigada a se revelar para salvá-la, acendendo para Thomas um imenso letreiro de neon dizendo que ela não estava sozinha, que tinha um senhor apoio.

Ela foi lentamente para o canto, avançando de forma cautelosa, tomando cuidado para não chamar uma atenção indevida, interrompendo seu progresso quando havia um lapso momentâneo no discurso de Thomas e, em seguida, movendo-se novamente quando todas as atenções estavam fixadas mais uma vez nele, todos os homens e mulheres, jovens e idosos, ouvindo atentamente cada palavra.

Ela não fora a única que passara anos aperfeiçoando suas habilidades. Enquanto ela estivera trabalhando arduamente para fortalecer suas barreiras mentais e torná-las impenetráveis e invulneráveis a um ataque psíquico, Thomas claramente estivera lapidando seus poderes, ficando ainda mais poderoso do que antes, tornando-se uma ameaça ainda maior. Ele já havia dominado toda a multidão, todos estavam na mão dele. Eles o olhavam como se ele fosse um deus. Arfavam de horror quando ele mencionava alguma injustiça contra ele e franziam a testa, faziam cara feia e até mesmo vaiavam quando ele mencionava alguém responsável por sua condenação.

Quando Eliza finalmente saiu da multidão que dominava a parte da frente daquela comoção, ela soltou um suspiro de alívio, mas não cometeu o erro de baixar a guarda ou de pensar que já estava em segurança. Ela ainda precisava ir até o local onde havia estacionado seu carro, que ficava a quatrocentos metros dali.

De cabeça baixa, o capuz de sua jaqueta cobrindo o cabelo, ela foi a passos largos em linha reta na direção de seu veículo. Ela devia ter se sentido triunfante, loucamente vitoriosa, mas aquela vitória era vazia. Ela conseguira se manter firme contra um mestre em dobrar as pessoas à sua vontade, em compeli-los a acatar suas ordens. Por duas vezes ele tentara deslizar para dentro da mente dela e fracassara em ambas as vezes. Na segunda vez, ele usara muito mais poder e dobrara a intensidade de sua tentativa de invasão. A cabeça de Eliza doía loucamente do esforço feito para repeli-lo e por causa da imensa força do segundo ataque.

No entanto, ela vencera. Ela o derrotara. Não era mais o objeto fraco e impotente que ele usara com tão pouco esforço. Ela nunca mais seria a marionete de ninguém. Preferiria morrer a permitir que alguém tivesse tanto controle sobre todos os seus sonhos, pensamentos e ações.

vinte e um

A PORTA SE ABRIU ANTES de Eliza se aproximar o suficiente para pôr a mão na maçaneta e entrar. Wade estava ali, seu olhar intensamente fixo nela, a preocupação refletida abertamente em seus olhos. Sem nenhuma palavra, ele a puxou para seus braços, envolvendo-a firmemente com eles, engolindo-a plenamente com seu calor e sua força. Antes mesmo que Eliza se desse conta de que eles estavam se movendo, ele já os levara para dentro, fechando a porta. Em seguida, ele a ergueu, deixando os pés de Eliza pendurados a alguns centímetros do chão, para poder carregá-la mais para dentro da casa.

Quando eles estavam no centro da sala de estar, ele a baixou até que os pés dela ficassem plantados no chão e tocou o queixo dela com a palma, erguendo-o para que os olhares deles se encontrassem.

— Tudo bem com você? — perguntou ele em voz baixa.

Eliza fechou os olhos, mantendo-os fechados por um longo momento enquanto lutava contra a diversidade de emoções conflitantes e tentava processar e priorizar as informações que ela daria a Wade.

— Amor? — perguntou ele, passando o polegar pelos lábios dela.

Ela obrigou suas pálpebras a se abrirem e o olhou fixamente, tirando forças do silencioso apoio que estava tão visível nos olhos dele. Então, respirou fundo.

— São tantas coisas — disse ela, cansada. — Nem sei bem por onde começar.

— Por onde você quiser — falou ele suavemente. — Como você quiser. Estou aqui. Estou ouvindo. E vou te dar tudo de que você precisar.

Ela apoiou a testa no peito dele, repousando-a ali enquanto simplesmente absorvia tudo nele. A sensação que ele lhe passava. Seu cheiro. As batidas de seu coração. A segurança que ela sentia em seus braços. Como ela desejava nunca ter recebido aquele maldito telefonema semanas antes...

— Eu disse a você que precisava estar lá hoje. E por que eu precisava estar lá. Disse a verdade. Só não disse o outro motivo que tornava tão importante que eu estivesse lá — admitiu ela num sussurro.

Eliza prendeu a respiração, esperando a reação dele, perguntando a si mesma se ele ficaria irritado, pois ele tinha sido muito honesto e franco com ela. Às vezes, de forma brutal.

Para a surpresa de Eliza, ele a ergueu nos braços num movimento sem nenhum esforço e a carregou até o sofá. Virou-se de costas e simplesmente se sentou com ela aninhada em seu colo ao se recostar, puxando-a consigo.

— Se vamos conversar, você precisa ficar confortável, e vai ficar nos meus braços enquanto fala — disse Wade.

Então, ele simplesmente a posicionou de acordo com a sua própria vontade, colocando o ombro dela sob o dele, para que o alto da cabeça dela ficasse acomodado abaixo do maxilar dele, pressionado na lateral de seu pescoço.

O fato de a linguagem corporal e do tom de voz dele não terem indicado nem mesmo uma leve mudança depois da confissão de que ela escondera algo deu a Eliza um grande alívio e a coragem para seguir em frente sem temer a reação dele.

Quando fora que a aprovação dele se tornara tão importante para ela? Quando fora que ela se importara com o fato de irritá-lo ou não? Eliza ainda estava tendo dificuldades com a abrupta franqueza que o relacionamento deles havia vivenciado e, no fundo de sua mente, havia uma incômoda preocupação de que, quando tudo aquilo terminasse e ela não estivesse mais em perigo, as coisas fossem voltar à maneira como tinham sido antes, quando eles praticavam uma relutante tolerância um ao outro apenas por causa de sua amiga em comum.

Por outro lado, ela era muito mais culpada de ter sido uma megera ingrata e infantil do que ele de ter sido um babaca controlador. Ela nunca sequer lhe *agradecera* por ele ter levado um tiro no lugar dela. Por ter salvado sua vida. Em vez disso, ela o evitara sempre que possível, e, quando não havia essa possibilidade, ela fora mordaz, sarcástica e o alfinetara propositalmente em todas as oportunidades possíveis.

Naquela época, isso não a incomodara. Ela praticamente não pensara nisso. Agora, porém, isso a corroía. Seus atos, seu comportamento e a maneira como ela tratara aquele homem a envergonhava *profundamente*.

— Não vai se abrir, meu amor? — perguntou Wade, interrompendo a autocensura dela. — Não que eu esteja reclamando por estar sentado aqui, simplesmente te abraçando, mas você está claramente tensa, e, pelo que eu vi e ouvi, tem motivo para estar.

— Você assistiu? — perguntou ela em voz baixa.

— Sim. Odiei não poder estar lá cuidando da minha garota. Por isso, eu a procurei na televisão.

Ela segurou a camisa dele com força, querendo, precisando, simplesmente se agarrar a ele.

— Eu expliquei que tinha trabalhado incessantemente para fortalecer minhas barreiras mentais. E, quando eu te disse como ele tinha manipulado a minha mente, você me perguntou se ele ainda era capaz de fazer isso. E eu disse que não.

Ele a apertou de forma reconfortante.

— Mas eu não tinha certeza disso — sussurrou ela, trêmula. — Como poderia ter? Cheguei a pensar em pedir para que Gracie tentasse ler minha mente para ver se eu conseguia bloqueá-la com sucesso, mas Thomas estava na cadeia, e eu achei que ele nunca mais seria uma ameaça para mim. E, se eu pedisse isso a Gracie, eu precisaria explicar coisas que eu nunca tinha contado a ninguém e nem *pretendia* contar. Por isso, simplesmente deixei essa ideia de lado, mas continuei trabalhando nas barreiras. De certa forma, acho que isso fez parte do meu processo de cura. Eu era fraca e facilmente manipulável, tão desesperada para ser amada, para encontrar o meu lugar no mundo. E eu me odiei por isso durante muito tempo. Às vezes, ainda me odeio.

“Eu me culpei por tantos anos. Por isso, tomar medidas para me fazer *acreditar* que eu estava superando o que eu considerava uma fraqueza me devolveu parte do poder que eu tinha perdido. Isso fez com que eu me sentisse protegida, sendo verdade ou uma completa bobagem.”

— Meu amor, se isso te deu um mínimo de segurança, se fez você se sentir mais segura e, especialmente, se te devolveu algo que aquele desgraçado tirou de você, não apenas é real, mas claramente forneceu algo de que você precisava. Quem se importa se não pode ser provado cientificamente? Nós dois já testemunhamos o extraordinário. Mais de uma vez e em mais de uma pessoa. Você acha que as habilidades de Ramie, Ari ou Gracie poderiam ser cientificamente comprovadas um dia? Acha que existe uma maneira de mensurar as habilidades delas? De reproduzi-las num laboratório ou num experimento?

— Mas funcionou *mesmo* — arfou Eliza, seus dedos se contraindo fortemente, apertando a camisa dele, esticando-a firmemente sobre o peito dele.

Wade ficou paralisado. Então, delicadamente, afastou a mão dela de sua camisa, envolvendo o punho de Eliza com seus dedos, puxando-a da curva de seu ombro e a colocando sentada em seu colo, voltada para ele.

— O que você quer dizer com isso? — perguntou ele, suas sobrancelhas se unindo num misto de confusão e preocupação.

— Eu me posicionei propositalmente na frente do palanque, para que Thomas me visse. Porque eu sabia que, quando ele me visse, tentaria me manipular. Ele iria querer restabelecer meu amor e minha veneração por ele, o desejo de ir a qualquer lugar com ele. E eu precisava saber, antes de essa missão prosseguir, se eu era forte o suficiente para bloqueá-lo. Eu estava com tanto medo, Wade — admitiu ela dolorosamente. — Eu estava aterrorizada, pensando que eu vinha enganando a mim mesma para não ter que admitir como eu era fraca e impotente.

A dor dentro da cabeça dela, os efeitos residuais do agressivo ataque de Thomas se intensificaram só de ela se recordar. Eliza ficou em silêncio e se curvou na direção de Wade, apoiando a testa nos lábios dele, precisando daquele contato, precisando do tranquilizante conforto e do apoio incondicional que ele lhe dava tão prontamente.

A mão dele foi até a nuca de Eliza e massageou suavemente, quase fazendo com que ela gemesse com o curto alívio da dor que aquela simples carícia lhe dava.

Ele lhe deu mais alguns momentos, como se estivesse percebendo como ela precisava daquilo. Só alguns instantes para se recompor antes de ela continuar. Finalmente, Eliza levantou a cabeça e olhou nos olhos dele, sentindo-se subitamente abandonada e vazia com a perda daquele contato.

— Então, ele tentou — disse Wade soturnamente.

— Ele não me viu logo de cara. Tinha começado a falar aquelas baboseiras, mas eu soube o instante em que ele me encontrou. Eu *senti* os olhos dele em mim.

Ela estremeceu, arrepios surgindo em seus braços. Wade deslizou as mãos pelos braços dela, espantando o frio enquanto ele os esfregava para cima e para baixo.

— Então, eu tive uma sensação esquisita dentro da minha cabeça. Como se alguém estivesse me sondando. Foi doloroso, como um ataque físico de fato, mas nada como a segunda vez.

A expressão de Wade ficou mais sombria, seus olhos reluzindo ferozmente.

— Eu o observei durante todo o tempo e controlei meus pensamentos e minhas emoções. Então, vi o choque dele quando ele não conseguiu entrar, quando não conseguiu ler a minha mente. Ele até fez cara feia e parou o discurso, mas desviou o olhar e continuou. Eu sabia que ele ia tentar de novo e ia permitir que ele tivesse essa última chance. Depois, eu ia embora de lá.

Wade franziu a testa ao observá-la atentamente.

— Na segunda vez, ele me atacou com força e rápido, sem aviso. Fiquei perplexa com a dor que eu senti. Minha cabeça parecia que ia explodir. Como se alguma coisa fosse estourar ou arrebentar. Mas, mais uma vez, consegui repeli-lo, e ele não conseguiu entrar. Então, percebi o meu erro. Ou melhor, o erro que eu quase cometi.

As sobrancelhas de Wade ser ergueram, questionando.

— Sim, eu queria que ele me visse e, sim, queria que ele soubesse que não era mais capaz de me controlar, que não tinha mais nenhum poder sobre mim, mas eu precisava que ele achasse que, mesmo não manipulando mais minhas ações e emoções, eu ainda o amava e que tinha *escolhido* ficar com ele. Queria que ele pensasse que eu estava lá por causa dele, para que pudéssemos ficar juntos e viver felizes para sempre e todas essas palhaçadas que eu achava que queria quando tinha 16 anos — disse ela com um toque de amargura que não foi possível suprimir.

"Por isso, olhei diretamente nos olhos dele, e ele sorriu para mim. Aquela foi a encenação da minha vida, fingindo alegria, desejo, amor e anseio, colocando tudo isso nos meus olhos e no meu sorriso. Então, para que ele não tivesse como entender de forma equivocada, fiz um gesto que ele fazia para mim quando estávamos juntos."

Ela cerrou o punho e demonstrou o gesto para Wade, para que ele visse, em vez de simplesmente descrever para ele.

— Juro que vi o deleite surgir nos olhos dele. Depois, ele me olhou de um jeito ardente que foi um misto de desejo, vontade e... ah, Deus, Wade. Aquilo me deixou enojada até a alma. Mesmo sabendo que eu já o tinha vencido, que ele não podia mais me controlar psiquicamente, foi ali que a ficha finalmente caiu, porque, se ele tivesse sido capaz de impor a vontade dele, eu não teria reagido desse jeito ao olhar dele. Se ele tivesse me controlado, eu teria ficado delirante de alegria por ele ter me olhado daquele jeito. Meus sentimentos e minhas reações a ele eram *meus*. Não dele.

Wade se curvou à frente e lhe deu um beijo longo e muito terno, sua língua tocando na curva dos lábios dela enquanto ele a provava levemente. Quando ele se recostou novamente, havia orgulho e uma feroz satisfação fulgurando em seus olhos.

— Estou orgulhoso de você, meu amor.

Ele reforçou suas palavras de elogio pegando as mãos dela e as apertando. Em seguida, entrelaçou os dedos deles antes de baixar as mãos unidas para seu colo.

— Até aquele momento, ele tinha me feito parecer a vilã da história, tinha acabado comigo. De repente, ele deu uma guinada para o outro lado e me defendeu.

— Sim, eu ouvi isso — resmungou Wade.

Ela baixou o olhar para as mãos unidas deles, olhando fixamente para algo que parecia tão comum, mas que era tão simbólico para ela de uma forma que Eliza não sabia como explicar direito.

Ela não estava sozinha.

Ela tinha alguém com quem contar.

Ela tinha alguém em quem confiava.

Ela tinha alguém que ela...

— Ele vai vir atrás de você, meu amor — falou Wade com um tom soturno.

— Sim, eu sei — reconheceu ela em voz baixa. — Mas vou estar preparada desta vez.

— Não, *nós* vamos estar preparados — disse Wade determinadamente. — Você não vai encarar esse desgraçado. Nem agora e nem nunca. Se ele aparecer aqui, vai morrer. Ele já disse que quer desaparecer e ser deixado em paz. Fazendo isso, sem querer, ele acabou caindo bem nas minhas mãos. Porque planejo dar a ele exatamente o que ele pediu. Ninguém jamais vai encontrar o corpo dele. Ninguém jamais vai ficar sabendo e nem se importar com o que aconteceu com ele. Ele vai ter simplesmente desaparecido como já tinha afirmado que planejava fazer.

Eliza já sabia das intenções de Wade. Não era a primeira vez que ele reafirmava sua missão. Contudo, por algum motivo, ao ouvir aquilo naquele momento, quando Thomas estava livre e dentro do alcance deles, Eliza foi dominada por um pânico absoluto, por um medo que a paralisou.

— Não quero que você faça isso por mim — disse ela ferozmente, o desespero pesado em sua voz. — Por favor, não faça isso, Wade. Eu jamais conseguiria conviver comigo mesma se você matasse um homem por minha causa. *Por* mim.

Lentamente, Wade ergueu as mãos unidas deles e virou uma das dela, deixando-a pressionada em sua boca. Então, olhou-a, uma total seriedade esculpida em cada parte de sua expressão.

— Você ainda não entende, não é, Eliza? Eu te amo, droga. Você é *minha*. Não há nada que eu não faria para garantir a sua segurança e a sua felicidade. E você nunca vai ter nenhuma das duas coisas enquanto aquele desgraçado estiver respirando.

Todo o ar saiu dolorosamente dos pulmões dela, e foi fisicamente impossível que ela inspirasse novamente. Eliza o olhou, completamente perplexa, o choque explodindo, ricocheteando pela espinha dela. Seus pulmões ardiam, seu peito estava em chamas, e lágrimas queimavam como ácido nos cantos de seus olhos.

— Você me ama? — sussurrou ela com uma voz quase inaudível.

Ela finalmente conseguiu inspirar de forma entrecortada. Estava tremendo tanto que suas mãos balançavam dentro da firme pegada de Wade.

Ele balançou a cabeça, mas seu sorriso foi dolorosamente terno.

— Você acha mesmo que não amo? Duvida disso? Meu amor, quando tudo isso terminar e não existir mais nenhuma ameaça a você, você vai se casar comigo. Não vou mais deixar você ir embora. E vou amar e proteger você, fazer tudo que eu puder para deixar você feliz até eu dar meu último suspiro.

As lágrimas que ela se esforçara tanto para suprimir escorreram livremente por suas faces em infinitas trilhas enquanto ela o olhava, embasbacada. Maravilhada. Ela estava tão emocionada que sua garganta ficou embargada, travou. Naquele momento, ela não conseguiria falar nem mesmo se sua vida dependesse disso.

Ele a amava. Dera a ela as palavras mais preciosas que qualquer pessoa já tinha lhe dado. Eliza tentou falar. Dizer algo, qualquer coisa, mas o embargo em sua garganta apenas cresceu até que ela libertasse uma de suas mãos da pegada de Wade e a pusesse diante do pescoço, esfregando a garganta num esforço para aliviar aquela latejante obstrução.

Ela não havia duelado incessantemente consigo mesma por causa de seus sentimentos por Wade? Não os contestara? Por vezes, quase os admitira, como fizera poucos instantes atrás, quando ela pensara no que significava para ele. Contudo, antes de ela ter formado de fato a palavra *amor*, Wade falara, levando a conversa numa direção diferente.

Quanto tempo fazia que aquilo estava ali? Não reconhecido, até mesmo negado. Contudo, presente mesmo assim. Importava quando, ou por quanto tempo, ou até mesmo por quê? Ela não conseguia identificar o momento exato no qual ela se apaixonara por Wade. Talvez a semente tivesse sido plantada ali desde o início, sendo combatida, ressentida, até mesmo temida, ou talvez Eliza tivesse achado que não merecia isso. Ela passara tanto tempo de sua vida acreditando não ser digna de ser amada e, por causa disso, não havia se permitido amar. Autopreservação. Um mecanismo de defesa que ela conhecia muito bem.

Ela havia passado sua jovem vida querendo aquilo a que tantas outras pessoas não davam o devido valor. E achara que seu maior sonho havia se realizado, apenas para perceber como ela fora ridiculamente ingênua e desesperada, sem falar em fraca, burra e idiota. Então, ela dera uma guinada para o extremo oposto, jamais permitindo que outra pessoa se aproximasse, jamais se permitindo se envolver ou se apegar emocionalmente a ninguém, jamais confiando a ninguém seus mais vergonhosos segredos.

Até ela conhecer Dane e ir trabalhar para a DSS, quando ela finalmente havia começado a se abrir para os outros, mas isso não tinha acontecido da noite para o dia, nem mesmo logo de início. Fora um processo gradual, e demorara até que Eliza não apenas quisesse ou exigisse a confiança das pessoas com as quais ela trabalhava, mas também para que ela tivesse fé suficiente em seu próprio poder de julgamento para finalmente depositar sua confiança nas pessoas que lhe eram mais próximas.

As pessoas com as quais ela trabalhava tinham lhe ensinado sobre o amor. O que era de fato o amor e o que não era, mas Eliza sempre fora uma observadora. Vendo tudo de fora. Wade não havia apenas lhe ensinado como se permitir amar e ser amada. Com suas ações, ele lhe mostrara muito mais do que com suas palavras.

Pela primeira vez na vida, Eliza amava. Profundamente. Apaixonadamente. Incondicionalmente. Ilimitadamente. Com uma ferocidade que ela não soubera que existia quando se amava alguém.

Ela sabia que Wade a estava observando, esperando, analisando o desfile de emoções mistas e pensamentos que deviam estar óbvios na expressão dela, que não parava de mudar, e na completa perplexidade que percorria o sangue dela como se fosse a mais potente das drogas. Ela devia a ele a mesma honestidade, o mesmo comprometimento que ele lhe dedicara, mas estava com muito medo de ficar tão vulnerável depois de jurar que jamais se permitiria ficar exposta e frágil como ficara quando Melissa Caldwell ainda existia.

Ao pensar nesse nome, uma pessoa que já não existia mais, Eliza parou imediatamente, ficando totalmente imóvel, enquanto seu rosto e seus olhos se enchiam de um sentimento maravilhado, de um sentimento revelador. Santo Deus, como ela pudera ser tão cega? Tão profundamente apegada ao passado de uma pessoa que nem mesmo existia a ponto de não se permitir viver. E ser livre.

A testa de Wade se enrugou. Antes, ele parecera satisfeito por simplesmente observá-la, ternamente entretido, vendo a infinidade de emoções durante a revelação íntima particular de Eliza. Agora, ele parecia preocupado e incerto.

Então, ela sorriu. Sorriu de verdade. Um sorriso tão largo e grande que os cantos de sua boca se esticaram a ponto de ser desconfortável. Ela conseguiu se sentir vibrando. Irradiando uma alegria que ela nunca vivenciara, que ela nunca sentira em toda a sua vida. Eliza estendeu as mãos para tocar o rosto de Wade com as palmas, tomando-o entre suas mãos enquanto olhava cheia de amor nos olhos dele, pela primeira vez sem ter medo de ficar vulnerável, de se abrir e permitir que alguém entrasse em lugares de seu coração e de sua alma aos quais ninguém jamais tivera acesso. Ela estava em segurança. E era amada.

— Eu não sou ela — sussurrou Eliza, maravilhada.

Então, imediatamente, ela explodiu em lágrimas, deixando Wade completamente em pânico, os olhos dele ficando loucos, frenéticos. Ela envolveu os ombros dele com os braços, abraçando-o com todas as suas forças. Ela grudou em Wade como se fosse um carrapicho e chorou alto junto ao pescoço dele, grandes soluços de choro vindo dos mais profundos recônditos de sua alma. Uma alma que ela pensara ter perdido uma vida inteira atrás, mas que Wade restaurara. Ele curara essa alma e curara Eliza. Com seu amor.

Ela chorou, não por estar infeliz, mas por estar finalmente libertando emoções acumuladas que passara uma década reprimindo. Ela estava deixando ir embora toda a tristeza, toda a culpa e muita dor. Coisas que ela já mais não sentia.

Ela estava livre. Finalmente livre dos grilhões que ela pusera em si mesma depois de se libertar dos grilhões com os quais Thomas a aprisionara.

Você não precisa carregar seu fardo sozinha, Eliza.

Deixe sair, querida.

Estou bem aqui.

Não vou a lugar nenhum.

Pode entregar seu fardo e você mesma a mim.

As palavras de Wade vieram até ela na mais linda onda, atingindo-a, limpando-a. Como ela pudera ter duvidado de que ele a amasse? Como pudera ao menos ter questionado isso? Ele podia não ter lhe dado as palavras até poucos instantes atrás, mas ele lhe mostrara de todas as maneiras possíveis como ela era importante para ele. A evidência, a prova estivera debaixo do nariz dela quase desde o início, mas ela estivera obcecada demais por ser proteger da dor de tocar o sol por um breve instante apenas para que uma tempestade o cobrisse com nuvens pretas, jamais o expondo novamente para ela.

O que ela não se dera conta fora que Wade *era* o sol. O sol dela. E nem mesmo a mais violenta das tempestades jamais seria capaz de suprimir o calor, a luz, o amor dele.

O choro dela se aquietou, deixando apenas suaves soluços em seu rastro. Ela ficou prostrada junto a Wade, seu rosto enterrado no pescoço dele, enquanto se agarrava desesperadamente a ele, temendo que ele desaparecesse até mesmo se ela piscasse os olhos.

Wade passou os dedos pelo rosto dela, enxugando o que restava das lágrimas das faces de Eliza. Em seguida, ele prendeu cuidadosamente atrás da orelhas dela as mechas soltas de cabelo que tinham ficado grudadas no rosto dela, cobrindo parcialmente seus olhos.

Ele deu um beijo na testa de Eliza e suspirou levemente.

— Querida, o que foi isso que acabou de acontecer? Preciso dizer que não foi exatamente a reação que eu estava esperando depois de dizer que amo você e que você vai se casar comigo. A ideia de eu amar você é tão terrível assim? Ou foi a parte do casamento que fez você surtar?

Com cuidado, ele afastou o rosto dela de seu pescoço para que ela o olhasse. Havia uma expressão de tamanha vulnerabilidade nos olhos dele, algo que Eliza nunca vira naquele homem rude que raramente permitia que suas emoções despontassem por trás da impenetrável máscara que era algo tão permanente nele.

Ver aquela incerteza nua e crua tão refletida na expressão dele fez os olhos de Eliza se encherem de lágrimas mais uma vez.

Imediatamente, a expressão de Wade ficou frenética, a agitação emanando dele em ondas.

— Meu amor, não chore. Por favor, não chore mais. Você está partindo meu coração. Seja lá o que for, vamos resolver, eu juro. Não vou apressar nada. Vou esperar eternamente se for necessário. Dou a você todo o tempo do mundo que você precisar e, quando você estiver pronta, eu vou estar lá, esperando.

— Ah, Deus, Wade — disse ela, chorosa. — Eu também amo você. Tanto. E isso me deixa morrendo de medo. Estou aterrorizada. Não me permito amar ninguém a não ser as poucas pessoas que chamo de amigos... de família — corrigiu ela. — Mas, mesmo com eles, eu os mantenho afastados, nunca deixo que enxerguem muito dentro de mim, porque é tudo tão feio, e eu jamais permitiria que eles vissem essa parte de mim. Não posso perder você, Wade. Você, não. Isso me destruiria. Não sei amar. Nunca amei como amo você, e nunca *fui* amada como você me ama.

"Achei que eu já tivesse me apaixonado, mas me enganei demais. Você me mostrou o que é o amor, como ele é lindo e altruísta, e eu quero isso mais do que quero respirar, mas estou com tanto medo, porque não sei amar uma pessoa como você merece ser amado. Fico aterrorizada por me importar tanto com alguém. Por ver que tanto da minha felicidade... a minha felicidade inteira... depende de uma única pessoa."

Por um instante, Wade não respondeu. Não pareceu capaz disso. Ele fechou os olhos, seu alívio se tornando uma entidade viva, e foi então que ela percebeu que ele estava tão trêmulo quanto ela estivera pouco antes. Quando ele reabriu os olhos, eles estavam tão cheios de amor e compreensão que pareciam prestes a explodir e estavam mais suaves do que ela jamais os vira.

— Agora, você entende como eu me sinto — disse ele roucamente. — Nunca amei ninguém em toda a minha vida, Eliza. Nunca nem soube o que *era* o amor, qual era a sensação dele, o que significava. É lindo e incrivelmente assustador ao mesmo tempo. Você acha que existe feiura dentro de você? Você não chega nem aos meus pés. Não sou um homem bom. Fiz coisas que você nem consegue imaginar e nunca tive um único arrependimento. Mas, agora, isso acabou, porque eu jamais poria você em risco desse jeito. Jamais vou permitir que nada feio toque em você outra vez, e, se isso significar que tenho que seguir as regras e ser legítimo, estou mais do que disposto a fazer isso se eu tiver você assim. Você é tudo para mim, e é por isso que não vou deixar que você se arrisque para acabar com esse maníaco. Eu vou estar sempre diante de você, entre você e o perigo. Você precisa entender e aceitar isso, Eliza. A vida comigo não vai ser fácil. Sou um canalha dominador e controlador e nunca vou permitir que você ponha sua segurança em risco.

Ele emoldurou o rosto dela com as mãos, olhando intensamente nos olhos dela, como se quisesse gravar permanentemente sua passional declaração na mente, no coração e na alma dela.

— Mas, meu amor, posso prometer uma coisa. Se você arriscar comigo. Se ficar ao meu lado, se me aceitar e nunca desistir de nós, se estiver disposta a arriscar tudo por um homem que não chega nem perto de ser bom o suficiente para você, mas que te ama e quer você com todo o coração dele, eu vou sempre fazer de tudo para te deixar feliz. Não existe nenhum sacrifício que eu não vá fazer. Nenhum sonho seu que não vá ser realizado. Nenhum desejo que não vá ser cumprido. E você vai ser a mulher mais valorizada, querida, mimada, amada e venerada de todos os tempos. Juro pela minha vida.

— Não é bom o suficiente para mim? — sussurrou ela, incrédula.

Eliza o olhou fixamente, totalmente estupefata. Não era bom o suficiente? Ele era louco?

— Wade, você tem ideia de onde está se metendo? De quanta bagagem eu trago comigo? Você merece muito mais do que eu jamais vou poder dar a você — arfou ela, contendo o choro que se alojou em sua garganta. — Mas também vou fazer uma promessa a você. Se você estiver disposto a arriscar tanto por alguém tão marcada e indigna como eu, eu vou passar todos os meus dias fazendo tudo que puder fazer para garantir que você nunca se arrependa de ter arriscado comigo.

— Eu amo você — disse ele. Simplesmente isso. Nada mais. No entanto, foi o suficiente. Sempre seria o suficiente. Era tudo com que ela sempre sonhara, o que sempre desejara, o que sempre tivera esperança de ter e o que ela nunca imaginara que teria.

— Eu também te amo — sussurrou ela.

Eliza fechou os olhos, saboreando aqueles poucos momentos, sabendo que, muito em breve, a realidade se intrometeria mais uma vez, e eles seriam obrigados a retornar ao mundo real, onde o mal predominava.

— O que vamos fazer agora? — perguntou ela em voz baixa, seu coração se apertando, cheio de pavor pelo que estava por vir.

Wade deu de ombros.

— Vamos esperar que ele tome a iniciativa. Mas, enquanto isso, vou levá-la para a cama e passar o resto da tarde fazendo amor com você.

vinte e dois

O CREPÚSCULO JÁ HAVIA CHEGADO, lançando sombras pelo quarto onde Eliza estava aninhada nos braços de Wade, ambos deitados de lado, um de frente para o outro, as pernas entrelaçadas, os corpos moldados firmemente juntos. Propositalmente, ela apagou de sua mente tudo que não fosse a intimidade que envolvia todo o recinto e a sensação de estar deitada ao lado do homem que ela amava e que a amava.

Wade havia feito amor com ela, estendendo o prazer de Eliza até que ela ficasse enlouquecida de luxúria, seu desejo por ele se tornando a coisa mais desesperada do mundo, uma sensação urgente que ela nunca tinha vivenciado antes. Ele lhe dera aquelas palavras por diversas vezes, mas também lhe mostrara seu amor ao tocar, acariciar, beijar, lamber e sugar cada centímetro do corpo dela, da cabeça aos pés, dedicando um tempo extra para tudo que ficava entre as duas coisas.

Ele não tivera nenhuma pressa. Não se afobara para chegar ao orgasmo. Não se apressara para saciar a luxúria, o desejo. Ele dedicara bastante tempo a ela, levando-a à beira da satisfação apenas para recuar e lhe dar tempo suficiente para se recuperar, recomeçando tudo mais uma vez, levando-a rumo ao pico novamente e, outra vez, adiando a satisfação de Eliza até que ela entrasse em completa queda livre. Leve, flutuando num mar de indescritível prazer.

Quando ele finalmente a levara à plenitude, ela se despedaçara nos braços dele, completamente arrasada pela beleza de ter um homem que a amava de forma desmedida fazendo um doce amor com ela. Lágrimas haviam escorrido por suas faces, a alegria preenchendo cada lugar profundamente oculto que, antes, passara tanto tempo estéril, desprovido de qualquer sentimento. Wade alcançara cada um desses lugares escuros, levando a todos eles a luz e a vida.

E, depois, ele a abraçara enquanto ela chorara, desta vez, dominada pela percepção de que estava finalmente em casa. De que finalmente encontrara seu lugar. Ela finalmente era amada e plenamente aceita sem condições, sem ressalvas, sem julgamento.

Então, ele fizera amor novamente com ela. E outra vez, até que eles pegassem num leve sono, contentes por descansarem um nos braços do outro, absorvendo cada minuto do começo de algo novo e especial, o primeiro dia do futuro deles juntos e a promessa de muitos amanhãs.

Fora Eliza quem acordara primeiro e, agora, estava deitada quieta, imóvel, observando as lindas feições de Wade descansando. O rosto dele perdera a natural rispidez que era uma parte tão indefectível de sua personalidade, e ele parecia mais jovem, mais relaxado, em paz. Ela poderia passar horas simplesmente a observá-lo, arrogante por saber que aquele homem lindo era dela.

Ela estava relaxada e tranquila, completamente saciada e contente. Suas pálpebras estavam se fechando lentamente enquanto ela se rendia mais uma vez à atração do sono quando o toque do celular de Wade a surpreendeu, assustando-a.

Wade despertou imediatamente, girando para o outro lado para estender a mão e pegar seu telefone.

— Sterling — atendeu ele de forma curta.

Houve uma pausa enquanto Wade ouvia o que a pessoa do outro lado da linha estava dizendo e, em seguida, as palavras dele a deixaram gelada até a alma.

— Não. Ele é meu. Fiquem monitorando. Não deixem que ele saia da vista de vocês e garantam que ele não vá a lugar nenhum até eu chegar aí. Meu pessoal vai ficar aqui para proteger Eliza. Chego aí assim que possível.

Ele se sentou, passando as pernas pelo lado da cama e girando em seguida, virando-se para olhar para Eliza. Ela viu o inevitável nos olhos dele. Eliza tinha ouvido apenas o lado dele da conversa, mas estava claro o que estava prestes a acontecer. Ela se ajoelhou, olhando-o de forma suplicante, o coração na garganta.

— Por favor, não vá, Wade. Não faça isso. Não por mim. Vamos simplesmente ir embora. Ele não pode mais me controlar. Não é uma ameaça para mim. Vamos simplesmente embora. Eu vou aonde você quiser, faço o que você pedir. Não quero perder você — disse ela com a voz embargada.

— Venha aqui — pediu ele tranquilamente.

Ela atravessou rapidamente a cama, atirando-se nos braços dele, agarrando-se desesperadamente ao pescoço dele, mordendo o próprio lábio para conter o grito que ecoava sem parar dentro de seu coração. Wade a puxou para o colo e se virou, ficando empoleirado na beira do colchão, os pés plantados no chão.

Ele segurou o rosto dela nas mãos e a beijou com força. Ferozmente. Sua língua se entrelaçando selvagemente com a dela até que o peito dele se inflasse pela falta de oxigênio. Então, ele recuou, ainda segurando o rosto dela nas mãos enquanto olhava intensamente nos olhos de Eliza.

— Meu amor, não posso ignorar isso — disse ele suavemente. — Não vou viver tranquilo enquanto ele estiver vivo, solto por aí. Nunca vou permitir que exista uma ameaça a você. Ele te fez mal. Machucou você. Fez você duvidar de si mesma. Só por isso, ele já merece morrer. Ele tirou algo de você, e não vou permitir de jeito nenhum que ele tire você de *mim*. Preciso fazer isso, Eliza. Preciso que entenda isso. Você sabe quem eu sou, sabe o tipo de homem que sou. Você aceitou essa parte de mim que eu rezo a Deus para que nunca toque em você. E, depois disso, nada nunca mais vai tocar. Você fez o que precisava fazer. Eu não gostei, mas entendi. Era importante para você. Meu amor, isso é tudo para mim, é algo que eu preciso fazer. Não me faça escolher entre amar e proteger você com todas as minhas forças e perder você mesmo assim, porque você não vai me perdoar pelo que tenho que fazer.

Ela fechou os olhos e apoiou a testa na dele, emitindo um suspiro que ela soube que ele entenderia como um consentimento da parte dela.

— Eu te amo — sussurrou ela. — Prometa que vai voltar para mim. Jure, Wade. Não posso te perder. Não depois de finalmente me encontrar *e* encontrar um homem que conhece cada um dos meus segredos horríveis e me ama mesmo assim. Como eu posso não fazer o mesmo por você? Jure para mim que isso não vai afetá-lo, que não vai deixar rastros, que isso não vai incriminar você de nenhuma maneira, porque eu não vou deixar você levar a culpa por minha causa — disse ela ferozmente. — Eu juro para você, Wade, se você acabar sendo incriminado, eu vou fazer uma confissão completa, vou me declarar culpada e dizer sob juramento que fui eu quem o matou.

Os olhos de Wade ficaram suaves, com tanto amor que Eliza se sentiu despedaçada. Ele acariciou o rosto dela e a beijou amorosamente.

— Meu amor, não digo isso para deixar você com medo e, depois disso, nunca mais vou falar sobre nada assim com você, porque você vai viver livre e vai viver na luz, nunca mais nas sombras, e eu vou me esforçar para te deixar feliz e garantir que viva livre e ao sol. Mas sou bom no que faço. Não estou dizendo que tenho orgulho e não estou me gabando disso. Simplesmente é a realidade. Já fiz muita merda na vida, coisas que nunca vou contar a você e espero que isso não te magoe, mas é minha forma de proteger você e lutar para deixar você feliz todos os dias. Eu nunca vou ser incriminado, nunca vou ser um suspeito e nem mesmo mencionado na questão da morte de Thomas Harrington. Preciso que confie em mim, que tenha fé no que estou dizendo. Eu jamais faria algo que fizesse com que eu não ficasse com você ou com que eu não fosse o homem que faria você sorrir, gargalhar e viver livre. Então, quando digo que vou voltar e que não haverá nenhuma suspeita sobre você ou sobre mim, preciso que você me diga que acredita nisso.

Eliza jamais mandaria o homem que ela amava numa missão em que ele pudesse acabar morto, ferido ou preso e preocupado, achando que ela nunca seria capaz de aceitá-lo pelo que ele era. Ele fizera isso por ela sem qualquer hesitação, sem ressalvas, e isso era o mínimo que ela podia fazer por ele.

— Acredito em você, Wade — disse ela, a voz séria e solene. — Sempre vou acreditar em você. Só fique em segurança e volte correndo para mim. Vou ficar esperando.

Ele se levantou, erguendo-a de seu colo e a colocando de volta na cama. Então, ele se curvou e a beijou uma última vez.

— Eu te amo, querida. Isso vai acabar logo, e você vai ficar livre, nunca mais vai ter que se preocupar com ele. Quero você olhando para o futuro. Focando no futuro. No nosso futuro. Deixe que eu cuide do presente.

vinte e três

WADE TINHA SAÍDO FAZIA APENAS meia hora, e Eliza já se acomodara para uma longa noite. Ela estava tensa, e a ansiedade a consumia. Ela estava preocupada em seu coração, preocupada até as profundezas de sua alma porque Wade estava fazendo o que era basicamente o trabalho sujo dela. Era culpa dela ele estar a caminho de matar um homem. Por ela. Tinha sido ela quem dera início à busca por justiça. Por vingança. Wade não estaria ali se ela não tivesse assumido a missão de bancar Deus e fazer a justiça que ela exigia.

Ele nem sequer soubera o que ela estivera planejando fazer. Fora atrás dela porque estava preocupado, sabia que ela estava encrencada e estava determinado não apenas a protegê-la, mas a poupá-la de todas as repercussões de uma escolha feita unicamente por ela.

Ele estava intervindo para limpar a bagunça dela. Para evitar que ela sofresse as consequências de sua decisão. Uma decisão que ela tomara quando não estava num estado mental próprio para tomar uma resolução tão drástica. Agora, seria Wade quem pagaria o preço máximo por isso. Não ela.

Mesmo que ele escapasse de ser incriminado, de qualquer suspeita ou... Deus... de ser preso e condenado, ele ainda precisaria viver o resto de sua vida sabendo que matara um homem num assassinato premeditado. E teria para sempre o sangue de Thomas Harrington nas mãos. Eventualmente, ele passaria a odiá-la? Futuramente, ele seria consumido pelo arrependimento e pela culpa? Ele a culparia e, no fim das contas, teria ressentimento dela por tê-lo posto naquela posição, dando início a tudo?

Eliza nem sequer tentou voltar a dormir, embora ela tivesse estado quase dormindo quando Wade recebera o telefonema. Ela estava atenta aos sons e tão rígida e tensa de medo que seus músculos já doíam do esforço.

Com um suspiro conformado, sabendo que enfrentaria uma longa noite, ela foi com passos arrastados até a cozinha depois de vestir uma das camisetas de Wade. Ela era quente como o dono, e o cheiro dele estava na peça inteira. Não era nem perto do que era tê-lo de verdade, mas vestir a camiseta dele, sentir seu calor e seu cheiro deu a Eliza um pouco de conforto.

Sabendo que a última coisa de que ela precisava era cafeína, quando ela já estava tão agitada, Eliza optou por um copo de suco e vasculhou a geladeira em busca de algo para comer, mais por necessidade de ter algo para fazer do que por fome de fato. Depois de largar vários dos itens que ela tirara da geladeira na bancada, ela estendeu a mão para fechar a geladeira no exato instante em que seu celular tocou.

Ela olhou fixamente para o telefone ao lado da pia, uma sensação de pavor se assentando bem dentro de seu estômago. Já fazia 35 minutos que Wade saíra. Era cedo demais para receber notícias dele ou de qualquer dos colegas dela que estavam participando do monitoramento. E se algo tivesse dado terrivelmente errado?

Então, percebendo que ela estava parada ali, olhando fixamente enquanto seu celular continuava tocando, ela o pegou, sem nem mesmo ver de quem era a ligação.

— Alô? — disse ela, a voz trêmula.

— Alô, minha querida. Faz tanto tempo desde que ouvi sua voz pela última vez. Senti falta dela.

Eliza sentiu seu sangue se esvair rapidamente do rosto e tateou às cegas em busca de uma das banquetas atrás de si, sentando-se nela antes de sentir seus joelhos perderem a força e cederem.

— Thomas — sussurrou ela.

Algo não estava certo. Havia algo de muito, muito errado. Dane telefonara para Wade porque eles haviam dado início ao monitoramento de Thomas, tendo cercado a residência onde ele estava, esperando apenas pela chegada de Wade antes de entrarem para acabar com ele.

Se tudo estava acontecendo desse jeito, como ele estava ao telefone com ela, e como conseguira o número?

Ou talvez ele estivesse telefonando da casa que Dane e a equipe dele estavam vigiando. Se Wade ainda não tivesse chegado ou se eles simplesmente não tivessem entrado e apreendido Thomas, tudo que ela precisava fazer era mantê-lo falando, distraído, para tornar o trabalho de Wade e Dane muito mais fácil.

— Fiquei muito decepcionado por você não ter ficado para me ver depois do fim da coletiva — disse Thomas, a irritação vibrando em sua voz.

— Eles me odeiam — falou Eliza, temperando sua voz para que ela soasse mais como a adolescente submissa e obediente que ele conhecera no passado, nada como a especialista em segurança altamente treinada cujo trabalho era acabar com a raça das pessoas. Tentando soar envergonhada e até mesmo triste, ela falou: — Tive que ir embora enquanto eles estavam entretidos com aquele seu discurso maravilhoso. Até mesmo ir lá foi arriscado para mim. Eles não escondem o ódio e o desdém que têm por mim desde que voltei. Mas eu precisava ver você, Thomas. Precisava estar lá quando você fosse libertado. Queria ter certeza de que estava bem.

— Já escolhi minha próxima vítima — disse ele casualmente, como se eles estivessem discutindo o clima e ignorando completamente ou não dando a menor importância à resposta dela.

Eliza ficou totalmente paralisada, seu coração martelando dolorosamente contra a parede de seu peito. Ela segurou o telefone com tanta força que as pontas de seus dedos ficaram tão brancas quanto seu rosto.

— Ela está aqui comigo agora — continuou ele numa voz animada. — Você pode salvá-la, sabia?

— C-Como?

Eliza começou a rezar fervorosamente para que Thomas estivesse onde Dane pensava que ele estava e para que, a qualquer momento, eles fossem invadir o local, prender Thomas e salvar a mulher da morte certa.

— Eu a troco por você — falou Thomas, seu tom ficando repentinamente sério por completo. — Tudo que você precisa fazer é vir até mim, e eu a solto. Dou minha palavra.

Eliza quis gritar com ele, libertar sua fúria e seu ódio, mandá-lo para o inferno. Contudo, ela não podia fazer nada para arriscar despertar a ira dele. Se ele matasse outra mulher por causa dela, não havia dúvidas de que Eliza perderia sua sanidade.

— Onde? — arfou Eliza. — Diga onde, e eu vou imediatamente. E, Thomas, se você machucar essa mulher, eu nunca vou perdoá-lo. — Ela injetou mágoa em sua voz, com sorte, mascarando a fúria e o ódio que ferviam e queimavam como ácido dentro das veias dela. — Eu tinha esperanças de que você tivesse mudado durante o tempo na cadeia — acrescentou ela em voz baixa. — Foi por isso que eu vim. Porque eu queria o meu Thomas de volta. Posso perdoar o passado se você jurar que nunca mais vai machucar outra mulher.

"Eu sou sua, Thomas. Sempre fui sua. Mas você me traiu e me magoou. Preciso saber que posso amar e confiar em você novamente. Então, prometa."

Thomas ficou em silêncio, mas Eliza tinha o ouvido inspirar fundo, como se ela o tivesse surpreendido totalmente, como se ele não tivesse esperado que ela dissesse nada do que acabara de dizer.

— Desculpe, minha querida menina — falou Thomas, seu tom ficando amoroso, até mesmo arrependido. — Por favor, diga que vem. Eu mudei. Juro para você que mudei, e vou compensar tudo. Nunca foi minha intenção magoar você. Você era a única pessoa que eu jamais machucaria, Melissa. Venha para mim, e eu solto a mulher. Eu prometo. Ela não significa nada para mim, mas você é o meu mundo. Você e eu vamos embora deste lugar, para um lugar bem longe, onde possamos começar de novo. Vamos ter um novo começo e ficar juntos para sempre, como é o nosso destino.

Eliza estremeceu, porque a declaração dele, embora dita com uma voz franca, soava macabra e ameaçadora.

— Onde? — perguntou ela novamente, pois a trepidação se estabelecera firmemente dentro dela, juntamente com uma sensação sinistra. Já fazia tempo demais, e, fosse lá onde Dane e Wade estivesse, não era onde Thomas estava, o que significava que, muito provavelmente, Thomas avistara um dos agentes da DSS.

— Vou enviar o endereço por mensagem de texto — disse ele tranquilamente. — Venha logo, Melissa. Não gosto que me façam esperar.

— Preciso de alguns minutos antes de sair — disse ela suavemente. — Quero ficar bonita para você, Thomas. Estou de camisola.

— Você tem meia hora.

A ligação foi interrompida quando ele desligou abruptamente. Pânico e desespero a atingiram como um maremoto. Ela se levantou às pressas, mal sendo capaz de ir até o quarto. Meu Deus, ela tinha tão pouco tempo e não fazia ideia de em que estava se metendo.

Eliza pegou roupas de uma das gavetas e, em seguida, selecionou as armas possíveis. Apenas algumas eram pequenas o suficiente para não serem detectadas com o que ela escolhera vestir. Ela as colocou no lugar e voltou correndo para a cozinha. Não podia simplesmente sair sem deixar para Wade uma maneira de encontrá-la. Thomas sabia mais do que estava deixando transparecer. Propositalmente, ele não lhe dissera o endereço pelo telefone e estabelecera um limite de tempo que não dava a Eliza tempo de fazer praticamente nada a não ser ir de carro até lá, e ela precisava pensar em como passaria pelo pessoal de Wade sem que eles soubessem.

Uma sensação de impotência a dominou. Ela não podia telefonar para Wade e lhe contar a situação, pois, se ela fizesse isso, ele mandaria seu pessoal trancá-la ali tão rápido que ela nem entenderia o que estava acontecendo, e uma mulher inocente morreria. Não havia nenhuma dúvida a respeito disso. Thomas já havia provado muitas vezes que matar era de sua natureza. Ele se divertia com isso, sentia-se bem assim.

Tudo que ela podia fazer era escrever bilhetes para Wade. E para Dane, apenas para o caso de ela não conseguir escapar com vida. Depois, ela precisaria ir rapidamente até onde Thomas estava com sua vítima e rezar para que Wade a encontrasse a tempo.

vinte e quatro

WADE ATRAVESSAVA A NOITE, RUMO ao lugar onde Dane estava esperando, expectativa e um forte senso de vingança percorrendo suas veias. Finalmente, aquele desgraçado seria destruído, e Eliza nunca mais precisaria se preocupar com ele e nem se torturar por saber que, agora que ele estava livre, ele retomaria suas práticas sádicas.

Acima de tudo, ele pagaria por ter magoado Eliza e por tê-la feito viver um inferno durante tanto tempo.

— Sterling?

O sussurrou veio da escuridão, e Dane apareceu, seu rosto sério, uma postura de expectativa, espelhando a de Wade.

— Ele fez alguma movimentação? — exigiu saber Wade de forma curta.

— Não. Assim que o seguimos até aqui, estabeleci um perímetro em torno da casa e liguei para você. Todos os meus agentes estão nessa missão. Ele não vai passar por nós. Qual é o seu plano?

— Entrar. Acabar com ele. Permanentemente — falou Wade, irritado.

Dane não reagiu ao fato de que Wade iria matar um homem.

— Eliza está em segurança? — perguntou ele.

— Sim. Meu pessoal a está protegendo. Ela está num refúgio seguro e, como você, estabeleci um forte perímetro em torno do lugar, para que ninguém se aproxime dela.

O alívio lampejou nos olhos de Dane.

— Pronto para acabar com isso? A decisão é sua. Nós damos cobertura. Faça o que precisar ser feito.

Não havia julgamento ou condenação nos olhos de Dane. Na realidade, ele parecia decepcionado por não participar da destruição de Harrington, mas não argumentou, e Wade o respeitou por isso.

— Fico agradecido por isso — disse Wade em voz baixa. — Vamos em frente. Peça para os seus homens se aproximarem e, quando tivermos todos os possíveis pontos de saída cobertos, eu entro. Quero que você entre comigo e me dê cobertura.

Dane assentiu.

— Fechado. Sem dúvida.

Eles se aproximaram sorrateiramente da casa. As luzes pareciam estar acesas em todos os cômodos. Desgraçado arrogante. No entanto, isso facilitaria o trabalho de Wade, e quanto antes ele resolvesse esse problema, antes ele poderia voltar para Eliza e levá-la para casa.

Eles pararam numa das entradas laterais, que dava para a cozinha, até Dane receber a confirmação de que todo o seu pessoal estava posicionado.

— Hora de agir — falou Dane seriamente. — Vamos lá.

Wade tentou a maçaneta e, para sua surpresa, a porta estava destrancada. Ele e Dane entraram às escondidas, as armas em punho enquanto eles analisavam o interior e ficavam atentos para qualquer som que indicasse a localização de Harrington.

O som distante de uma televisão era o único ruído discernível. Wade gesticulou para que Dane cobrisse um dos lados, enquanto Wade cobria o outro, ambos atravessando lentamente a casa. A cozinha estava vazia, e eles verificaram a pequena área de serviço que ficava anexa a ela antes de entrarem em silêncio na sala de jantar.

A casa não era imensa, e a equipe de reconhecimento de Dane relatara dois quartos, sala de estar, sala de jantar e cozinha. Portanto, os únicos lugares onde Harrington poderia estar eram a sala de estar ou um dos quartos.

Eles pararam na entrada da sala estar, pressionados junto à parede ao lado da porta aberta. Com cuidado, Wade pôs a cabeça para dentro, observando cada centímetro do espaço da sala, onde a televisão estava ligada.

Havia um sofá e duas cadeiras, mas, além disso, nada mais de mobília. Era um espaço aberto sem áreas onde alguém pudesse se esconder, o que significava que ele só podia estar em um dos quartos. A pulsação de Wade acelerou à medida em que ele se aproximava de sua presa.

Peguei você, seu desgraçado. Você vai pagar por toda a mágoa, todos os estragos que causou a Eliza.

O primeiro quarto era claramente um quarto de hóspedes, pois era pequeno e, assim como a sala de estar, sem mobília. Não havia nem mesmo um closet e nem um banheiro onde alguém pudesse se esconder. Restava apenas um lugar, o quarto principal, e Wade precisou conter sua vontade de entrar com tudo e fazer Harrington sofrer como ele fizera sofrer Eliza e todas aquelas mulheres que ele havia assassinado brutalmente. Nunca mais. O reino de terror dele se encerraria naquela noite.

O quarto principal estava perto. Por isso, ele e Dane se posicionaram um de cada lado da porta, e Wade levantou os dedos para contar até três. Ao chegar ao três, ele abriu a porta com um chute, estraçalhando a madeira, e baixou o corpo na direção do chão, apenas por precaução. Eles entraram imediatamente no quarto, girando suas armas para cobrir todo o local e encontrá-lo... vazio.

Wade entrou com tudo no banheiro. Porém, assim como o resto da casa, não havia ninguém lá. Seu estômago se contraiu, e o suor se formou em sua testa. Algo não estava certo naquela situação.

— Fale com seus homens pelo rádio. Peça para que eles relatem o que está havendo. Eles devem ter visto alguma coisa. Ele não pode ter simplesmente desaparecido.

Dane rosnou ordens e exigências em seu fone, sua expressão ficando mais soturna a cada segundo que se passava. A fúria fulgurou em seus olhos, mas, ainda pior do que isso, Wade viu um impotente medo refletido no olhar do outro homem.

— Diga — rosnou Wade.

— Droga! — rugiu Dane. — Nada! Não temos nada. Nós o seguimos até aqui, vimos quando ele entrou. O veículo dele ainda está aqui, mas essa foi a última vez que alguém o viu. Nenhum dos meus agentes detectou movimento, nenhum deles o viu sair. E, Sterling, independentemente do que você possa pensar, meu pessoal é o melhor que existe. Eles não erram. Especialmente quando estamos protegendo um dos nossos. Ele deve ter projetado alguma rota de fuga, deve ter planejado isso com muita antecedência, porque ele não saiu simplesmente andando daqui, já que nós teríamos ficado sabendo.

— Merda — sussurrou Wade. — Merda, merda, merda!

Então, ele ficou tenso, o terror dominando seu coração.

— Foi uma porra de uma cilada. Uma merda de uma cilada desgraçada. De alguma forma, ele avistou um de nós, ou talvez seja simplesmente um filho da puta paranoico e cauteloso. Mas ele planejou isso com muita antecedência e levou em consideração todas as possibilidades para garantir que tivesse uma solução.

Ele arrancou o celular do bolso e digitou o número de Eliza.

Por favor, esteja na casa, meu amor. Por favor, atenda. Por favor, esteja bem.

A ligação, entretanto, caiu diretamente na caixa postal, o que significava que ela estava sem sinal, que o celular estava desligado ou que fora destruído.

Com as mãos tremendo tanto que ele mal conseguiu operar o telefone, Wade apertou o botão de contato do líder de sua equipe. Jones atendeu no primeiro toque.

— Onde está Eliza? — exigiu saber Wade.

— Ainda está na casa, senhor. Estamos vigiando todos os ângulos, todos os pontos de observação. Se ela tivesse saído, teríamos ficado sabendo.

Claro, claro. Ele ouvira isso poucos minutos antes, quando Dane lhe garantira a mesma coisa.

— Quero confirmação visual — falou Wade com um tom gélido. — Entre nessa droga de casa imediatamente. Quero que você esteja olhando para ela quando me disser que ela ainda está aí.

— Positivo — disse Jones rapidamente.

Wade segurou o telefone junto à orelha, cada segundo durando uma eternidade enquanto ele esperava seu agente lhe dizer que Eliza estava em segurança, diante dele. Ele ouviu a porta se abrir, ouviu os passos de Jones. Então, eles pararam. E recomeçaram. Por que ele estava demorando tanto? A casa não era tão grande assim.

— Merda! — exclamou Jones explosivamente.

O coração de Wade doeu, e ele fechou os olhos, temendo o que Jones diria em seguida.

— Diga — falou Wade apaticamente, o pavor engolindo sua alma.

— Ela não está aqui, cara — disse Jones, preocupação e raiva marcando sua voz. — Não faço ideia de como ela passou por nós. Ela deixou dois envelopes lacrados na bancada. Um com o seu nome e um com o nome de Dane.

— Só pode ser sacanagem com a minha cara! — explodiu Wade. — Como você pôde deixar essa merda acontecer?

— Estávamos vigiando a casa inteira — disse Jones soturnamente. — Mas a sua garota é boa. Você sabe disso. Ela é treinada.

— Pegue essas malditas cartas e nos encontrem na cidade. Já! — ordenou Wade.

— Diga onde, chegaremos lá imediatamente.

Wade pensou por um instante e, em seguida, escolheu a localização mais central, uma que, com sorte, não os deixaria muito longe de encontrar Eliza, fosse lá onde ela estivesse, e rosnou sua ordem de onde Jones devia encontrá-los.

Quando ele encerrou a ligação, Dane o olhou fixamente, esculpidas em suas feições uma fúria e uma preocupação que iam até sua alma.

— Diga que ela não desapareceu — falou Dane numa voz irritada. — Droga, Sterling. Você jurou que a manteria em segurança!

— Se o seu pessoal não tivesse estragado tudo e deixado Harrington escapar, não estaríamos tendo esta droga de conversa — disparou Wade. — Temos que ir imediatamente. Chame seu pessoal para podermos encontrar Jones.

Dane fez uma expressão de dor e, por um instante, fechou os olhos, sua tristeza evidente. Mas Wade não o culpou por isso, levando-se em consideração que a última carta que Eliza havia deixado fora basicamente uma despedida antes de embarcar numa missão suicida.

— Não podemos nos dar o luxo de lermos as cartas antes de agirmos — falou Wade soturnamente. — Precisamos de todos os seus agentes nisso. Preciso saber tudo sobre Thomas Harrington que possamos descobrir. Todas as casas ou imóveis no nome dele. Todas as pessoas associadas a ele. Eliza me disse que um dos irmãos Devereaux é um gênio da informática que consegue invadir praticamente qualquer sistema. Precisamos que ele fique na cola de Harrington e descubra tudo. Diga para ele dar atenção especial ao tempo que ele passou na cadeia e descobrir se ele teve alguma visita, algum contato com o mundo aqui fora e se algo parece suspeito ou se ele recebeu algum tratamento especial enquanto estava preso. Já sabemos que ele conseguiu convencer um dos policiais que investigaram o caso, o que coletou a evidência crucial que fez Harrington ser condenado à prisão perpétua. Procure alguma outra irregularidade. Qualquer coisa. Estamos operando às cegas aqui e precisamos de todas as informações que pudermos sobre esse desgraçado. Ele está com Eliza. Eu sei disso. Ele nos atraiu propositalmente para cá, para ficar com o caminho livre até Eliza, e nós mordemos a isca com tudo.

— Vamos logo — falou Dane rispidamente.

Wade não esperou até Dane reunir seus agentes. Ele correu até seu carro, entrou com tudo e se posicionou ao volante, forçando o veículo até seus limites, sabendo que cada precioso minuto contava.

Ele entrou com os motores roncando na cidade, parando com os pneus cantando no exato instante em que seu pessoal estacionou diante da lanchonete num comboio de três veículos. Antes mesmo de o carro cessar seu movimento por completo, Wade já estava fora do assento, desligando o carro e fazendo o veículo balançar violentamente com a força aplicada aos freios. Ele não perdeu tempo ao ir irritadamente até Jones e arrancar o envelope da mão dele.

O simples fato de ver o endereço e o nome dele escritos às pressas por Eliza no papel o encheu de angústia. Suas mãos tremiam violentamente quando ele rasgou o envelope para revelar o conteúdo. Quando ele retirou o único pedaço de papel do envelope, os faróis iluminaram a área, balançando de forma errática, quando Dane e sua equipe chegaram às pressas.

Dane saiu e foi correndo até ele, pegando o envelope que Jones lhe oferecia. Wade não deu atenção aos outros ao desdobrar a carta e inspirar fundo antes de começar a ler.

Wade, sei que você vai ficar com raiva por eu ter saído escondida e quebrado a promessa que te fiz de ficar no refúgio e deixar você cuidar de Thomas. Desculpe, mas não tive escolha. Ele me ligou. Não faço ideia de como ele conseguiu meu telefone, mas, claramente, ele preparou uma distração para levar você e Dane na direção errada. Ele me disse que já tinha escolhido a próxima vítima e que ela já estava com ele, mas que eu podia salvá-la ficando no lugar dela, que ele a soltaria se eu fosse até ele. Ele sabe de você ou de Dane, talvez dos dois, porque não quis me dizer o endereço pelo telefone. Ele me disse para sair, que ele enviaria o endereço por mensagem de texto. Não pude telefonar para você por dois motivos. Você teria mandado seus homens me prenderem e teria ido no meu lugar. E, quando eu não aparecesse, ele a mataria. Não tive escolha. E não ia conseguir conviver comigo mesma se outra mulher morresse por minha causa. Simplesmente não ia. Por favor, entenda que não posso ficar parada sem fazer nada. Não quero morrer. Tenho muitas coisas pelas quais viver agora. Vou fazer tudo que puder para sobreviver, para acabar com ele. Vou fazer o que for necessário para voltar para você. Eu te amo. Você me mostrou a verdadeira beleza do amor e a diferença entre amor e obsessão. Pela primeira vez na minha vida, eu fui amada, amada de verdade, e me senti amada. Você me deu o presente mais precioso que já recebi. Preciso tentar salvá-la, Wade, e espero que você me perdoe se eu sobreviver para implorar pelo seu perdão. Para sempre sua, Eliza.

Lágrimas queimaram como ácido, borrando a visão dele. O peito dele latejou. Seu coração doía tanto, e ele se sentiu nauseado até a alma. Sua linda, corajosa, brava e misericordiosa Eliza. Uma mulher que não fazia ideia de seu valor, de como ela era amada, de como ela merecia amor. Deus! Ele não podia perdê-la. Ele não sobreviveria a isso. Precisava encontrá-la, e rápido.

Ele ergueu o olhar para ver que Dane não estava numa situação melhor, a carta que Eliza lhe escrevera tremendo como uma folha ao vento na mão dele. Tristeza e pesar estavam tão evidentes no rosto dele que era como se ela já tivesse morrido, como se as cartas fossem uma notificação da morte dela.

Que tudo aquilo fosse à merda! Ele *não* a perderia. Jamais.

— Se todos vocês não pararem de fazer essa porra de cara imediatamente, juro por Deus que vou matar cada um de vocês — falou Wade furiosamente. — Nós não a perdemos. Eu não a perdi. Agora, deixe essa merda de lado e me conte tudo que você sabe, e acho bom você saber de alguma coisa, Elliot.

A expressão de Dane deixou de lado a desesperança, e uma ardente determinação surgiu em seus olhos.

— Tenho uma lista de casas, algumas empresas e outro imóvel que ele tem num raio de oitenta quilômetros. Levando em consideração o tempo curto entre o momento em que ele entrou na casa que estávamos vigiando e o momento em que Eliza desapareceu, eles devem estar em algum lugar próximo. Vamos nos dividir, distribuir os locais entre nós e investigá-las o mais rápido possível.

Zack Covington se aproximou, sua expressão soturna, a raiva emanando dele em ondas.

— Beau e eu vamos juntos. Passem alguns locais para nós, que já vamos.

Dane assentiu, olhando para o resto de seus agentes reunidos em seguida.

— Isaac, você vai com Shadow e Knight. Eric, com Dex e Zeke. Capshaw e Brent, vocês dois vão trabalhar juntos, e quero todos vocês alertas o tempo inteiro. Nunca tivemos uma missão tão importante quanto essa. Um dos nossos agentes está em risco. Façam o favor de garantir que ela não fique na linha de fogo e que vocês a protejam com as suas vidas. Acabem com Harrington da forma como for possível, assim que puderem, mas garantam que Eliza não acabe sendo um dano colateral, ou vou arrancar suas bolas.

Dane pegou seu celular e olhou para Wade.

— Quer o lado norte ou sul da cidade?

— Vou ficar com o norte. Eu e meus agentes vamos nos espalhar e cobrir o máximo de locais possível. Então, pode nos dar um setor inteiro. Você e o seu pessoal cuidam do resto.

— Vou encaminhar as localidades que Quinn me enviou. Então, vejam suas missões nos seus celulares. Agora, vamos logo para podermos trazer Eliza de volta para o lugar dela.

— Algo não está certo. Está fácil demais, óbvio demais — rosnou Wade ao telefone assim que a ligação se completou para Dane. — Tem algo que não estamos vendo. Ele não é burro e teve muito tempo para planejar isso. Ele não levaria uma vítima e nem atrairia Eliza para um lugar que estivesse ligado a ele num registro público.

A voz de Dane estava urgente e tensa quando ele interveio.

— Eu já ia ligar para você quando você me ligou. Quinn descobriu algo, e acho que é a única resposta lógica.

— Então, diga de uma vez. Já perdemos tempo demais — falou Wade, seu corpo rígido enquanto ele esperava, torcendo, rezando para que Quinn tivesse descoberto algo muito útil.

— Quinn acessou os registros de Harrington na cadeia. Registros de visitas, correspondência... Tudo que ele fez, todas as pessoas com quem ele teve contato. O policial que confessou ter adulterado as provas visitou Thomas na cadeia uma semana antes de fazer a confissão. E eis a parte interessante: quando Quinn acessou os registros de toda a correspondência que Harrington recebeu na cadeia, ele descobriu que a esposa do policial vinha escrevendo para e fazia muito tempo antes de o policial ter feito a visita a ele na cadeia e, logo em seguida, confessar o crime. O policial desapareceu logo depois de depor, e a maioria das pessoas supôs que ele tivesse feito isso para evitar sanções e talvez até mesmo ser preso. Mas a esposa permaneceu em Calvary e é dona de uma casa bem ao norte da cidade. Não muito longe de onde você está agora. Essa mulher pode ou não ser uma vítima. Ela pode ser cúmplice de Thomas e ter ajudado a atrair Eliza para a casa dela, mas essa é a única conclusão lógica. Não conseguimos descobrir nada seguindo as outras pistas.

— Passe o endereço — exigiu Wade. — Consigo chegar lá antes de você. Vá para lá o mais rápido que puder, mas não vou esperar.

vinte e cinco

ELIZA PAROU DIANTE DE UMA modesta casa em estilo de fazenda com o veículo no qual fizera ligação direta e levara depois de ter passado pelo pessoal de Wade. O vizinho mais próximo dali ficava a cinco minutos de caminhada. Eliza chegara até lá em dois, correndo feito louca. Como Thomas devia imaginar que ela estava Calvary, ele lhe dera um prazo que a obrigara a dirigir feito uma maluca durante todo o caminho, rezando para não ser vista por nenhum policial.

Ela enxugou as palmas suadas no jeans que vestira e olhou rapidamente para sua blusa, rezando para que fosse bonita o suficiente para que Thomas não percebesse que ela mentira ao dizer que queria ficar bonita para ele. Ela escovara rapidamente o cabelo e o afofara se curvando e o bagunçando com os dedos, porque era assim que Thomas gostava dele. Felizmente, ele não era muito fã de maquiagem. Na realidade, ele considerava vadias mulheres que "pintavam a cara", e isso poupou tempo a Eliza.

Abrindo a porta, ela saiu e inspirou fundo várias vezes para se recompor. Aquela era a hora da verdade. Tudo dependia daquele momento. O maior teste que ela fizera para suas forças. Um teste no qual ela não podia se dar o luxo de ser reprovada. A vida de uma mulher dependia de Eliza conseguir aplicar a maior farsa de todas. A vida da própria Eliza dependia disso. E, sem dúvida, as vidas de incontáveis outras mulheres também estavam dependendo do sucesso dela.

Ela caminhou lentamente na direção da varanda e, ao chegar no primeiro degrau, a porta se abriu e Thomas apareceu, um sorriso de boas-vindas no rosto.

— Melissa, querida, você não faz ideia de como esperei por este dia. De quantas noites passei sonhando conosco juntos novamente, como sempre foi nosso destino ficarmos.

Eliza engoliu em seco e olhou nos olhos de Thomas, tomando cuidado para manter todos os traços de raiva ou nojo longe de sua expressão.

— Agora, estou aqui. Deixe a mulher ir embora — disse ela tranquilamente. — Não vou pôr os pés nessa casa até ver que ela está viva e que vai ser libertada.

Numa ação ousada e calculada, rezando para não estar cometendo um imenso erro, Eliza lançou para ele um olhar de desafio, suas palavras sendo claramente uma provocação.

— Você nem devia precisar se preocupar com o fato de soltá-la. Você pode manipular as pessoas tão facilmente sem que elas saibam. Consegue fazer com que elas façam suas vontades. Tudo que você precisa fazer é mandá-la embora e plantar uma memória falsa nela, ou simplesmente ordenar que ela esqueça tudo sobre você.

Thomas sorriu, e Eliza pôde jurar que ele parecia estar orgulhoso dela.

— Mesmo assim, você parece imune aos meus poderes agora. Está muito mais forte. Não consigo ler você como conseguia antes.

— Eu era uma adolescente vulnerável e confusa que só queria ser amada. Não sou mais aquela menina, Thomas. Você tem razão. Estou mais forte agora e não quero que fiquemos juntos porque você me *faz* sentir coisas que não são reais. É isso mesmo que você quer? Uma marionete que você controla, sempre sabendo que os sentimentos dela por você são fabricados por você mesmo? Você não quer ser desejado pelo homem que é? Não é isso que todos nós queremos?

Thomas a olhou fixamente, o choque refletido em seu olhar. Mas também um brilho de esperança, como se ela tivesse acertado na mosca e exposto uma vulnerabilidade que ele se recusara a reconhecer até então. As feições dele se abrandaram e, abruptamente, ele se virou, entrando apenas o suficiente na casa para chamar a mulher.

Um instante depois, uma mulher pálida, de cerca de 40 anos, saiu para a varanda ao lado de Thomas, olhando-o como se estivesse esperando uma instrução dele.

Thomas olhou fixamente nos olhos dela, mantendo o contato visual de forma constante. Os olhos da mulher ficaram vidrados, e ela balançou, como se estivesse totalmente em transe. Uma marionete esperando a manipulação de seu mestre. Contudo, era isso mesmo que Thomas cultivava. Seguidores desprovidos de pensamento, incapazes de tomar decisões independentes.

— Saia — disse ele rispidamente. — Vá embora e só volte amanhã.

Como se hipnotizada, a mulher começou a descer pelos degraus, descalça, apenas de camisola, seus passos instáveis, duros. Ela caminhou diretamente até um veículo estacionado perto dali, entrou e simplesmente foi embora dirigindo, desaparecendo pela pista.

O pânico dominou Eliza, e ela empinou o queixo, determinada, encarando Thomas.

— Se você tiver plantado nela uma compulsão para cometer suicídio, nunca vou perdoar você.

Com um tom nauseantemente doce e tranquilizador, ele falou:

— Não precisa se preocupar com a mulher. Nada de ruim vai acontecer a ela. Ela vai voltar para a casa dela amanhã e retomar sua patética existência. Agora, precisamos nos apressar. Nós também vamos embora desta casa e desta cidade.

— Não fiz as malas — murmurou Eliza, seu tom pesaroso e apologético. — Não sabia ao certo o que você queria, quais eram seus planos, nem se você ainda me queria.

Os olhos de Thomas cintilaram, triunfo e vitória reluzindo fortemente neles.

— Você não precisa de nada, minha querida. Eu vou dar tudo de que você precisa. Só tenho uma tarefa para você antes de partirmos.

Eliza o olhou de forma inocente e confusa.

— Você sabe que eu faço o que você quiser.

Thomas assentiu, aprovando.

— Você vai escrever uma carta explicando que está indo embora e que só quer uma vida tranquila comigo, longe dos olhos curiosos daqueles que te julgariam e desprezariam.

— Mas por que ter esse trabalho todo? — perguntou ela. — Ninguém vai ligar. Todos aqui me odeiam. Não vão dar importância para o fato de eu desaparecer. Na verdade, vão até ficar felizes.

Thomas fez um som de impaciência.

— Se nós dois desaparecermos, isso vai despertar suspeitas, e nós nunca vamos ter a vida que quero para nós. Vão suspeitar que eu matei você por vingança. Por isso, você tem que convencer o público de que escolheu por vontade própria ir embora comigo.

Um calafrio desceu pela espinha de Eliza. Ela estivera enganada em relação à obsessão de Thomas por ela e à sua certeza de que ele jamais faria mal a ela, apenas às pessoas que ele considerava uma ameaça na busca pelo amor dela. Ele estava mentindo em relação ao motivo de querer que ela escrevesse a carta. Ele não tinha a menor intenção de levá-la a qualquer lugar. A carta serviria apenas para inocentá-lo quando ele a matasse e ela desaparecesse, deixando-o livre para desaparecer também, e todos imaginariam que ela tivesse ido embora com ele por vontade própria. Ninguém procuraria o corpo dela, nem pensaria duas vezes no repentino sumiço dela.

A não ser Wade e Dane.

Eles jamais acreditariam em nada do que ela escrevesse, dizendo que amava Thomas e que iria embora com ele. No entanto, eles encontrariam a carta, ou Eliza, tarde demais para salvá-la? Thomas planejava matá-la ali ou ele a levaria a algum lugar para poder fazê-la sofrer pelo máximo de tempo possível antes de finalmente assassiná-la?

Felizmente, ele não era capaz de ler a mente dela agora. Do contrário, ele saberia de tudo. Todos que ela amava se tornariam alvos. E, como ele não conseguia ler a mente dela, ele não sabia sobre o ás que Eliza tinha em sua manga. Wade. Ela só precisava ganhar tempo suficiente para que ele a encontrasse. Ele não descansaria, não dormiria e nem comeria até encontrá-la. Eliza sabia disso. Ela só precisava rezar para que ele a encontrasse a tempo.

— É claro que escrevo uma carta. Você quer que eu escreva para alguém em especial?

Propositalmente, Eliza injetou empolgação em sua voz, perguntando em seguida:

— Aonde vamos, Thomas? Onde vamos morar? Nem consigo acreditar que estamos finalmente livres para ficarmos juntos. Você não faz ideia de quanto tempo esperei por este momento.

O sorriso dele foi arrogante e vitorioso. Ele achava que a tinha exatamente onde ele a queria e estava totalmente em júbilo por poder se vingar e fugir mais uma vez da justiça.

— Você não precisa se preocupar com nada. Eu vou cuidar de você como sempre cuidei.

Ela sorriu, apesar de estar berrando por dentro. Ela precisava manter a compostura. Não podia desmoronar. Tudo dependia de sua capacidade de enganar Thomas e ganhar tempo suficiente para pegá-lo desprevenido e acabar com ele por conta própria ou para que Wade a encontrasse e aparecesse como um anjo vingador, aplicando sua própria forma de retaliação.

— Eu sei — disse ela num tom sonhador. — Você sempre cuidou de mim, Thomas. Sempre me protegeu. Sempre foi meu herói.

— Venha — falou ele, estendendo a mão para pegar a dela. — Você precisa entrar para poder escrever a carta. Depois, vamos embora imediatamente.

Eliza permitiu que ele pegasse a mão dela e conseguiu não estremecer nem se retrair em reação àquilo. Ela até mesmo se curvou na direção dele enquanto eles entraram na casa, mas passou o tempo inteiro rezando ardorosamente para que sobrevivesse para dizer a Wade como ela o amava mais uma vez.

Thomas a apressou a ir até a mesa da cozinha, onde já havia papel e caneta. Ele a orientou a se sentar, deixando de lado qualquer tentativa de ser terno e amoroso como fora antes.

Ele ficou parado de pé ao lado dela, ditando palavra por palavra do que ela devia escrever e observando atentamente, certificando-se de que ela fizesse conforme o ordenado. Eliza precisou de toda a sua autodisciplina, conseguida a muito custo e muito treinada, para manter a compostura e escrever calmamente exatamente o que Thomas recitava sem que as mãos dela tremessem ou sua caligrafia ficasse ilegível.

Ela suspirou mentalmente de alívio ao terminar a carta sem deixar transparecer o que pensava. Ela assinou seu nome e a datou. Em seguida, inclinou a cabeça para cima para olhar para Thomas e sorriu.

— Então, vamos embora agora? Para onde vamos? Estou tão empolgada, Thomas. Você não faz ideia de como esperei por isso. Parece um sonho realizado.

Thomas estendeu a mão e pegou o papel, dobrando-o cuidadosamente e o deixando de lado.

— Levante — disse ele friamente.

Ela adotou uma expressão magoada e confusa ao se levantar da cadeira.

— O que houve, Thomas? Eu fiz algo de errado? Escrevi a carta exatamente como você me mandou escrever.

A mão dele deslizou para dentro da jaqueta, e ele retirou de lá uma pistola, mirando diretamente nela. O coração de Eliza apertou. Ela soubera que aquilo aconteceria, mas uma parte secreta dela tivera esperanças de que ela tivesse se enganado. Ele a mataria imediatamente? Como ela poderia ganhar mais tempo? O tempo havia se esgotado para ela.

— O que está fazendo? — sussurrou ela. — Não estou entendendo.

Os olhos dele brilharam de fúria.

— Você achou mesmo que eu fosse simplesmente esquecer e perdoar o que você fez? Eu amava você. Teria feito qualquer coisa no mundo por você. Não havia nada que eu não estivesse disposto a te dar. E você me traiu. Você é uma vadia mentirosa e falsa. Passei os últimos dez anos sonhando com este momento. Para retribuir a dor e o sofrimento que você me causou. Perdi anos da minha vida por causa de *você*. Sua vaca ingrata. Eu te dei tudo, e você me deu mentiras. Agora, é a minha vez de fazer você sofrer. De causar a você uma dor indescritível. E vou me divertir com cada segundo disso.

vinte e seis

Wade percorria inconsequente a toda velocidade a esburacada estrada de terra que levava à residência de propriedade da esposa do policial responsável pela libertação de Harrington, seu coração martelando de medo, enquanto ele rezava durante todo o caminho para que chegasse lá a tempo. Para que não fosse tarde demais. Deus, por favor, que ele não chegasse tarde demais. Ele jurara proteger Eliza, que nada aconteceria com ela, e acabara caindo perfeitamente na armadilha de Harrington.

Ao fazer uma curva, sua visão foi bloqueada por faróis que vinham na direção oposta, e ele girou o volante para a direita para evitar uma colisão frontal. O outro veículo deu uma guinada à esquerda, perdendo o controle e girando numa volta completa de 360 graus antes de parar, atingindo uma grande árvore que ladeava a estrada.

Merda! Ele não tinha tempo para aquilo!

Wade pisou nos freios com tudo e saiu às pressas do carro, correndo para verificar como estava o motorista, torcendo para que não tivesse ocorrido nenhum ferimento sério. Tudo que ele podia fazer era ligar para o telefone de emergência, pois ele não podia ficar ali enquanto Eliza estava nas mãos de um louco e cada minuto contava. Cada segundo que ele se atrasava podia significar a diferença entre ela viver ou morrer.

Ele abriu a porta do motorista com um puxão e piscou os olhos, confuso. Uma mulher estava sentada, completamente imóvel, seu olhar fixo através do para-brisa, como se ela não tivesse nenhuma ciência da situação. Ainda mais alarmante foi o fato de que ela estava vestida apenas com uma camisola e de que seus pés estavam descalços.

— Senhora, está tudo bem? — perguntou ele rispidamente.

Lentamente, ela virou a cabeça, e uma macabra sensação percorreu a pele de Wade, gerando arrepios enquanto ele olhava naqueles olhos vazios, sem vida.

— Preciso ir embora — murmurou ela. — Ele me disse para ir embora e para só voltar para casa amanhã. Mas para onde eu vou?

Jesus do céu. Num piscar de olhos, ele soube que aquela era a esposa do policial. E que havia sido Harrington quem a tinha compelido a ir embora. Ela era a vítima que ele usara para atrair Eliza até ele. Uma negociação. Ela pela vítima. Harrington conseguira pegar Eliza da única maneira que ela jamais recusaria. Ele devia ter perfeito conhecimento da culpa e da tristeza que a tinham acometido. Ele havia usado a compaixão dela e sua bondade inerente contra ela mesma, sabendo que ela jamais se recusaria a salvar a vida de outra mulher.

Wade segurou os ombros dela e a sacudiu delicadamente, desesperado para interromper aquele transe.

— Havia mais alguém lá? Uma mulher? Ele disse para você ir embora depois que ela chegou?

A confusão anuviou os olhos dela, e sua testa se enrugou como se ela estivesse tentando se recordar do que acontecera exatamente.

— Pense! — falou Wade de forma agressiva. — Preciso que você se concentre. *Resista* a ele. Preciso da sua ajuda. *Ela* precisa da sua ajuda.

A mão da mulher foi até a testa dela, pressionando enquanto ela fechava os olhos, concentrando-se. Então, a expressão dela se enrugou, e ela ergueu ambas as mãos para cobrir o rosto quando um som de profundo desespero pareceu escapar da parte mais profunda de sua alma.

— Ele disse que me amava. Que nós ficaríamos juntos. Mas aí ela veio, e ele me mandou embora.

Depois de se certificar de que ela não tinha sofrido nenhum ferimento físico, Wade a guiou de volta ao veículo dela, dando-lhe um ríspido comando para que ficasse ali até que a ajuda chegasse. Então, ele correu para seu carro e desceu com tudo pela estrada, todos os músculos de seu corpo tensos, contraídos, preparando-se para travar a batalha mais importante de sua vida. Para salvar a mulher que ele amava.

Assim que a casa surgiu no campo de visão dele, Wade desligou os faróis e se aproximou o máximo que ele poderia ousar se aproximar antes de desligar o motor. Ele pegou a pistola que estava no banco do carona e a carregou rapidamente com um cartucho de 13 balas ao saltar do carro e correr pela distância que restava até a casa.

Havia dois veículos estacionados na frente, e a casa estava iluminada por lâmpadas, todas as janelas refletindo as luzes de dentro da residência. Ele contornou pela frente, pressionando seu corpo junto ao exterior de tijolos da lateral, espiando dentro da cada janela antes de se agachar e seguir em frente.

Quando ele chegou a uma janela mais para os fundos da casa, ele viu que era a cozinha e parou imediatamente; seu alívio era tão profundo que seus joelhos perderam a força e ele quase desabou no chão.

Eliza estava sentada à mesa, e Thomas estava a cerca de um metro dela. Wade segurou com mais força a pistola que estava em sua palma, avaliando suas opções de entrada. Eliza entregou a Thomas um pedaço de papel e, depois que ele o arrancou dos dedos dela, ela se levantou da cadeira. Então, o coração de Wade palpitou e quase parou quando, subitamente, Thomas sacou uma arma de dentro de sua jaqueta e a mirou diretamente na cabeça de Eliza.

Eliza estava paralisada, olhando fixamente para o cano da pistola que Thomas apontava para ela. Era como uma experiência extracorpórea. Ela saíra de dentro de si mesma, uma observadora passiva do que acontecia. Quando antes houvera uma infinidade de emoções refletida nos olhos de Thomas, agora apenas uma estava direcionada a ela. Ódio. As feições dele estavam contorcidas numa sinistra expressão. Sua mira estava fixa. Ele parecia completamente calmo, como se matá-la fosse apenas uma pendência a ser resolvida em sua lista de afazeres. Por outro lado, talvez fosse mesmo.

— Você não vai se safar dessa — falou Eliza suavemente.

— As pessoas são facilmente manipuladas e controladas. Você já devia saber disso — disse ele de forma desdenhosa. — Eu consigo comandar a vontade das pessoas. Ninguém pode me impedir.

— Foi por isso que você foi para a cadeia? — falou ela, retribuindo a zombaria.

A mão dele baixou ligeiramente antes de se estabilizar novamente, a pistola se voltando mais uma vez para a cabeça dela. Ele abriu a boca para falar, mas um estrondo de vidro se quebrando soou, e Wade entrou com tudo no recinto, a arma em punho, apontando-a diretamente para Thomas.

Deus. Não. Aquilo não estava acontecendo. Ela rezara para que Wade a encontrasse, mas não agora, não quando Thomas estava armado. Ela não podia perdê-lo... e não o perderia. Ela jamais conseguiria sobreviver sabendo que ele morrera por ela. Teria que ser ela a pessoa que Thomas escolhesse matar. Um sufocante medo a paralisou, congelando seu sangue nas veias, enquanto seu coração pesava, um nó se formando no estômago dela. A boca de Eliza secou, e lágrimas arderam nos cantos de suas pálpebras.

— Solte a arma agora — falou Wade com um tom selvagem.

Estranhamente, Thomas não demonstrou nenhum medo. Havia um senso de triunfo nos olhos dele enquanto ele olhava pensativamente para Eliza. Então, ele sorriu, e aquilo a assustou mais do que o fato de ele ter uma arma apontada para sua cabeça. Wade se aproximou dela, movimentando-se para protegê-la, para formar uma barreira entre ela e Thomas.

O sorriso de Thomas ficou sinistro.

— Você está muito mais forte agora. Eu não tinha conseguido ler sua mente de forma nenhuma, não tinha conseguido criar um caminho para entrar nela. Até agora. Mas o amor é mais forte do que você, e, agora, eu sei. Eu jamais teria feito mal a você naquela época. Jamais teria matado você. Mas você me traiu e, assim, virou meu alvo, não as pessoas com quem você se importa, como você pensava. Agora, sei como machucar você do pior jeito possível, como fazer você sofrer muito mais do que encerrando a sua existência miserável. Sim, minha querida Melissa. Você está muito mais forte agora, mas não tão forte quanto o amor. Agora, você vai sofrer pela eternidade por ter me traído.

Num rápido movimento, ele moveu a mão, deixando a arma apontada para Wade, não para ela. E Eliza soube exatamente o que ele iria fazer. O amor dela por Wade e seu avassalador medo da morte dele haviam enfraquecido as barreiras que ela passara tanto tempo fortalecendo. Agora, ela era um livro aberto. Ele mataria Wade, pois sabia que aquilo a destruiria por completo. Muito mais do que matá-la.

— Não! — berrou ela, lançando seu corpo diante do de Wade no exato instante em que Thomas atirou. As chamas explodiram através de seu peito, e a boca de Eliza se abriu num grito sem som no exato instante em que outro tiro soou.

Ao deslizar para o chão, ela viu o perfeito buraco se formar bem entre os olhos de Thomas, que foi lançado para trás, caindo sem vida de costas no chão.

Graças a Deus.

Eliza fechou os olhos, seu alívio tão profundo que, por um momento, ela não sentiu a horrenda dor que dilacerava seu peito. Wade estava em segurança. Isso era tudo que importava. Então, outro som, um grito terrível e gutural, cheio de uma arrasadora dor, chegou ao lado dos ouvidos dela. Meu Deus, Wade acabara sendo ferido no final das contas?

Ela sentiu mãos em seu rosto e, estranhamente, algo úmido. Eliza se esforçou para abrir os olhos e viu a cabeça de Wade pairando sobre a dela, os olhos dele cheios de lágrimas.

— Fique comigo, Eliza — pediu ele roucamente. — Ah, meu Deus, meu amor, por quê? Por que você fez isso? Você tem que ficar comigo. Não ouse fechar essas merdas de olhos!

Apaticamente, ela o viu levar o celular à orelha e começar a gritar que precisava de uma ambulância, que a situação era crítica. Por algum motivo, o recinto estava ficando cada vez mais escuro, mas ela sabia que as luzes estavam acesas. Por que tudo estava escurecendo tanto?

Então, o rosto de Wade surgiu diante do dela novamente, mas Eliza mal conseguiu discernir as feições dele. A mão dele acariciou levemente a face dela, e ele pareceu... aterrorizado. Que estranho. Wade não se assustava. As pálpebras dela ficaram mais pesadas e, em seguida, o lugar ficou totalmente negro.

— Não ouse desistir! — berrou Wade com a voz rouca. — Não desista. Você está livre agora, meu amor. Ele não pode mais machucar você. Por favor, não desista. Eu te amo tanto! Sou apaixonado por você desde que você me enfrentou, na primeira vez que nos encontramos na minha galeria de arte. Por que você acha que eu passava tanto tempo com raiva de você?

Você sempre parecia tão determinada a morrer. Por que acha que levei um tiro no seu lugar?

Ele ficou em silêncio, fazendo um som arfante, e Eliza lutou contra a escuridão para erguer suas pálpebras com dificuldade até a metade do caminho, tentando se concentrar nele, fazer o que ele exigia. Mais barulhos explodiram quando pessoas entraram na cozinha. Ela ouviu seu próprio nome vindo do que parecia ser uma dúzia de direções, mas estava concentrada apenas em Wade. Temia perdê-lo para sempre se ela interrompesse o contato visual com ele.

Os olhos dele tinham ficado cheios de lágrimas mais uma vez, e ele continuava acariciando o rosto dela. Sirenes ecoavam ao longe, ficando cada vez mais altas.

— Lizzie, meu Deus, Lizzie, você está bem?

Dane estava ali? A mente confusa dela lutou para tentar entender o caos que acontecia ao seu redor. Ela tentou olhar na direção da voz dele, querendo lhe dizer que sentia muito, mas, quando ela tentou se mexer, um espasmo de dor a dominou, e um líquido quente e metálico envolveu sua língua, deslizando pelo canto de sua boca.

Um estranho som que imitava pontadas de dor a confundia. Então, os lábios de Wade estavam na testa dela, pressionando ternamente sua pele.

— Fique parada, meu amor. Tente ficar parada por mim. Preciso que você aguente. — Ele estava fazendo carícias na testa dela, alisando o cabelo dela para trás num movimento repetitivo. — Aqui dentro! — berrou ele para alguma pessoa distante.

Eliza piscou os olhos, mas suas pálpebras pareciam tão pesadas! Wade perdeu a nitidez, e ela sentiu o frio. Ele a olhou com uma imensa tortura nos olhos.

— Por que você levou um tiro que deveria ter sido para mim? — perguntou ele, a voz embargada.

Ela sorriu levemente e se esforçou para responder, lutando contra a atração da inconsciência. Eliza umedeceu os lábios, tentando se livrar daquela esquisita coisa pegajosa que deslizava por sua língua. Ela não conseguia respirar direito e não sabia ao certo se conseguiria responder à pergunta dele, mas era importante demais. Ele precisava saber.

— Porque eu te amo. E, se você tivesse morrido hoje, isso teria me destruído, eu teria morrido de qualquer jeito. Você é um bom homem, Wade. O melhor de todos. Eu aprendi o que era o amor. Eu vi. Era lindo. Valia a pena morrer por ele. E você me ensinou a amar e a ser amada. Isso era tudo que eu sempre tinha querido, e você me deu.

A voz dela ficou mais fraca, mais pesada enquanto ela se distanciava cada vez mais. Uma sensação de paz a dominou, a sensação mais maravilhosa que Eliza já vivenciara. Ela sorriu, lágrimas escorrendo, quentes, por suas têmporas.

— Estou livre — sussurrou ela. — Estou finalmente livre.

— Eliza!

O mundo desapareceu rapidamente no instante em que mais rostos surgiram, um gritando ordens, enquanto outro era pressionado no peito dela. A última imagem que ela viu foi Wade rugindo para que ela não o abandonasse, e Dane e Zack o contendo fisicamente enquanto ele tentava se atirar na direção dela.

vinte e sete

Wade estava na sala de espera da cirurgia, olhando soturnamente pela janela, o sangue de Eliza ainda vivo em suas roupas, suas mãos. A equipe dele e a dela estavam reunidas, todos esperando nervosamente por alguma notícia. Ele conseguia sentir o peso do olhar de Dane, mas não havia julgamento nele, apenas preocupação e tristeza.

Ele olhou para o resto da equipe pelo canto do olho, e eles não estavam muito melhores. Suas expressões estavam tensas, uma clara desesperança na postura e na linguagem corporal deles.

Eliza já estava na cirurgia fazia horas. O coração dela parara quando os paramédicos haviam chegado e estavam tentando estabilizá-la. Eles tinham partido de lá às presas enquanto realizavam ressuscitação cardio-pulmonar nela. Aquela fora a última vez que Wade a vira.

De olhos fechados, sem vida, depois de dizer que estava finalmente livre.

A tristeza se inflou dentro dele mais uma vez, e ele cerrou fortemente os punhos. Se ao menos ele tivesse chegado lá alguns minutos antes... Se ao menos Eliza não tivesse se atirado diante dele para levar uma bala que fora direcionada a ele...

Ninguém jamais se importara o suficiente com ele para se colocar entre ele e a morte. Ninguém nunca o amara até Eliza. E, Deus, ele não podia perdê-la agora. Ele amaldiçoou o tempo perdido, o tempo que ele passara resistindo ao inevitável. Ela entrara com tudo na vida dele, virando de ponta-cabeça sua existência cuidadosamente organizada, e, pela primeira vez na vida, Wade se sentira vivo de verdade. Agora, ela estava numa mesa de operação, lutando pela vida. Porque salvara a dele.

Não me abandone, Eliza. Lute, meu amor. Por favor, lute. Não consigo viver sem você. Por favor, não me deixe sozinho.

Ele baixou a cabeça, a emoção criando um nó dentro de seu peito e de sua garganta até impossibilitá-lo de respirar. Tudo que ele conseguia ver e ouvir era Eliza gritando *não* e, em seguida, lançando-se na frente dele no exato instante em que Thomas disparara. O corpo dela sofrendo um espasmo e, em seguida, ele atirando em Thomas, Eliza desabando ao chão numa poça de sangue. Ele jamais esqueceria aquela imagem. Jamais conseguiria expulsá-la de sua mente. Durante o resto de sua vida, aquela visão atormentaria seus sonhos. Wade só rezava para que ela estivesse deitada na cama ao lado dele, para que, quando ele acordasse, ela estivesse ali, viva, inteira, amando-o.

Os telefones de Beau e Zack tocavam a cada meia hora. Suas esposas, exigindo informações atualizadas, loucas de preocupação com Eliza. Caleb, o único integrante da DSS que ficara para trás, também ligava constantemente, sua furiosa voz audível na silenciosa sala de espera.

Ele não conseguiria aguentar. Não conseguiria estar ali quando um cirurgião saísse e lhes dissesse que Eliza não resistira. Que eles não tinham sido capazes de salvá-la. Ele não sobreviveria a isso. Não iria querer sobreviver.

Ela era dele. Tinha sido dele desde aquele primeiro dia. Ele devia ter tomado posse antes, deixado evidente que ela lhe pertencia. Para todas as outras pessoas, isso estivera óbvio. Eliza, contudo, tinha se fechado para a possibilidade de qualquer tipo de relacionamento, ficando alheia àquilo. Bem, talvez não alheia, mas ele a assustara, abalara tanto a rotina dela quanto ela abalara a dele, e ele devia ter aproveitado sua vantagem, em vez de recuar como ele fizera, esperando. Observando, protegendo-a de longe.

Depois do rapto e da tortura de Eliza, ele deveria ter avançado e assumido o controle. Ele não fizera isso. Ficara furioso quando ela declarara que participaria da missão para acabar com os desgraçados doentios que tinham causado tantos estragos às esposas da DSS... e à Eliza. No entanto, ele não a rechaçara, como deveria ter feito. Então, quando ela quase fora morta naquela operação e ele levara o tiro cujo alvo fora ela, o tiro que a teria matado, sem dúvida, ele devia ter garantido que ela passasse todas as noites na cama dele dali em diante.

Nada daquilo teria acontecido se ele não tivesse sido tão... *medroso*. Wade fechou os olhos quando a dolorosa percepção o dominou. Ela o deixava com muito medo. Ela o deixava vulnerável. Porque, pela primeira vez, existia alguém que significava tudo para ele, e os riscos que ela corria o deixavam aterrorizado. Acima disso, porém, ela o deixava com medo simplesmente pela profundidade do que o fazia sentir, e Wade estivera determinado a manter uma cautelosa distância, para que, quando ele tomasse sua iniciativa, tudo acontecesse de acordo com os termos dele. Para que ele não ficasse tão vulnerável, para que não necessitasse dela tanto quanto necessitava.

Como ele fora idiota! Burro, burro, burro. Ao negar a profundidade de seu sentimento, de seu amor por ela, ele negara a Eliza a proteção de que ela tanto precisava. O apoio, tanto físico quanto emocional. Ela jamais teria partido para enfrentar Thomas sozinha. Isso não teria sido uma opção, pois Wade teria estado presente. Todo santo dia. Ele teria percebido que havia algo de errado, ao contrário da equipe dela, que pensara que ela ainda estava se recuperando do trauma sofrido.

Se Dane não tivesse telefonado para ele, Wade teria ficado sabendo o que Eliza estivera tramando antes que fosse tarde demais? Ele teria recebido a notícia depois do ocorrido, como teria acontecido com a equipe dela? A notícia de que ela morrera sozinha, sem apoio, sem proteção, sem ninguém ao seu lado, e tudo porque estava tentando desesperadamente proteger as pessoas que amava... inclusive ele?

Naquele momento, ele não percebera isso, mas, Deus, agora, ele percebia. Ele fora tão cego, tão determinado a ter Eliza à sua própria maneira, e apenas à sua própria maneira. Ele não enxergara nos olhos dela as mesmas coisas que ele sentia, os mesmos medos, a mesma vulnerabilidade. Ele a deixara tão assustada quanto ela o deixara. Entretanto, ela se importara o suficiente para se distanciar, ou para tentar se distanciar, de Wade, para que Thomas jamais ficasse sabendo da existência dele.

— Sterling — chamou a baixa voz de Dane ao lado dele.

Wade se virou rapidamente, achando que talvez o médico tivesse entrado enquanto ele estivera absorto em seus pensamentos, em sua autorrecriminação. Contudo, a sala de espera estava como estivera durante as últimas horas, com a diferença de que, agora, Dane estava ao lado dele, a primeira vez que alguém se aproximava dele ali.

— Você não pode fazer isso consigo mesmo, cara — disse Dane com um tom baixo, modulado para que apenas Wade o ouvisse. — Você não pode se dilacerar e se culpar e nem ficar de luto por antecipação. Eliza é uma guerreira. Ela não vai desistir sem luta. Ela sabe que Thomas está morto agora. Não vai mais se preocupar com a possibilidade de que ele vá atrás dela ou das pessoas que são importantes para ela.

— Ela *levou*. Um *tiro*. Por *mim* — sussurrou Wade, irritado, seus punhos se cerrando com ainda mais força.

Ele queria destruir aquela sala. Queria socar as paredes até que suas mãos sangrassem. Qualquer coisa para libertar a avassaladora dor, o desespero. Ele nunca tinha sentido aquele tipo de agonia. Tamanha sensação de perda. Como se metade dele tivesse sido arrancada, como se ele tivesse perdido metade de sua alma.

— Eu sei que ela fez isso — falou Dane de forma séria. — Ela teria feito isso por qualquer pessoa que fosse importante para ela. Droga, ela teria feito até mesmo por um desconhecido. É assim que ela é. Provavelmente, ela negaria que Thomas acabou fazendo dela uma pessoa melhor, que a transformou na pessoa altruísta e linda que ela é hoje, que luta pela justiça custe o que custar. Mas a verdade é que o que aconteceu com ela aos 16 anos a moldou. Ela deixou aquela vida para trás, virou outra pessoa porque se recusou a permitir que ele continuasse a controlá-la. Equivocadamente, ela tomou para si a culpa pela morte de cada uma das vítimas dele, e isso te irrita.

— Ela não teve nada a ver com a morte delas — explodiu Wade. — Ela não tinha *nenhum* direito de carregar esse fardo durante dez malditos anos. Ela só tinha 16 anos. *Dezesseis*. E insiste em analisar as escolhas e emoções de uma adolescente que não tinha nada, que não tinha ninguém para amá-la, ninguém que se importasse, pelos olhos de uma adulta, com o conhecimento de uma adulta.

Dane assentiu.

— Você e eu sabemos disso, mas ela não sabe. Talvez nunca saiba. Ou talvez ela vá finalmente ficar em paz agora que a justiça foi feita.

— Não à custa da vida dela — falou Wade ferozmente. — Jamais vou aceitar que ela precise morrer para encontrar paz. Pode apostar que não. Nunca mais vou ter um dia de paz sabendo que ela se sacrificou por mim.

— Ela vai resistir — disse Dane de forma simples. — Eliza não sabe desistir.

Wade, porém, conseguiu enxergar a preocupação e a desesperança, reflexos das dele próprias, nos olhos de Dane. Conseguia enxergá-las na expressão de cada um dos colegas de equipe dela. Nenhum deles nunca mais teria paz se Eliza morresse.

Wade se virou novamente para a janela, olhando apaticamente para o céu, enquanto a primeira suave luz da alvorada surgia no horizonte. Ele não queria enfrentar outro nascer do sol sem ela. Queria que ela fosse a última coisa que ele via antes de dormir toda noite e a primeira ao acordar na manhã seguinte.

Ela estava com o coração dele na palma das mãos, com o futuro dele, com seu destino. Tudo pertencia a ela, tudo a envolvia fortemente, e Wade esperou com crescente resignação para saber o futuro dela... e o dele.

O sol subiu lentamente, banhando a sala de espera com uma brilhante luz, um forte contraste com a sombria tempestade de emoções que acontecia ali dentro. O silêncio estava deixando Wade louco. Ele enlouqueceria se ninguém lhe dissesse algo logo.

No entanto, mesmo aos esperar, tenso, que alguém aparecesse, ele temia o surgimento de algum funcionário do hospital. Pois, se lhe dissessem o pior, seu coração e sua alma morreriam naquele exato instante.

O cansaço e a preocupação o tinham afetado, e ele finalmente desabou numa poltrona, curvando-se à frente para enterrar o rosto nas mãos. Ele precisava manter a compostura. Se ele desmoronasse, se permitisse que até mesmo a primeira onda de emoção o dominasse, aquilo jamais teria fim. Por isso, ele permaneceu rígido em sua vigília, a mente entorpecida, a tristeza envolvendo solidamente seu coração surrado, sua alma.

Ainda mais horas se passaram, e, com elas, os fios que mantinham a sanidade de Wade íntegra ficavam cada vez mais finos. Ninguém se mexera. Ninguém comera e nem mesmo se levantara para ir ao banheiro. Ninguém descansara por um único momento.

Perto do meio-dia, um homem de aparência esgotada e uniforme cirúrgico apareceu na porta, o cansaço destacado em seus olhos. Quando ele chamou as pessoas que estavam ali esperando notícias de Eliza Cummings, Wade se levantou de um salto, assim como todos os outros ocupantes do recinto.

Foi Wade quem chegou primeiro, passando pelos outros para se posicionar bem diante do cirurgião.

— Fale — resmungou Wade ferozmente.

— Ela resistiu à cirurgia — disse o médico, embora não houvesse nenhuma alegria ou alívio de fato em sua declaração. — Não faço ideia de como ela conseguiu. Quando eles a trouxeram, dei a ela menos de cinco por cento de chance de sobreviver à primeira hora. Mas ela resistiu e se recusou a desistir.

— Posso vê-la? — perguntou Wade com a voz rouca, temendo ter esperança.

— Ela ainda não está fora de risco — disse o médico soturnamente. — Não quero dar falsas esperanças a vocês. Ela ainda pode morrer. A condição dela está crítica, e ela está respirando por aparelhos. Assim que ela se recuperar, vai ser levada para o CTI. Aí, vocês podem vê-la. Vamos ter que viver um dia de cada vez, mas, por ora, ela está viva.

Não. Certamente ele não teria grandes esperanças apenas para que elas lhe fossem arrancadas da maneira mais cruel possível. O coração de Wade disparou, e ele se sentiu tonto, o alívio o atingindo com tudo. Ele ainda não a perdera. Ela resistira à cirurgia. Eliza jamais perderia a luta depois de sobreviver ao pior. Tudo que ela precisava fazer agora era se recuperar. Melhorar. E Wade se certificaria de que ela fizesse exatamente isso. Ele não sairia do lado dela.

— Vou pedir para alguém vir chamá-lo quando ela for levada para o CTI — falou o médico antes de ir embora.

Wade recuou vários passos e, em seguida, entorpecido, afundou numa das poltronas, as mãos trêmulas. Ele fechou os olhos e engoliu em seco, sabendo que, quando ele finalmente visse Eliza, a imagem não seria boa. No entanto, ele precisava ser tão forte por ela quanto ela fora por ele.

vinte e oito

DURANTE QUATRO DOS MAIS LONGOS dias da vida de Wade, ele manteve a vigília no CTI, sem jamais sair do lado do leito de Eliza. As enfermeiras tinham tentado fazer com que ele saísse, dizendo que o horário de visita era restrito. Wade cravara os pés no chão e lhes dissera que ele só sairia dali morto. Houvera um tenso impasse até que a chefe de enfermagem interviera, olhando seriamente Wade e, em seguida, dizendo às outras enfermeiras para deixá-lo ficar.

Talvez ela tivesse visto como ele estava perto de perder o controle. Mas não importava. Tudo que importava era que ele estava com ela, segurando a mão dela, falando com ela. Ele dormia por curtos períodos, acordando para incentivá-la novamente, provocá-la, exigir que ela acordasse.

A equipe dela aparecia, um de cada vez, a intervalos regulares. As enfermeiras já tinham permitido uma violação das regras. No entanto, elas não podiam permitir que mais de duas pessoas ficassem no quarto de Eliza ao mesmo tempo. Wade também não dera importância a isso. Contanto que ele estivesse com ela, ele não dava a mínima para quem mais pudesse vê-la.

No quinto dia, Wade havia cochilado, curvado sobre a proteção do leito dela, os dedos envolvendo os de Eliza quando ele foi despertado por um pequeno movimento. Seus olhos se abriram de súbito, e ele baixou o olhar, incapaz de determinar se fora um sonho ou se ela mexera mesmo a mão.

Então, Eliza se mexeu novamente. Apenas uma minúscula contração de seus dedos em torno dos dele. Quase como se quisesse lhe mostrar que ela estava ali, com ele, que não iria a lugar nenhum.

Animado, ele se curvou à frente, falando com ela de forma urgente, dizendo que ele estava ali, que ela estava bem e lhe implorando para abrir os olhos. Ele passou meia hora suplicando quando, finalmente, conseguiu enxergar. O mais leve movimento das pálpebras dela, como se Eliza estivesse se esforçando para abrir os olhos.

Recordando-se repentinamente de que ela estava intubada e de que, se ela despertasse, provavelmente, entraria em pânico, Wade apertou rapidamente o botão para chamar a enfermeira com a mão livre, enquanto continuava com seu constante incentivo para que Eliza abrisse os olhos.

A enfermeira chegou, olhando para Wade de forma ríspida.

— Ela está recuperando a consciência — disse ele com a voz rouca. — Passou a última meia hora mexendo a mão, e acabei de ver as pálpebras dela se mexerem. Ela está recobrando a consciência.

A enfermeira entrou imediatamente em ação, e o quarto logo foi ocupado por outros funcionários, preparando-se para retirar o tubo dela. Um médico do CTI estava de prontidão, preparando-se para uma nova intubação, caso ela não conseguisse respirar por conta própria. Durante todo esse tempo, Wade permaneceu ao lado dela, segurando firmemente a mão dela, e ninguém discutiu com ele enquanto trabalhavam à sua volta.

Ele se flagrou prendendo o fôlego quando o tubo foi retirado da garganta de Eliza e continuou prendendo durante os segundos que se seguiram, enquanto todos esperavam para ver se ela respiraria sozinha.

Os sinais vitais dela foram verificados a cada minuto, e, em seguida, as palavras mais bonitas que ele ouvira em toda a sua vida vieram do médico.

— Os sinais vitais dela estão bons e melhorando. Ela deve acordar em breve.

Os joelhos de Wade perderam a força e quase cederam. Ele se segurou na cama com a mão livre e ficou parado ali, trêmulo, as lágrimas enchendo seus olhos. Então, curvou-se para beijar a testa dela e sussurrar junto à pele de Eliza.

— Volte para mim, meu amor. Você vai ficar ótima. Abra os olhos e olhe para mim. Mostre que você está bem.

Novamente, ele viu as pálpebras dela se mexerem e os olhos se movimentando por baixo. Wade perdeu o fôlego quando teve um mínimo vislumbre da parte branca dos olhos dela.

— Isso — disse ele urgentemente. — Você consegue, Eliza. Acorde, meu amor. Acorde para eu poder dizer que te amo, que vou passar o resto da minha vida cuidando de você.

As pálpebras dela estremeceram e se ergueram em seguida, seu olhar subindo lentamente na direção do rosto dela. Então, os olhos dela permaneceram abertos, enquanto ela o olhava com reconhecimento e consciência nos olhos.

— Oi — sussurrou ela roucamente, de forma quase inaudível.

Foi demais para que Wade aguentasse. As lágrimas escorreram por suas faces, enquanto ele pressionava a testa junto à dela, segurando a mão de Eliza enquanto ela segurava a dele.

— Oi para você também — arfou ele quando conseguiu falar. — Seja bem-vinda de volta, linda. Você me deixou morrendo de medo. O que acha de combinarmos de você nunca mais fazer isso?

Os lábios dela estremeceram, formando algo que lembrava um sorriso, e suas pálpebras caíram um pouco, como se ela estivesse usando todas as suas forças para permanecer acordada. Wade afastou sua testa da dela e, em seguida, acariciou amorosamente a testa de Eliza com a mão.

— Volte a dormir, meu amor. Vou estar aqui quando você acordar. Eu juro.

— Wade?

Wade despertou imediatamente quando a voz de Eliza chegou a seus ouvidos. Foi um sussurro baixo e rouco, mas ele nunca ouvira nada tão doce.

— Estou aqui, meu amor. Como está se sentindo? Está com dor? Quer que eu chame a enfermeira?

Depois de recuperar a consciência pela primeira vez, Eliza despertara mais algumas vezes, mas não tivera forças para fazer algo além de voltar seu olhar determinado para Wade e apertar a mão dele. Ela segurara a mão dele enquanto a equipe dela entrara no quarto, voltando a dormir com frequência pouco depois de os primeiros terem conseguido falar com ela. Wade não sabia se ela percebera de fato a presença deles, se ao menos se recordaria de que eles tinham estado ali.

Com cuidado, Eliza balançou a cabeça. Então, contraiu os lábios, e Wade se curvou à frente, sabendo que ela queria dizer algo. Ele puxou a mão dela para seus lábios e simplesmente a pressionou junto de sua boca enquanto a olhava com tanto amor no coração que chegava a doer.

— Thomas? — arfou ela.

A expressão de Wade ficou tensa.

— Morto.

O alívio dominou os olhos dela e, por um momento, Eliza os fechou, e Wade achou que a tivesse perdido mais uma vez para a inconsciência. Entretanto, ela os abriu novamente, as lágrimas deixando brilhante aquele lindo tom verde.

— Bom — sussurrou ela.

— Mas não estou nada feliz por você ter levado um tiro no meu lugar — disse ele com uma voz tensa que ainda refletia sua vívida recordação daquele acontecimento.

Ela abriu um meio sorriso.

— Eu imaginei que você não fosse ficar mesmo.

Deus, ela já parecia mais forte. Depois de vários dias despertando e adormecendo, sem nem mesmo falar depois de seu primeiro sussurro de "oi", ela parecia mais determinada a permanecer desperta desta vez.

— Jure que você nunca mais vai fazer nada idiota assim — exigiu ele. Ou melhor, fora a intenção dele que aquilo fosse um comando. No entanto, as palavras saíram mais próximas de uma ardorosa súplica, com ele implorando para que ela nunca mais o assustasse daquele jeito.

O sorriso dela foi irônico desta vez, e ela apertou a mão que ele não tirara dali uma vez ao menos.

— Não posso prometer isso.

As palavras dela estavam cansadas, arfantes, e ela parecia estar com dor. Ele se curvou à frente, preocupado.

— Precisa da enfermeira? — perguntou ele mais uma vez. — Você está sentindo dor, meu amor?

— Não — respondeu ela. — Preciso que você fale comigo. Não quero mais dormir. Detesto dormir. Eu me sinto tão sozinha. Fica tão escuro.

Ela estremeceu ao falar, e aquilo quase o destruiu.

— Você não está sozinha, meu amor. Nunca mais. Entende isso? Estou aqui. Sempre vou estar aqui. Não vou a lugar nenhum. Então, nem pense em se livrar de mim. Posso dar até a Lua a você, e não há nada que eu não vá fazer para deixar você feliz, mas o que eu *não* vou fazer é ir para longe de você.

Uma lágrima escorreu pelo rosto dela, e Wade a enxugou com ternura.

— Eu não poderia deixar que ele te tirasse de mim — disse ela dolorosamente. — Quando você entrou com tudo, a última coisa que eu pensei foi em me proteger da invasão mental dele. Fiquei tão aterrorizada. Eu não teria suportado perder você, e ele conseguiu entrar porque eu perdi a concentração, porque entrei em pânico e permiti que ele visse o que você significava para mim. Ele quis me punir e me magoar matando você, e eu não podia deixar que ele fizesse isso.

— Acha que eu teria ficado feliz se você tivesse morrido? — perguntou Wade, sua voz falhando de emoção. — Você não faz a menor ideia de como eu te amo? De como eu preciso de você? De que não sou nada, de que não tenho nada sem você? Você é a única pessoa que eu amei em toda a minha vida, Eliza. A única pessoa que *me* amou. Esse tipo de beleza não pode ser perdida depois que você a vivencia. Você não podia achar que eu sobreviveria se perdesse você. Eu *não* sobreviveria.

— E eu não sobreviveria se perdesse *você* — sussurrou ela.

Ele suspirou.

— Mas que belo casal nós somos. Brigando para que um não leve um tiro pelo outro quando nós dois fizemos justamente isso porque nos amamos e não conseguimos nem imaginar nossa vida sem o outro. Isso é raro, Eliza. É raro e precioso. Assim como você.

Os olhos dela cintilaram de emoção quando ela ouviu as palavras que ele tinha lhe dito há o que parecia ter sido uma vida inteira atrás. Palavras que eram absolutamente verdadeiras.

— Acho que o que temos é *mesmo* bem especial — murmurou ela.

— Pode apostar que sim — disse ele, vencendo o embargo em sua garganta. — O que acha que devemos fazer a respeito?

Ela ficou pensativa, o cansaço dominando suas feições. Wade achou que ela poderia perder novamente a consciência, mas Eliza pareceu despertar e, mais uma vez, voltou sua plena atenção para ele.

— Vai exigir que eu peça demissão? — perguntou ela depois de hesitar um pouco.

Ele se derreteu de amores por sua mulher durona e justiceira.

— Não, a menos que você continue com essas missões suicidas.

O canto da boca de Eliza se ergueu, e o alívio surgiu nos olhos dela. Ele beijou novamente a mão de Eliza e ficou totalmente sério ao dizer as palavras seguintes.

— Já cheguei a dizer que você defendia o que era certo. É assim que você é, Eliza. E eu não mudaria absolutamente nada em você. Vou me preocupar com você e reclamar de algumas missões que você assumir? Claro que sim. Mas jamais vou me colocar no seu caminho e nem exigir que você escolha entre mim e algo que é um dos maiores motivos de eu te amar tanto. Mas vou esperar que você me permita ajudar quando for necessário.

Os olhos de Eliza estavam cheios de ternura quando ela o olhou.

— Nós formamos uma ótima equipe, não formamos?

— Pode apostar que sim — repetiu ele. — E, falando em equipe, a sua está toda aqui. Não sei se você se lembra disso, se lembra que eles entraram aqui, mas estão todos acampados na sala de espera desde que você foi trazida para a cirurgia. Dane tem estado louco de preocupação. Ele ama você, Eliza, e se sente culpado por não ter feito mais para evitar que você fosse para o Oregon.

Eliza suspirou, a dor substituindo a ternura em seus olhos.

— Quero vê-lo. Preciso pedir desculpas. O que eu fiz não foi nada legal. Foi egoísmo. Deixei muita gente que se importa comigo preocupada. Fiquei focada demais na minha própria dor, no meu medo, na minha vingança para perceber que era eu quem estava fazendo mal às pessoas que amo.

— Você estava *protegendo* as pessoas que você ama — corrigiu ele suavemente. — E sim, ele está aqui. Imagino que ele vá entrar assim que permitirem uma nova visita.

Ela engoliu em seco, nervosa, e Wade apertou a mão dela, beijando os nós de seus dedos.

— Meu amor, ele não está irritado com você. Nenhum deles está. Eles só querem saber que você vai ficar bem. É tudo que todos querem, especialmente Dane. Bem, e acho que ele também deve estar querendo a parceira dele de volta. Contanto que ele entenda que você não é mais exclusivamente dele.

Wade sorriu ao dizer aquelas últimas palavras e ficou deleitado ao vê--la sorrir.

— Acho que ele já entendeu isso — disse ela, melancólica.

— Quer dizer que você vai ter misericórdia de mim e me transformar num homem digno?

Ela o olhou de forma contestadora.

— Foi uma pergunta retórica? Porque tenho quase certeza de que essa é a primeira vez que esse assunto foi mencionado, ou ao menos que um pedido foi feito de fato.

Droga, aquela era a Eliza dele. Petulante, de língua afiada. Sem jamais hesitar ou perder uma oportunidade de provocá-lo.

— Você sabe perfeitamente bem que quero você para sempre — disse ele, rabugento. — E isso significa que você e eu vamos fazer uma cerimônia com a presença de todos que significam algo para nós, o que vai me deixar muito desconfortável, mas vou aguentar isso tudo porque, no final, vou ter você. Você para mim de todos os jeitos possíveis. Para sempre.

— Também quero você para sempre — disse ela, um anseio em sua voz. — Eu te amo tanto, Wade. Acho que amo você há muito tempo, mas você me deixava com medo. Eu tinha medo de te amar.

— Eu também, meu amor. Eu também. Podemos sentir medo juntos.

— E sim, vou fazer de você um homem digno. De vários jeitos — falou ela, seus olhos se semicerrando. — Não pense que não sei de algumas das suas "práticas profissionais". Pode ir entrando na linha, Wade Sterling.

A cabeça dele pendeu para trás quando ele gargalhou. Deus, como aquela sensação era boa, depois de ele ter achado que nunca mais gargalharia. Que nunca mais teria motivo para ficar feliz. Quando a coisa mais preciosa do mundo para ele quase lhe fora tirada.

Quando Wade parou de rir, ele se curvou na direção dela e tocou seus lábios nos de Eliza, provando a doçura dela, inspirando-a, absorvendo-a em toda parte de seu ser. Para que ela se tornasse o ar que ele respirava.

— Assim que você puder sair deste lugar, vou levar você para casa e vamos nos casar. Não ligo se eu tiver que carregar você até o altar. Não vou esperar.

Ela ergueu uma das sobrancelhas.

— Está com pressa?

— Claro que estou com pressa. Não quero te dar tempo de mudar de ideia e desistir. Quanto antes eu puser minha aliança no seu dedo, melhor vou me sentir.

— Nesse caso, acho que é melhor eu me concentrar em sair deste maldito hospital o mais rápido possível — disse ela, brincando. — Assim, *você* não vai ter tempo de dar para trás e mudar de ideia.

— Isso nunca vai acontecer — falou ele determinadamente. — Você já está comigo para sempre. Com cada parte chata, mal-humorada e impaciente de mim.

O sorriso dela iluminou o quarto inteiro, e Eliza puxou lentamente a mão dele para sua boca, para poder dar um beijo na palma.

— Acho que você está com sorte, já que eu sou loucamente apaixonada por coisas chatas, mal-humoradas e impacientes.

epílogo

Eliza se acomodou com calma na confortável cadeira, tomando cuidado para não amassar seu vestido de noiva. Ela ainda não estava totalmente recuperada e saíra do hospital fazia apenas quatro semanas; quatro semanas durante as quais Wade não saíra de perto dela, recusando-se a permitir que ela erguesse um dedo ao menos. Por mais determinado que ele tivesse estado no hospital em relação a eles se casarem no instante em que ela recebesse alta, ele mudara completamente de ideia e argumentara que eles deviam esperar até que ela estivesse mais forte.

Ela estava tão determinada quanto ele de que eles deviam se casar assim que possível. Ela encontrara seu lugar. Era amada. E estava com muito medo de que, um dia, ela acordasse e tudo tivesse sido apenas um sonho.

Ela olhou fixamente para seu reflexo no espelho, perplexa ao ver que o lindo e feminino rosto que a encarava era mesmo o dela. Ela pedira a Gracie, Ari, Ramie e Tori para que lhe dessem um instante de privacidade. As mulheres a tinham sufocado, compartilhando a empolgação e a alegria daquele dia. Gracie brincara com ela, dizendo que apenas Eliza seria capaz de domar Wade, enquanto Ari comentara secamente que apenas um homem como Wade seria capaz de domar Eliza.

Os preparativos a tinham deixado exausta, embora ela jamais fosse admitir isso. Wade teria cancelado o casamento, claro, teria colocado Eliza na cama e trazido um juiz de paz para casá-los para que Eliza não se esforçasse demais. Aquele era o dia do casamento dela. Um dia com o qual ela sonhava desde que era menininha, tendo fantasias com uma cerimônia de contos de fadas, com um casamento com seu cavaleiro de armadura reluzente. Ela não mais deixaria de lado algo que ela havia se conformado em jamais ter.

Uma leve batida soou na porta, e ela gritou para que a pessoa entrasse. Lentamente, Eliza se virou e viu Dane entrando. Ela engoliu em seco. Ela e Dane ainda não tinham tido a oportunidade de conversar de verdade desde que ela fora baleada, um mês antes. Wade a cercou de cuidados, garantindo todos os confortos e necessidades dela, e todas as visitas de seus colegas de trabalho tinham sido leves e curtas.

Eliza não conseguiu se forçar a olhar nos olhos dele, a culpa pesada dentro de seu coração.

— Você está linda, Lizzie — disse Dane tranquilamente. — Como uma noiva deve ser.

Ela levantou a cabeça, as lágrimas obscurecendo sua visão.

— Eu sinto muito, Dane.

A expressão dele ficou imediatamente preocupada. Ele atravessou a distância entre eles e se sentou na cadeira de frente para ela. Pegou as mãos de Eliza, apertando-as de forma reconfortante.

— Por que você sente muito?

— Por ter enganado você. Por ter mentido para você. Por não ter confiado em você e não ter te procurado desde o início. Por não ter sido honesta com você desde o começo. Você é meu amigo mais querido, mas eu não estava sendo uma boa amiga.

— Lizzie — disse ele delicadamente.

Ela se recusava a olhar na direção dele.

Dane segurou o queixo dela, obrigando-a a olhá-lo.

— Lizzie, olhe para mim.

Relutantemente, ela voltou seu olhar mais uma vez para o dele, e seu coração se apertou quando ela viu o companheirismo, o apoio incondicional, a amizade refletidos nos olhos dele.

— Eu queria que você tivesse me procurado? Queria que você tivesse me contado sobre o seu passado quando começamos a trabalhar juntos? Sem dúvida. Mas eu entendo. Só que você precisa saber de uma coisa.

Nunca, jamais eu pensei menos de você por isso. Você é uma das pessoas mais fortes que já conheci. E não há ninguém que eu prefira ter me protegendo que não seja você, e nada nunca vai mudar isso.

Ele se curvou à frente, pegando as duas mãos dela.

— Fique sabendo de uma coisa, Lizzie. Eu sempre vou te dar cobertura. Se você precisar de um amigo, de ajuda ou simplesmente de um ombro no qual chorar, eu vou sempre estar presente.

— Droga, Dane, se você me fizer chorar e estragar minha maquiagem, vou te dar uma surra.

— Detesto dizer isso, mas você não está em condições de dar uma surra nem numa criança.

Ela o olhou com irritação, e ele fez cara feia em resposta.

— Você ainda devia estar na cama se recuperando. Mulher teimosa e boba. Não sei o que está passando pela sua cabeça para se casar logo depois de sair do hospital. Você vai ter sorte se conseguir chegar até o altar. Wade devia ter algemado você no seu leito no hospital.

— Um macho alfa exageradamente protetor já é o suficiente — resmungou ela.

— Você não vai sozinha até aquele altar, Lizzie.

Os olhos dela se arregalaram de surpresa.

— O quê?

— Sei que você planejava ir sozinha até o altar, porque você não tem um pai para te acompanhar. Mas isso não vai acontecer. Eu vou entregar você a Wade, e isso não está aberto a negociação.

Um nó se formou na garganta de Eliza, e ela tentou, em vão, engolir para vencer o embargo. As lágrimas que ela se esforçara tanto para conter escorreram por suas faces. E que a maquiagem se danasse!

— Você é mesmo meu amigo mais querido — sussurrou ela. — Não há ninguém que eu queira mais que me acompanhe até o altar.

Para o choque de Eliza, ela viu o brilho da umidade nos olhos de Dane. A pegada dele nas mãos dela ficou mais firme.

— Ele é um bom homem, Lizzie. Admito que tivemos nossas diferenças, mas temos uma coisa em comum. A coisa mais importante. Nós dois nos importamos muito com você. Sei que ele vai cuidar de você e te proteger quando eu não estiver fazendo isso no trabalho.

Outra batida soou na porta, e Tori pôs a cabeça para espiar lá dentro. Ela corou de vergonha ao ver que Dane estava lá dentro com Eliza.

— Desculpem por interromper — disse ela, nervosa. — Mas está na hora, Eliza. Gracie, Ari e Ramie já estão preparadas, e preciso voltar correndo para não atrasar a cerimônia. Você tem dois minutos.

— Obrigada, Tori — falou Eliza com um sorriso. — E obrigada por estar aqui.

Tori retribuiu o sorriso.

— Você é importante para todas nós, Eliza. Fez tanto por nós! Como poderíamos não estar presentes no seu grande dia?

Com outro rápido olhar para Dane, ela se retirou rapidamente da porta, fechando-a em seguida.

Dane se levantou e ajudou Eliza a ficar de pé.

— Está pronta, Lizzie?

Ela sorriu.

— Nunca estive tão pronta em toda a minha vida.

Ele a acompanhou lentamente para fora do quarto da noiva, o mesmo quarto onde Gracie esperara quando se casar com Zack. Quem teria imaginado que Eliza seria a próxima? Se alguém tivesse lhe dito que ela se casaria tão pouco tempo depois de Gracie, ela teria rido até não poder mais.

Eliza dosou seu ritmo, detestando a fraqueza que ainda a dominava, o quão rápido ficava cansada. Ela pareceu levar uma eternidade até chegar ao vestíbulo e às portas fechadas que levavam ao santuário.

— Não se apresse — murmurou Dane. — Mesmo que você não queira admitir isso, você não devia nem estar em pé, muito menos aguentando uma cerimônia e uma festa inteira.

Ela mostrou os dentes para ele num rosnado, a impaciência a corroendo. Ela queria que as portas se abrissem para que ela visse Wade e tivesse certeza de que ele não havia mudado de ideia. No instante em que ela estava ficando seriamente nervosa, a música aumentou de volume, reverberando pela igreja. As portas se abriram, e ela se deu conta de que estivera prendendo o fôlego. Seu olhar se fixou imediatamente em Wade, e todo o ar escapou de seus pulmões, deixando-a abalada.

Ele estava ali. Ele a amava. E ia se casar com ela.

Ela não deu nenhuma atenção às lágrimas que escorriam por suas faces enquanto dava seu primeiro e vacilante passo de braços dados com Dane. Eliza não tinha olhos para nada que não fosse Wade.

Wade a olhou fixamente, totalmente hipnotizado pela imagem de sua noiva vindo lentamente em sua direção, com Dane bem próximo dela para garantir que ela não caísse. Droga, ela não se recuperara o suficiente nem mesmo para sair da cama, muito menos para aguentar uma cerimônia de casamento. Espere, o plano fora que ela fosse sozinha até o altar, um plano ao qual ele se opusera veementemente. Aparentemente, Dane também não gostara muito daquela ideia. A contragosto, ele deu crédito ao homem por ter cuidado de Eliza quando ela fora teimosa demais para fazer isso. Aquela mulher teimosa estava convencida de que Wade mudaria de ideia e não iria mais querer se casar com ela. Até parecia!

Com boas intenções ou não, ele não permitiria de forma alguma que outro homem levasse a noiva dele até o altar. Wade desceu pelo corredor da igreja, ignorando os sons de surpresa e risadas enquanto ele se aproximava de Dane e Eliza. Ele parou diante deles, ignorando a expressão confusa no rosto de Eliza.

— Obrigado por ter cuidado de Eliza — disse Wade a Dane. — Mas ela é minha responsabilidade, minha honra, meu prazer.

Sem dizer mais nada, ele ergueu a boquiaberta noiva nos braços, sempre tomando cuidado com o ferimento dela, que ainda não estava curado, e a carregou pelo resto do caminho até o arco de flores onde estava o sacerdote, que tentava, e não conseguia, conter sua diversão.

— Wade — sussurrou Eliza, irritada —, quer me colocar no chão?

— Gosto de você exatamente onde você está — respondeu ele firmemente. Ele olhou para o sacerdote, indicando com um movimento de cabeça que ele poderia prosseguir.

Aninhada em segurança nos braços dele, o rosto apoiado no peito dele, Eliza se casou com seu cavaleiro de armadura reluzente. Em nenhum momento a pegada dele vacilou. Eles fizeram seu juramento, os olhares fixos um no outro. Foi como se o sacerdote nem estivesse ali. Os convidados desapareceram no plano de fundo, restando apenas eles dois.

Quando chegou a hora de fazer seu juramento, Wade surpreendeu Eliza. Deixando de lado os votos tradicionais, ele olhou profundamente nos olhos dela e, com um tom rouco e emotivo, falou:

— Nunca imaginei que encontraria a outra metade do meu coração, da minha alma. Nunca acreditei na ideia de almas gêmeas, nem que existisse apenas uma capaz de completar a outra. Não sou digno de você, Eliza. Você é tudo que eu não sou. Você defende o que é certo. É rara e preciosa. E tem o coração mais amoroso e leal entre todas as pessoas que eu já conheci. Embora eu nunca vá ser digno do seu amor, da sua bondade e do seu coração, saiba de uma coisa: ninguém jamais vai amar você mais do que eu. Nunca vai existir uma mulher mais querida e mimada do que você. Vou passar cada dia da minha vida fazendo o que for necessário para fazer você feliz, tentando ser digno de você. Eu te amo, Eliza. Ontem, hoje, amanhã, para sempre, pela eternidade. Nunca vou amar outra pessoa como amo você. Sei que é tradição dizer até que a morte nos separe, mas eu me recuso a abrir mão de você mesmo na morte. Muito depois de nossas vidas terem terminado, nosso amor vai continuar. Forte, duradouro, eterno. Na saúde ou na doença, nos bons e nos maus momentos. Eu vou estar sempre do seu lado.

Eliza não foi a única que chorou em seu casamento. Não houve um único olho seco em toda a igreja. Até mesmo os companheiros de equipe de Eliza foram vistos enxugando discretamente os cantos dos olhos.

E, como ele já deixara de lado a convenção ao carregar sua noiva até o altar, assim que Wade e Eliza foram declarados marido e mulher, ele a beijou até deixar até mesmo o sacerdote desconfortável. Em seguida, carregou prontamente sua nova esposa de volta pelo corredor, indo para a limusine que os aguardava.

Wade já dissera a Dane para só esperar Eliza de volta ao trabalho dali a pelo menos três meses, pois ele a levaria para uma lua de mel longa. Uma lua de mel muito longa.

Ele só não informara esse detalhe à sua noiva, e todos da DSS se divertiram muito com a reação de Eliza quando ela ficou sabendo que tiraria uma longa licença.

Publisher
Omar de Souza

Gerente Editorial
Mariana Rolier

Assistente Editorial
Tábata Mendes

Copidesque
Daniele Gullo

Revisão
Marcela Isensee
Thamiris Leiroza

Diagramação
Laura Arbex | Ilustrarte Design e Produção Editorial

Design de capa
Osmane Garcia Filho

Este livro foi impresso em São Paulo, em 2017,
pela RR Donnelley, para a Harlequin.
A fonte usada no miolo é Adobe Caslon Pro, corpo 11/15,2.
O papel do miolo é Avena 80g/m2, e o da capa é cartão 250g/m2.